U0278567

脊髓损伤
中西医结合康复护理学

白晓丽 / 主编

张素秋　谢家兴　刘承梅 / 主审

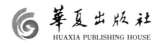

华夏出版社

HUAXIA PUBLISHING HOUSE

图书在版编目（CIP）数据

脊髓损伤中西医结合康复护理学/白晓丽主编. --北京：华夏出版社有限公司，2025.1

ISBN 978-7-5222-0677-6

Ⅰ．①脊… Ⅱ．①白… Ⅲ．①脊髓损伤－中西医结合－康复医学－护理学 Ⅳ．①R473.74

中国国家版本馆 CIP 数据核字（2024）第 032401 号

脊髓损伤中西医结合康复护理学

主　　编	白晓丽
责任编辑	梁学超　胡文涵
出版发行	华夏出版社有限公司
经　　销	新华书店
印　　刷	三河市少明印务有限公司
装　　订	三河市少明印务有限公司
版　　次	2025 年 1 月北京第 1 版 2025 年 1 月北京第 1 次印刷
开　　本	787×1092　1/16 开
印　　张	20.25
字　　数	480 千字
定　　价	89.00 元

华夏出版社有限公司　地址：北京市东直门外香河园北里 4 号　邮编：100028
网址：www.hxph.com.cn　电话：（010）64663331（转）
若发现本版图书有印装质量问题，请与我社营销中心联系调换。

编委会名单

主　编　白晓丽

主　审　张素秋　谢家兴　刘承梅

副主编　关维维　罗见芬　王玉霞　武　蕊

编　委　（按姓氏字画顺序）

马玉红（中国康复研究中心北京博爱医院）

王　静（河南中医药大学第一附属医院）

王玉霞（中国康复研究中心北京博爱医院）

王丽慧（解放军总医院第四医学中心）

毛　萌（北京中医药大学）

甘　玲（浙大邵逸夫阿拉尔医院）

田　冬（山西白求恩医院）

田　丽（中国康复研究中心北京博爱医院）

白　雪（中国康复研究中心北京博爱医院）

白晓丽（中国康复研究中心北京博爱医院）

刘兰群（中国康复研究中心北京博爱医院）

刘建新（中国康复研究中心北京博爱医院）

闫晓梅（中国康复研究中心北京博爱医院）

关维维（北京中日友好医院）

孙　薇（中国康复研究中心北京博爱医院）

孙维维（中国康复研究中心北京博爱医院）

李　霞（解放军总医院第一医学中心）

李　巍（首都医科大学宣武医院）

李江蔓（中国康复研究中心北京博爱医院）

李秀华（中国康复研究中心北京博爱医院）

李国英（中国康复研究中心北京博爱医院）

李明玉（中国康复研究中心北京博爱医院）

李静晓（中国康复研究中心北京博爱医院）

杨春晓（中国康复研究中心北京博爱医院）

杨秋景（北京中医药大学第三附属医院）

汪林依（中国康复研究中心北京博爱医院）

宋玉晓（中国康复研究中心北京博爱医院）

张丽芳（福建医科大学附属第一医院）

张彩英（浙大邵逸夫阿拉尔医院）

张鹤立（北京大学第三医院）

陈薇羽（中国康复研究中心北京博爱医院）

武　蕊（天津医科大学总医院）

林　宁（福建医科大学附属第一医院）

罗见芬（北京大学第三医院）

周秀娟（中国康复研究中心北京博爱医院）

郑欢欢（中国康复研究中心北京博爱医院）

赵　巍（中国康复研究中心北京博爱医院）

胡婷婷（湖南省人民医院）

洪　烨（中国康复研究中心北京博爱医院）

宫宇晴（中国康复研究中心北京博爱医院）

贾彦梅（中国康复研究中心北京博爱医院）

夏　威（中国康复研究中心北京博爱医院）

倪　月（中国康复研究中心北京博爱医院）

高丽娟（中国康复研究中心北京博爱医院）

郭　娜（中国康复研究中心北京博爱医院）

郭玉琴（山西白求恩医院）

梅雪婷（首都医科大学附属北京中医医院）

韩向华（中国康复研究中心北京博爱医院）

管启云（中国医科大学北京协和医院）

缪　岩（中国科学院第五幼儿园）

序 一

近年来，随着医学技术的进步与社会老龄化进程的加速，脊髓损伤这一严重的疾病正引起医疗界的广泛关注。脊髓损伤不仅给患者的生活带来了巨大的挑战，同时也为护理工作提出了更高的要求。护理作为医疗体系的重要组成部分，肩负着帮助患者恢复功能、重获生活自理能力的重任。在此背景下，中西医结合的康复护理模式，因其独特的优势，逐渐成为我国护理学科的重要发展方向之一。

《脊髓损伤中西医结合康复护理学》一书的出版，正是顺应了这一趋势。护理学科的发展，不仅依赖于护理实践经验的积累，更需要扎实的理论基础与科学的指导方法。脊髓损伤患者的康复过程是漫长且复杂的，除了基础护理，患者还面临并发症、心理创伤等一系列问题。如何结合中西医的优势，即在现代护理中充分利用传统中医的辨证施护与西医的精准护理，成为了提高护理效果的重要路径。

本书全面系统地介绍了脊髓损伤的中西医结合康复护理，从基础理论到实践操作，涵盖了护理的各个方面，特别是针对脊髓损伤急性期的护理、康复期的功能训练以及并发症的预防等内容。书中提供了科学、严谨且切实可行的操作方法，这不仅为护理人员提供了重要的参考，也为整个护理学科在中西医结合领域的进一步发展奠定了基础。

护理事业始终致力于推动护理学科的进步与创新。《脊髓损伤中西医结合康复护理学》的出版，体现了中西医结合理念在护理领域的深入应用，也展示了护理工作者在面对复杂疾病时的专业素养与创新精神。本书的内容不仅适用于临床护理人员，也是护理教育与科研工作中的宝贵资源，它将帮助更多的护理人员提升专业水平，为患者提供更优质的护理服务。

未来的护理学科建设，将更加注重多学科融合和中西医结合的发展方向。我衷心希望，通过这本书的推广与应用，能够进一步提高脊髓损伤康复护理的整体水平，为广大患者带来更好的康复效果。同时，我也期待本书的出版，能够激发更多护理工作者对中西医结合康复护理的关注与研究，推动我国护理学科的持续发展。

吴欣娟

2024 年 6 月 1 日

序 二

脊髓损伤作为一种严重的中枢神经系统疾病，常常导致患者在生理、心理、社会功能等方面的多重功能障碍，极大地影响其生活质量和长期康复的可能性。如何在患者急性期治疗后，为其提供系统、有效的康复护理，已成为医学界尤其是康复医学领域亟待解决的重要课题。中西医结合康复护理，凭借其独特的理论体系和实际疗效，正在成为脊髓损伤康复护理的重要方向之一。

中西医结合在康复护理中具有极大的优势与潜力。中医强调整体观念和辨证施治，能够通过调理患者的机体功能、改善内环境，从而辅助促进西医的局部治疗效果；而西医的精准护理和现代康复手段，能够为脊髓损伤患者的功能恢复提供科学、有力的支持。将中西医优势有机结合，不仅能更好地促进患者康复，还能为患者的长期功能改善提供更加全面的保障。

《脊髓损伤中西医结合康复护理学》一书的出版，正是中西医融合康复理念在脊髓损伤康复护理中的具体体现。本书从脊髓损伤的基础理论入手，详细阐述了中西医结合的康复护理理念，并针对脊髓损伤的急性期、康复期以及并发症的护理进行了深入的探讨。尤其是书中提供的中医辨证施护、中医适宜技术等传统疗法与西医康复手段的结合，不仅展示了两种医学理论的互补性，也为临床工作提供了可行的操作指导。

康复医学的一线工作者，特别重视中医康复技术在临床中的应用与推广。本书中关于中医传统康复技术与现代康复护理的结合，既体现了理论的深度，又通过典型病例分析和操作规程为护理人员提供了切实可行的操作方法。这不仅为护理人员在实践中技能的提升提供了帮助，也为整个中西医结合康复护理学科的建设贡献了宝贵的经验。

我相信，本书的出版将为广大康复护理人员提供一份详实的指导手册，帮助他们在脊髓损伤康复护理中更加灵活地运用中西医结合的护理理念与技术。同时，本书也有助于推动中西医结合康复护理的标准化、规范化发展，进一步提升护理人员的专业水平，造福更多的脊髓损伤患者。

我期待通过《脊髓损伤中西医结合康复护理学》的推广与应用，更多的中医康复护理理念能被应用到临床实践中，为患者的康复之路提供更多的可能性和希望。

2024 年 6 月 1 日

前　言

随着现代社会的飞速发展，脊髓损伤的发病率呈逐年增高的趋势，仅我国脊髓损伤的年患病率就达 37 人次 /100 万左右。脊髓损伤是脊柱病变最严重的并发症，往往导致脊髓损伤节段以下肢体严重的功能障碍，它不仅给患者本人带来身体和心理的严重伤害，还给患者的家庭及社会造成沉重的负担。

脊髓损伤是脊髓受到外力作用或因内环境的变化，而导致脊髓组织受压、缺血和坏死的一系列病理改变的疾病。其病因不仅是外伤，也包括炎症、感染、机械性压迫、先天畸形等诸多因素。脊髓损伤的原发性功能障碍包括运动障碍、呼吸功能障碍、感觉障碍（感觉丧失、减弱和异常）、排泄障碍（神经源性膀胱与神经源性肠道）、性功能障碍、自主神经体系失调等；继发性功能障碍包括压伤、感染、疼痛、痉挛或挛缩、异位骨化、泌尿系结石、肾盂积水、深静脉血栓等。可以说，脊髓损伤是最严重、最复杂的临床综合征之一，也是致残的主要因素之一，多数患者的损伤将延续终身。

康复医学是帮助患者改善功能和独立生活的关键学科，也是伴随患者一生的医学专业，脊髓损伤康复的作用已被国际医学界所公认。中西医结合既是中医、西医的交叉领域，也是我国医疗卫生事业的既定方针，中西医结合康复则是将传统的中医中药知识和方法与现代医学结合起来，致力于进一步提高临床疗效的一种新的综合性康复途径。《脊髓损伤中西医结合康复护理学》一书的应运而生，正是我们横跨康复领域和护理学界的一次新的尝试与实践。

作为本书的主编，我与团队多年来深入临床，积累了丰富的脊髓损伤康复护理经验。我们深刻体会到，单一的护理方式无法满足脊髓损伤患者的复杂需求，而将中医和西医的优势相结合，能够为患者提供更加综合的护理方案。中医护理通过中医适宜技术等手段，调理患者的整体机能，促进气血流通；而西医则依托科学严谨的康复评估、功能训练及现代护理手段，促进局部损伤的恢复。两者结合，能够更好地提升患者的康复效果，促进其早日回归正常生活。

本书的编写正是基于这一理念，旨在为脊髓损伤患者提供更为有效的康复护理方案。本书共分六章，系统地介绍了脊髓损伤的基本知识、中西医结合康复护理的理论与实践、急性期和康复期的护理要点以及并发症的预防和处理；特别是第五章，详细讨论了脊髓损伤相关并发症的中西医结合护理方法。期望通过系统的理论与实用的护理操作相结合，为护理人员提供可借鉴的经验与思路。

在编写过程中，我们充分借鉴了国内外的最新研究成果，并结合我们的临床实践，力求使本书的内容既具有科学性，又具有可操作性。每章后附有重点练习题，以帮助读者更好地掌握内容；书中还提供了典型病例分析，以便读者将理论知识应用于实际护理工作中。

本书适用于从事脊髓损伤康复的医务工作者，尤其是康复护理领域的医生、护士和康复治疗师，同时也可为其他相关专业人员提供参考。我们希望通过本书的出版，能够为脊髓损伤康复护理的标准化和规范化提供借鉴，并为广大护理人员提升专业技能提供助力。本书的编写得到了许多同行和专家的指导与支持，特别是中国康复研究中心北京博爱医院陈之罡、周红俊、杨祖福、刘松怀等专家。在此，向他们表示诚挚的感谢。另外，由于时间和能力有限，书中难免存在不足之处，恳请广大读者批评指正，以帮助我们进一步完善和改进未来的工作。

我们衷心希望，本书能为脊髓损伤康复护理领域的发展贡献一份力量，为更多的患者带来康复的希望与光明。

2024 年 2 月 1 日

目　录

第一章 绪论

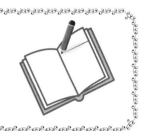

学习目标

1. 了解：中西医两种护理思维。
2. 熟悉：康复的内涵。
3. 掌握：康复的分类。

第一节 正确认识中西医两种护理思维

一、中医护理强调逻辑思维和辨证分析

中医护理学的内容博大精深，主要包括中医护理学理论基础、应用基础、临床实践操作技能等。护士只有熟知理论基础，才能通过观察病情、收集病史后正确辨证；只有熟记应用基础，才能正确指导临床护理的实施，以达到最佳护理效果；只有熟练掌握护理临床实践操作流程，才能通过反复练习，学以致用。

中医护理学注重从宏观的角度对人体的组织结构、生理功能、病理变化进行观察，并运用哲学的思维去分析、研究所得到的观察资料，探索人体以及人与自然的相互联系。中医护理学着眼于整体，强调抽象思维，需要较强的逻辑思维推理与综合分析能力。

中医护理中的病情观察、情志护理、饮食护理、用药护理等操作相对简单，而针灸、推拿、拔罐、熏洗、离子导入等护理操作技能，需要反复练习，才能熟练地应用于临床，以达到最佳效果。

二、西医护理强调整体护理和健康促进

西医护理学是以自然科学和社会科学理论为基础，研究维护、促进、恢复人类健康的护理理论、知识、技能及其发展规律的综合性应用科学。其内容主要是学习相关的人文社会科学知识和医学、预防保健的基本理论知识，进行护理学的基本理论、基本知识和临床护理技能的基本训练，使护士具有对服务对象实施整体护理及健康服务的基本能力。

西医护理学的目标是在尊重人的需要和权利的基础上，提高人的生命质量，它通过"促进健康、预防疾病、恢复健康、减轻痛苦"来体现。护理的目标不仅是维护和提高个人的健康水平，更重要的是面向家庭、面向社区，最终提高整个人类社会的健康水平。

三、中西医结合护理的优势

中、西医两种医学理论体系各有长处，也有相互借鉴的地方。两种医学理论体系虽然不能完全交融，但可以在部分领域（临床诊疗、康复护理等方面）进行有机结合。中西医结合是将传统的中医药知识和方法与西医、西药的知识和方法结合起来，在提高临床疗效、阐明机理的基础上，进而获得一种新的认识医学的途径。中西医结合是中华人民共和国建立后政府长期实行的方针，是中、西医学的交叉领域，也是中国医疗卫生事业的一项工作方针。中西医结合发轫于临床实践，逐渐演进成了有明确发展目标和独特方法论的学术体系。

第二节 康复

一、概念

康复（rehabilitation）一词最早来源于中世纪的拉丁语，系指违反了教规的教徒被逐出教门，得到赦免后重新获得教籍。1910 年起，康复一词才应用于残疾人，其意思是指使残疾人恢复原来的地位、权利、财产、名誉及正常生活能力。

1969 年，世界卫生组织（World Health Organization, WHO）把康复定义为："康复是指综合地、协调地应用医学的、社会的、教育的、职业的措施，对患者进行训练和再训练，使其活动能力尽可能达到较高的水平。"1981 年，WHO 重新修订康复，将其定义为："康复是指采用各种有效的措施，以减轻残疾的影响和使残疾人重返社会。康复不仅是指训练残疾人，使其适应周围环境，而且也指调整残疾人周围的环境和社会条件，以利于他们重返社会。"WHO 在 1993 年的一份正式文件中提出："康复是一个帮助患者或残疾人在其生理或解剖缺陷的限度内和环境条件许可的范围内，根据其愿望和生活计划，促使其在身体上、心理上、社会生活上、职业上、业余消遣上和教育上的潜能得到最充分发展的过程。"所有康复应以"全面康复"为主要原则，以"重返社会"为追求目标。

综上所述，康复指综合、协调地应用各种措施，以减少病、伤、残者的身体、心理和社会的功能障碍，让其发挥最高潜能，使其能重返社会并提高生存质量。所以，康复是使残疾者和功能障碍者恢复功能、恢复权利的过程。

二、内涵

（一）康复对象

康复对象主要是残疾者，即因损伤及急、慢性疾病和老龄化带来的功能障碍者和先天发育障碍者。

（二）康复领域

康复领域包括：医学康复、教育康复、职业康复和社会康复。

（三）康复措施

康复措施包括所有能消除或减轻身心功能障碍的措施，以及有利于教育康复、职业康复和社会康复的措施，并包括政府的政策、立法等举措。康复措施不但使用医学技术，而且也使用社会学、心理学、教育学、工程学、信息学等方面的方法和技术。

（四）康复目标

康复目标指积极运用各种手段，尽可能使患者各方面的潜能得到最充分的发挥。

（五）康复提供

康复提供主要由康复提供者进行。康复提供者不仅是康复工作者，还包括社区、患者本人及家属。

三、分类

现代康复必须遵循全面康复的原则，即采用各种有效措施使残疾人得到整体康复，并使之能重返社会。所以这仅依靠医学的方法很难实现，要综合、协调地应用医学康复、社会康复、教育康复和职业康复四个方面的措施和手段。

（一）医学康复

医学康复是通过医疗手段促进康复的方法，包括医学领域内使用的一切治疗方法，如手术治疗、药物治疗、生物治疗、康复工程、物理因子疗法、作业疗法、言语疗法、中医传统疗法等。

（二）社会康复

社会康复是从社会的角度推进和保障残疾人再就业、环境改造、社会福利等方面的康复，使其适应环境并充分参与社会生活。

（三）教育康复

教育康复主要是通过各种教育和培训的方式以促进残疾人康复。

（四）职业康复

职业康复主要是对残疾人进行职业能力的评定，指导其进行职业训练，促使其恢复就业资格，帮助其取得就业机会，通过不断挖掘残疾人的自身潜能来实现个人价值和有尊严的生活。

以上四个方面的措施和手段不是独立实施的，而是紧密联系、相互配合的，但实现全面康复的目标，并非每一位残疾人都需要实施社会康复、教育康复或职业康复的措施和手段。

四、护士在康复治疗中的作用

康复治疗由治疗组完成，治疗组包括医生、护士、治疗师。在康复治疗中，护士具有下列作用。

（一）病情观察

由于护士与患者的接触机会最多、时间最长，所以护士可经常、及时地观察到患者的心理状态、功能训练的恢复进度以及对康复的需要等。同时，护士可通过语言、态度和行为，在精神上给予患者鼓励。

（二）康复实施

在整个康复流程中，护士根据总体康复计划，落实相关职责，应用可以实施的技术为患者服务。同时，护士还能教给患者必需的医学知识和自我护理的技术，为患者出院及回归家庭、社会做准备。

（三）治疗协调

康复计划由康复医师、护士、治疗师共同完成。在实施康复治疗的过程中，护士需要根据康复对象的治疗安排来协调各项工作，尤其是与护理有关的工作，如静脉用药的时间需要错开患者参与康复治疗的时间，以保证康复训练及措施的落实。

（四）病房管理

护士在病房管理中承担管理者的角色，负责病房及周围环境的管理，协调各方面之间的关系。

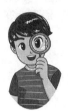

测试题

一、名词解释

康复

二、填空题

康复领域包括（　　　）、（　　　）、（　　　）、（　　　）。

三、判断题

康复提供全由康复提供者进行。（　　　）

四、简答题

现代康复的分类。

第二章 脊髓损伤知识概述

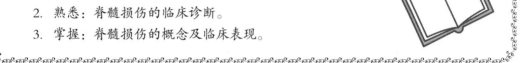

学习目标

1. 了解：脊髓损伤水平与康复目标的确定。
2. 熟悉：脊髓损伤的临床诊断。
3. 掌握：脊髓损伤的概念及临床表现。

第一节 概念及分类

一、脊髓、脊柱的解剖结构

脊髓系中枢神经系统的一部分，位于脊椎骨组成的椎管内，呈长圆柱状，全长41～45cm。其上端与颅内的延髓相连，下端呈圆锥形，终止于第一腰椎下缘（初生儿的脊髓终止于第三腰椎下缘）。

人类脊柱由多个椎骨借椎间盘、关节及韧带紧密连接而成。椎骨包括颈椎7块、胸椎12块、腰椎5块、骶椎5块、尾椎4块，骶椎、尾椎各椎骨相互融合成一块。脊柱是身体的支柱，位于背部正中，上端接颅骨，下端达尾骨尖。脊柱分颈、胸、腰、骶及尾五段，上部长，能活动，好似支架，悬挂着胸壁和腹壁；下部短，比较固定。（图2-1-1）

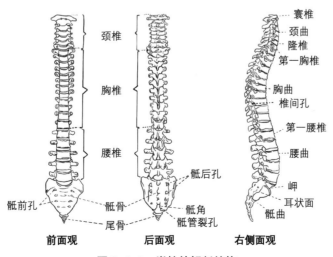

前面观	后面观	右侧面观

图 2-1-1 脊柱的解剖结构

二、脊髓损伤的概念

脊髓损伤（spinal cord injury, SCI）是指由损伤或疾病等因素引起的脊髓结构或功能损害，导致损伤水平面以下运动、感觉、自主神经功能改变的一种临床综合征。

三、脊髓损伤的分类

（一）外伤性脊髓损伤

外伤性脊髓损伤（traumatic spinal cord injury, TSCI）是因脊柱、脊髓受到机械性外力作用，包括直接或间接的外力作用，造成脊髓结构与功能的损害，如各种类型的骨折、脱位。

1. 直接外力　锐器直接伤及脊髓，重物直接击打于腰背部、颈部等造成脊柱骨折而损伤脊髓。

2. 间接外力　损伤多因交通事故、高处坠落及跳水等意外造成，外力多未直接作用于脊柱、脊髓，但可引起脊柱发生各种类型的骨折、脱位，导致脊髓损伤。

（二）非外伤性脊髓损伤

非外伤性脊髓损伤（non-traumatic spinal cord injury, NTSCI）的原因分为发育性病因和获得性病因两类。

1. 发育性病因　包括脊柱侧弯、脊柱裂、脊柱滑脱等。

2. 获得性病因　包括感染（脊柱结核、脊柱化脓性感染、横贯性脊髓炎等）、肿瘤（脊柱或脊髓肿瘤）、脊柱退化性疾病等。

第二节　临床表现

脊髓损伤后，损伤水平面以下的运动、感觉、反射及括约肌和自主神经功能均会受到损害。临床大致将 SCI 分为完全性脊髓损伤（complete spinal cord injury, CSCI）和不完全性脊髓损伤（incomplete spinal cord injury, ISCI），CSCI 表现为损伤脊髓节段平面以下的各种感觉、运动和括约肌功能完全丧失；ISCI 在脊髓休克期过后，可有部分感觉、运动和括约肌功能的恢复。

一、脊髓休克

脊髓休克（spinal shock）为脊髓受伤以后所表现的在损伤节段以下即发的完全性弛缓性瘫痪伴有各种反射、感觉、括约功能丧失。数周至数月后，各种反射可逐渐恢复或部分恢复。在脊髓休克中临床医生常难以判断脊髓的损伤是功能性阻断还是解剖上的横断，但脊髓休克时间越长表示其损害越严重。

二、运动、感觉障碍

患者主要表现为损伤平面以下的运动功能及痛觉、温度觉、触觉、本体觉减弱或消失。

三、括约肌功能障碍

膀胱功能在不同时期的脊髓损伤中可出现不同类型的神经源性膀胱。在脊髓休克期中多表现为无张力性膀胱（尿潴留多见）；休克逐步恢复时，表现为反射性膀胱（尿频、尿急、尿失禁）。当脊髓恢复到出现反射时，刺激扳机点可产生不自主的反射性排尿。

第三节 诊断及治疗

一、诊断

根据脊柱骨折后出现的症状与体征，结合 X 线、CT 检查及 MRI 检查可明确诊断。

（一）影像学及实验室诊断

1. X 线检查　可以确定骨折部位及类型，判定骨折移位后侵犯椎管的程度。患者进行脊柱正、侧位检查，必要时检查斜位。X 线检查基本可确定骨折部位及类型。

2. CT 检查　可以判定骨折移位后侵犯椎管的程度和发现突入椎管的骨块或椎间盘。

3. MRI 检查　对判定脊髓损伤状况价值大。

4. 体感诱发电位　可以测定躯体感觉系统（以脊髓后索为主）的传导功能。

（二）临床康复诊断

临床康复诊断通过检查患者的关键肌、关键感觉点来确定脊髓损伤节段，根据鞍区的感觉来确定脊髓损伤性质。（图 2-3-1）

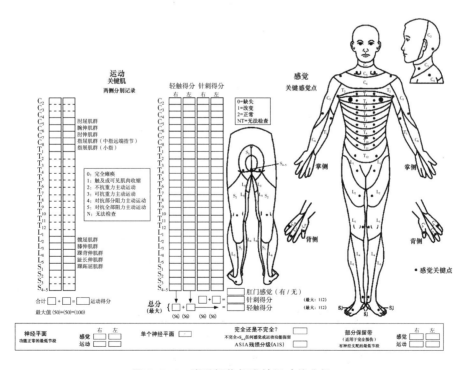

图 2-3-1　脊髓损伤标准神经功能分级

二、治疗

（一）基本治疗

1. 固定　为了防止因损伤部位的移位而产生脊髓的再损伤，固定方式采用原位固定。

2. 减轻脊髓水肿和继发性损害　患者受伤后 8 小时内使用激素冲击疗法、脱水药等，以减轻局部水肿；一般伤后 4～6 小时内应用高压氧治疗，可取得良好效果。

3. 手术治疗　是对脊髓损伤患者全面康复治疗的重要部分，其手术方法有切开复位内固定和减压术 2 种。手术治疗可解除脊髓压迫、恢复脊柱稳定性，但不能恢复损伤的脊髓功能。

（二）综合治疗

1. 物理治疗　可以改善关节活动度，增强残存肌力，主要是进行平衡协调和体位转移等训练。

2. 作业治疗　可以提高日常生活自理能力，包括日常生活基本技能，如衣、食、住、行所需的基本技能和职业性劳动技能等。作业治疗还为患者提供了简单的辅助工具，提高患者出院后适应个人、家庭、社会生活和劳动的能力。

3. 心理护理　大部分患者是在正常劳动的情况下突然受到外来伤害，思想上没有任何准备，常表现为焦虑、惊恐不安、担心生命有危险、以后生活不能自理、没有经济来源，以致悲观、绝望，不思饮食，不配合治疗及护理工作。因此护士应针对这些情况主动关心、体贴患者，了解患者的心理状况，鼓励患者树立战胜疾病的信心，向患者讲述脊髓损伤肢体功能锻炼的基本知识及简单的操作方法，告诉患者坚持锻炼与治疗便可以取得不同程度的功能恢复，叮嘱患者保持正常饮食，这能增加机体抵抗力，预防并发症的发生。

4. 康复工程　制作必要的支具以协助患者训练站立和步行，同时配备一些助行器等特殊工具来补偿患者功能的不足。

5. 临床护理　护士应用治疗性临床护理，帮助患者减轻症状及促进功能康复，同时加强护理，预防各种并发症的发生。

6. 中国传统康复治疗　包括针灸、推拿、药物及特殊护理。为了预防各种并发症的发生，患者亦可进行一些治疗性临床处理，以减轻症状并促进功能恢复。

第四节　康复评定

一、Frankel 法

1969 年，Frankel 提出根据损伤平面以下感觉和运动残存情况将脊髓损伤分为 5 个级别（表 2-4-1）。

表 2-4-1　Frankel 脊髓损伤分级法

等级	功能状况
A	损伤平面以下深浅感觉完全消失，肌肉运动功能完全消失
B	损伤平面以下运动完全消失，包括骶区存在的感觉功能

等级	功能状况
C	损伤平面以下仅存某些肌肉运动功能，无有用功能存在
D	损伤平面以下肌肉功能不完全，可扶拐行走
E	深浅感觉、肌肉运动及大小便功能良好，可有病理反射

二、美国脊髓损伤协会评定法

美国脊髓损伤协会（American Spinal Injury Association, ASIA）在 Frankel 分级的基础上进行了修订，主要内容包括以下 4 方面：感觉评分、运动评分、脊髓功能损伤程度及部分保留带、ASIA 残损指数。（此评定法相对专业，一般由医生负责）

三、肢体肌力评分

肢体肌力评分可以按 6 级评分法进行，分为 0 ~ 5 级：

0 级：触诊完全测不到肌肉收缩。

1 级：可见肌肉轻微收缩但不能产生动作。

2 级：可以在床上水平移动但不能抵抗重力作用，也就是肢体抬不起来。

3 级：肢体可以克服地心吸引力，能抬离床面，但不能抵抗外力。

4 级：能做抵抗阻力运动，但比正常者弱。

5 级：正常肌力。

四、日常生活自理能力的评定

（一）改良 Barthel 指数

该评定法包括 10 个项目，即进食、修饰、转移、如厕、大便控制、小便控制、穿衣、平面步行、上下楼梯和洗澡，共计 100 分（表 2-4-2）。评定结果 > 60 分者，有轻度功能障碍，能独立完成部分日常活动，需要部分帮助；41 ~ 60 分者，有中度功能障碍，需要极大的帮助方能完成日常生活活动；≤ 40 分者，有重度功能障碍，大部分日常生活不能完成或需要他人服侍。

该评定法使用简单、方便，用时仅 2 ~ 3 分钟，因此临床应用广泛，但其灵敏度相对较低，对重度或轻度生活活动能力受损的识别能力较差。改良 Barthel 指数在原 Barthel 指数的等级上进行加权，扩展为 5 个等级，不同的级别代表了不同程度的独立能力水平。最低是 1 级，最高是 5 级，级别越高代表独立能力程度越高，其基本评定标准为：

1 级：完全依赖别人完成整项活动。

2 级：某种程度上能参与，但在超过一半的活动过程，需要别人提供协助才能完成。

3 级：能参与大部分的活动，但在某些过程中仍需别人提供协助才能完成整项活动。

4 级：除在准备或收拾时需要协助，病人可以独立完成整项活动，或进行活动时需要别人从旁监督或提示，以保证安全。

5级：可以独立完成整项活动而无须别人在旁监督、提示或者协助。

表 2-4-2　改良 Barthel 指数

ADL 项目	完全依赖 1级	最大帮助 2级	中等帮助 3级	最小帮助 4级	完全独立 5级
进餐	0	2	5	8	10
洗澡	0	1	3	4	5
修饰（洗脸、刷牙、刮脸、梳头）	0	1	3	4	5
穿衣（包括系鞋带等）	0	2	5	8	10
大便控制	0	2	5	8	10
小便控制	0	2	5	8	10
如厕（包括拭净、整理衣裤、冲水）	0	2	5	8	10
床椅转移	0	3	8	12	15
平地行走	0	3	8	12	15
上下楼梯	0	2	5	8	10

（二）功能独立性评定

功能独立性评定（functional independence measure, FIM）包括 6 个方面，共 18 个测评项目（表 2-4-3）。每个测评项目的最低评分为 1 分，最高评分为 7 分。1 分代表完全不能自理，7 分代表完全独立。

1. 功能完全独立　活动中不需要他人帮助。

（1）完全独立（7 分）　能规范、完全地完成构成活动的所有作业，不需要修改和辅助设备或用品，并在合理的时间内完成。

（2）有条件的独立（6 分）　具有下列一项或几项：①活动中需要辅助设备；②活动时间比正常活动时间长；③有安全方面的考虑。

2. 有条件的依赖　为了进行活动，患者需要另一个人予以监护或身体接触性的帮助，或者不进行活动。患者付出 50% 或更多的努力，其所需的辅助水平如下：

（1）监护和准备（5 分）　患者所需的帮助只限于备用、提示或劝告，帮助者和患者之间没有身体的接触，或帮助者仅需要帮助准备必需用品及协助其戴上矫形器。

（2）少量身体接触性的帮助（4 分）　患者所需的帮助只限于轻轻接触，自己能付出 75% 或以上的努力。

（3）中等身体接触性的帮助（3 分）　患者需要中度的帮助，自己能付出 50% ~ 75% 的努力。

3. 全依赖　患者需要一半以上的帮助或完全依赖他人，否则活动就不能进行。

（1）大量身体接触性的帮助（2 分）　患者付出的努力 < 50%，但 > 25%。

（2）完全依赖（1 分）　患者付出的努力 < 25%。

表 2-4-3 功能独立性评定（FIM）量表

项目			得分
运动功能	日常生活自理能力	1. 进食 2. 梳洗修饰 3. 洗澡 4. 穿裤子 5. 穿上衣 6. 上厕所	
	括约肌功能	7. 膀胱管理 8. 直肠管理	
	转移	9. 床 / 椅 / 轮椅 10. 如厕 11. 盆浴或淋浴	
	行走	12. 步行 / 轮椅 13. 上下楼梯	
运动功能评分：			
认知功能	交流	14. 理解：视、听 15. 表达：口语、非口语	
	社会认知	16. 社会交往 17. 解决问题 18. 记忆	
认知功能评分：			
FIM 评分：			

【附】功能水平和评分标准

FIM 的最高评分为 126 分（运动功能评分 91 分，认知功能评分 35 分），最低分 18 分。完全独立为 126 分；基本独立为 108～125 分；有条件的独立或极轻度依赖为 90～107 分；轻度依赖为 72～89 分；中度依赖为 54～71 分；重度依赖为 36～53 分；极重度依赖为 19～35 分；完全依赖为 18 分。

五、关节活动度

关节活动度又称关节活动范围（range of motion, ROM），是指关节运动时所通过的运动角度，是评定运动系统功能状态最基本、最重要的手段之一。ROM 度分为主动关节活动度（initiative joint range of motion）和被动关节活动度（passive joint range of motion）。主动关节活动度是指通过患者主动、随意运动达到的关节活动范围；被动关节活动度是指肢体被动运动时达到的关节活动范围。

（一）评定目的

通过对 ROM 的评定，目的是确定关节活动是否受限及受限的程度、判断病因及预后、制订适当的康复计划、评定康复效果等,从而更好地指导康复治疗。

(二)评定方法

评定方法主要有量角器测量法和线测量法。

(三)检查注意事项

ROM 有一定正常的差异,宜作左右对比;不宜在关节锻炼后检查,避免影响结果;最好有专人进行测量,以提高精确性。

六、呼吸功能的评定

(一)主观呼吸功能障碍程度的评定

主观呼吸功能障碍程度按自觉气短、气急的分级比较法及症状改变程度来评定(表2-4-4、表2-4-5)。

表2-4-4 自觉气短、气急的分级比较法

级别	症状
1 级	无气短、气急
2 级	稍感气短、气急
3 级	轻度气短、气急
4 级	明显气短、气急
5 级	气短、气急严重,不能耐受

表2-4-5 症状改变程度

分数	症状改变程度
-4	极明显改善
-3	明显改善
-2	改善
-1	稍改善
0	无改变
+1	稍加重
+2	加重
+3	明显加重
+4	极明显加重

(二)常用的客观检查项目

1. 常规肺活量 是在深吸气后缓慢而完全呼出的最大空气量,约占肺总量的3/4,和年龄成反比,男性大于女性,反映呼吸肌的收缩强度和储备力量。方法为:病人在深吸气

后对着肺量筒的进口完全将气吹至肺量筒内，重复数次，取其最高值。正常值计算方法：

男性 =[27.63-（0.112 × 年龄）]× 身高（cm）；

女性 =[21.78-（1.101 × 年龄）]× 身高（cm）。

无论肺活量（vital capacity, VC）的绝对值如何，关键在于观察 VC 的改变。由于此检查简单易行，是最常用的临床检查项目。VC 常随限制性及阻塞性呼吸系统疾病的严重性的增加而逐渐下降，其正常变异较大（可超过 ±20%），临床上很少用这单一指标作为评估依据，但其仍是最有价值的测定方法之一。

2. 最大吸氧量　是反映有氧代谢能力的最常用指标，是指人体在运动时所能摄取的最大氧量，在临床上是综合反映心脏功能状态和体力活动能力的最好生理指标。

七、膀胱功能的评定

脊髓损伤后对泌尿系统的影响主要是排尿障碍。膀胱功能的评定包括尿流率的测定、膀胱压力容积的测定等。

（一）尿流率的测定

尿流率的测定指测定单位时间内排出的尿量，为无创性检查，反映下尿路储尿 / 排尿的综合性功能，适用于各种排尿功能障碍患者。正常男性的最大尿流率为 20 ~ 25mL/s，正常女性的最大尿流率为 25 ~ 30mL/s。

（二）膀胱压力容积的测定

通过测定膀胱内压力与容积间的关系，反映膀胱功能，包括膀胱压、直肠压（代表腹压）及逼尿肌压（膀胱压减去直肠压）。

1. 正常膀胱压力容积　无残余尿量；膀胱在充盈期内，压力保持在 1.47kPa 以下，顺应性良好，此时膀胱无残余尿量，无抑制性收缩；膀胱充盈过程中，最初出现排尿感觉时的容量为 100 ~ 200mL，此时膀胱内仍保持低压状态；膀胱容量为 400 ~ 500mL 时，排尿及终止排尿受意识控制。

2. 膀胱功能障碍的分类　根据膀胱容量、感觉、顺应性、稳定性、收缩能力等，临床上将脊髓损伤后膀胱功能障碍分为逼尿肌反射亢进型、逼尿肌无反射型两种。

（1）逼尿肌反射亢进型　膀胱容量＜ 300mL，顺应性差且不稳定，无感觉或感觉过敏，膀胱内压力增高，无主动收缩逼尿肌能力或不持久，残余尿量＜ 150mL。

（2）逼尿肌无反射型　膀胱容量 300 ~ 400mL，顺应性高且稳定，无感觉，无膀胱内压，无主动收缩逼尿肌，残余尿量多。

3. 膀胱功能的测定

（1）膀胱功能、括约肌功能 5 级评定法

0 级：接近正常知觉及控制排尿。

1 级：反射性排尿并有部分知觉及控制。

2 级：形成反射性排尿。

3 级：部分反射性排尿，需要用手协助挤压排尿。

4 级：尿潴留，需要导尿或耻骨上膀胱造瘘，尿失禁，不能控制，需要用尿布。

（2）Kurtzke 功能评定量表（即膀胱功能 8 级评定法，表 2-4-6）

表 2-4-6　Kurtzke 功能评定量表

功能状态	评级
功能正常	0 级
轻度排尿不畅、尿急或尿潴留	1 级
中度排尿不畅、尿急、尿潴留或偶有尿失禁	2 级
经常性尿失禁	3 级
需要持续性导尿，并需要经常使用辅助的排便方法	4 级
膀胱功能丧失	5 级
直肠和膀胱功能丧失	6 级
无法评估	*

4. 残余尿量的测定　排尿后膀胱内残留的尿液称为残余尿。正常女性的残余尿量 ≤ 50mL，正常男性的残余尿量 ≤ 20mL。在临床上，医护人员常用导尿法（在患者自行排尿后，插入导尿管引流出的尿液量，即为残余尿量）或 B 超检查来测定残余尿量。

八、直肠功能的评定

脊髓损伤后直肠功能可分为反射性大肠与迟缓性大肠。

（一）反射性大肠的评定

第 2 ～ 4 荐髓节段（S_2 ～ S_4）以上的脊髓损伤患者由于排便反射弧及中枢位受损，排便反射存在，可通过反射自动排便，但缺乏主动控制能力。其病变特点为：①局部刺激能使患者排出大便；②每次排便耗时 < 30 分钟，大便量及硬度适中；③每次排便时间相对固定。

（二）迟缓性大肠的评定

S_2 ～ S_4 以下的脊髓损伤（含 S_2 ～ S_4）以及马尾损伤，破坏了排便反射弧，排便反射消失，这种大肠功能状态称为迟缓性大肠。其病变特点为：局部刺激不能使患者排出大便，两次排便间歇有大便失禁。

九、肌张力的评定

肌张力（muscle tone）是肌肉组织在静息状态下的一种持续、微小的收缩力，是维持身体各种姿势和正活动的基础。评定肌张力的目的：①判断有无肌张力改变以及肌张力改变的范围与程度；②为制订治疗、训练计划提供依据；③检验治疗、训练的效果；④判定治疗方法的优劣。

评定肌张力的方法包括：肌肉的形态、硬度和运动状态检查，采用量表等。常用改良 Ashworth 痉挛评定量表（表 2-4-7）进行评定。

表 2-4-7　改良 Ashworth 痉挛评定量表

分级	特征
0 级	肌张力不增加
1 级	肌张力轻微增加，表现为受累部分被动屈伸到 ROM 之末时，出现很小的阻力，或出现突然的卡住或释放
1⁺ 级	肌张力轻度增加，受累部分被动屈伸时，出现突然的卡住，然后在 ROM 的后 50% 内，呈极松度的阻力
2 级	肌张力通过 ROM 的大部分时，增加较明显，但受累部分仍较容易移动
3 级	肌张力严重增高，被动活动困难
4 级	受累部分屈曲或伸拉强直

十、脊髓损伤后社会支持状况的评定

社会支持状况的评定采用肖水源在 1990 年修订的社会支持评定量表（social support rating scale, SSRS）进行评定。社会支持评定量表共 10 个条目，包括 3 个维度：客观支持（3 条）、主观支持（4 条）和对社会支持的利用度（3 条）。

（一）客观支持

客观支持是客观的、可见的或实际的支持，包括物质上的直接支援、社会网络和团体关系的存在和参与等。

（二）主观支持

主观支持是个体在社会中受尊重、被支持、被理解的情感体验。

（三）对社会支持的利用度

个体对社会支持的利用度存在着差异。有些人虽可获得支持，却拒绝别人的帮助，而且人与人的支持是一个相互作用的过程，一个人在支持别人的同时，也为获得别人的支持打下基础。

第五节　脊髓损伤水平与康复目标的确定

由于脊髓神经功能支配的阶段性特点，使得不同阶段的脊髓损伤患者具有不同的功能保留水平，因而具有不同的康复目标。对于完全性脊髓损伤，损伤水平确定后，基本可以确定康复目标（表 2-5-1）。对不完全性脊髓损伤，则需要根据残存肌力情况修正康复目标。

表 2-5-1　完全性脊髓损伤康复目标

脊髓损伤水平	基本康复目标
第 4 颈髓节段（C₄）	维持生命，预防和减少并发症
第 5 颈髓节段（C₅）	进食时使用辅助器具，如把勺子固定在手上来进食，其他需要依赖帮助；需要乘坐电动轮椅，平地上可以乘坐手动轮椅来进行活动

续表

脊髓损伤水平	基本康复目标
第6颈髓节段（C_6）	日常生活活动部分自理，需要中等量帮助；驱动轮椅可以在平地上活动；借助床栏或床栏上绑的绳子可以翻身坐起；可以使用手动或电动轮椅，需要多种辅助器具协助
第7颈髓节段（C_7）	日常生活活动基本自理，如床上翻身、坐起、移动、进食、穿脱衣服、处理个人卫生等；独立完成上下床、上下轮椅等转移活动；独立使用轮椅；可以使用手动轮椅及残疾人专用汽车
第8颈髓至第2胸髓节段（$C_8 \sim T_2$）	基本能完成日常生活所需要的活动；从事坐位工作；佩戴长下肢矫形器可在平行杠内站立；可以使用手动轮椅、残疾人专用汽车、双拐杖
第5～12胸髓节段（$T_5 \sim T_{12}$）	日常生活活动自理，在辅助支具下进行治疗性步行；可以使用轮椅、长下肢矫形器、双拐杖
第1～2腰髓节段（$L_1 \sim L_2$）	日常生活活动自理，佩戴长或短下肢支具、肘拐或者手杖进行功能性步行，在室内行走；可以使用轮椅、长下肢矫形器、双拐杖
第3腰髓节段（L_3）	日常生活活动自理，使用拐杖，可以在社区内进行功能性步行；步行时需要使用短下肢支具协助
第4腰髓节段（L_4）	日常生活活动自理，可驾驶汽车，不需要轮椅，行走时需要短下肢支具协助
第5腰髓至第1荐髓节段（$L_5 \sim S_1$）	不需要使用拐杖，佩戴足托进行功能性步行及驾驶汽车；行走时需要足托或短下肢支具协助

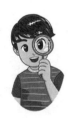

测试题

一、名词解释

脊髓损伤

二、填空题

脊髓损伤的综合治疗包括（　　　）、（　　　）、（　　　）、（　　　）、（　　　）和（　　　）。

三、判断题

膀胱功能在脊髓休克期中表现为无张力性膀胱。（　　　）

四、简答题

详细解答肢体肌力评级。

第三章 中西医结合康复护理知识概述

第一节 护理学基础知识

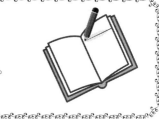

学习目标

1. 了解：护理学的理论基础及原则。
2. 熟悉：护理学的基本概念、任务、目标及护理程序。
3. 掌握：基础护理及专科护理的主要内容。

一、护理学发展简史

护理学的形成与发展：古代（以自我护理、家庭护理为主）人类为谋求生存，在狩猎、械斗及自然灾害抗争的活动中发生疾病、创伤，人们以自我保护式、互助式、经验式、家庭式等爱抚手段与疾病和死亡作斗争。

1854 年，南丁格尔在克里米亚战争中率领 38 名护士，克服重重困难，前往战地救助伤员，半年后，使病死率由 50% 下降到 2.2%，被战士们称为"提灯女神"和"克里米亚天使"。

1860 年，南丁格尔在英国圣托马斯医院创建了世界上第一所正式的护士学校，这为护理教育奠定了基础。

1907 年，南丁格尔获英国政府颁发的最高国民荣誉勋章。1912 年国际护士会决定将 5 月 12 日（南丁格尔生日）定为国际护士节。

1920 年，国际红十字会首次颁发南丁格尔奖章。南丁格尔首创了科学的护理专业，护理学理论才逐步形成和发展，国际上称这个时期为"南丁格尔时代"。这是护理工作的转折点，也是护理真正走向专业化的开始。

1921 年，北京协和医院和几所大学合办了高等护士学校，学制 4 ~ 5 年，5 年制的毕业生可获得学士学位。此为我国高等护理教育的开端。

1934 年，教育部成立护士教育专门委员会，将护士教育改为高级护士职业教育，学制为 3 ~ 4 年。护士教育遂被纳入国家正式教育系统。

现代护理学的发展过程，也就是护理学科的建立和护理形成专业的过程。自南丁格尔创建护理学以来，护理学就不断变化和发展。从护理学的实践和理论研究来看，护理学的变化和发展可分为三个阶段。

（一）以疾病为中心的护理阶段

此期护理特点：

1. 护理已成为一个专门的职业，护士从业前必须经过专门的训练。

2. 护理从属于医疗，护士是医生的助手，护理工作的主要内容是执行医嘱和各项护理技术操作，并在长期对疾病护理的实践中逐步形成一套较为规范的疾病护理常规和护理技术操作常规。

3. 护理只是协助医生消除患者的局部病症，但忽略了人的整体性。

（二）以患者为中心的护理阶段

此期护理特点：

1. 强调护理是一个专业，护理学的知识体系逐步形成。一方面，护理学通过吸收相关学科的相关理论作为自己的理论基础，如健康的概念、环境的概念、一般系统论、适应论等；另一方面，护理工作者们通过自身的实践与研究，又建立了许多护理模式，如奥瑞姆（Dorothed Oream）的自理模式、罗伊（Roy）的适应模式等。所有这些，形成了护理学的理论框架与知识体系。

2. 以患者为中心，实施生理、心理及社会多方面的整体护理。

3. 护士应用护理程序的工作方法解决患者的健康问题，满足患者的健康需求。

4. 护士的工作场所主要还局限在医院内，护理的服务对象主要是患者，护理的范围尚未涉足群体保健和全民健康。

（三）以人的健康为中心的护理阶段

此期护理特点：

1. 护理学已成为现代科学体系中一门综合自然、社会、人文科学知识且独立为人类健康服务的应用学科。

2. 护理的工作任务由护理疾病转向促进健康；服务对象由原来的患者扩大为全体人类；工作场所由医院走向社区。

二、护理学基础理论与主要内容

（一）基础理论

1. 系统理论

（1）概念　是由若干相互关联、相互作用的要素组成的具有一定结构和功能的有机整体。尽管组成的要素各有不同，具体构成也千差万别，但系统共由两部分组成：一部分是要素的集合；另一部分是各要素间相互关系的集合。

（2）分类

①按组成系统的要素性质划分

a. 机械系统：为达到某种目的而人为建立起来的系统。

b. 自然系统：由自然物所组成的、客观存在的系统，如生态系统。

②按系统与环境关系划分

a. 封闭系统：与外界环境不发生物质、能量、信息交流的系统。

b. 开放系统：与外界环境不断进行物质、能量、信息交流的系统，如生命系统、医院系统。

③按系统的运动状态划分

a. 动态系统：随着时间的变化而变化的系统，如生态系统。

b. 静态系统：系统的状态不随时间变化，具有相对稳定性，如一个建筑群。

（3）基本属性

①整体性　系统由要素组成，每一个要素都具有自己独特的结构与功能，但系统功能不是各要素功能的简单相加。

②相关性　系统的各要素之间既相互独立，又相互联系、相互制约，任何一个要素的性质或行为发生变化，都会影响其他要素，甚至影响系统整体的性质或行为的变化。

③层次性　对于某一个系统来说，它既是由某些要素组成，同时，它自身又是组成更大系统的一个要素。例如，人是一个系统，人本身是由神经、肌肉、骨骼等要素组成，而人本身又是构成社会大系统的一个要素。

④动态性　系统是随时间的变化而变化的。一方面，系统要进行活动，必须通过内部各要素之间的相互作用，即能量、信息、物质的转换，内部结构不断调整，以达到最佳功能状态；另一方面，系统总是存在于一定环境中，与环境进行着物质、能量、信息的交流，以适应环境来维持自身的生存与发展。

⑤目的性　每个系统均有明确的目的，不同的系统有不同的目的。系统结构不是盲目建立的，而是根据系统的目的和功能需要，设立各子系统，建立各子系统之间的联系。

（4）结构与功能　结构指系统内部各组成要素在空间或时间方面的有机联系与相互作用的方式与顺序，反映系统的内在构成。功能指系统与外部环境相互联系和作用过程的秩序和能力，反映系统的外在行为。系统是一个开放系统，其与环境的联系是通过输入、转换、输出与反馈来实现交流功能。

①输入　由环境进入系统的物质、能量或信息等。

②转换　系统对输入的物质、能量、信息的处理与转换的过程。

③输出　系统转换的结果进入环境的过程。

④反馈　系统的输出对系统再输入的影响，即环境对输出的反应。

系统通过对输入的自我调节，保持其平衡与稳定状态，物质、能量、信息通过系统的转换变为人们所需要的输出，并不断对周围的环境产生影响。

（5）在护理中的应用

①用系统的观点看人　护理的对象是人，人是一个整体，人是一个自然、开放的系统。人生命活动的基本目标是维持人体内外环境的协调与平衡。这种协调与平衡既依赖于体内各要素结构和功能的正常及相互关系的协调，又依赖于自身对外界环境变化的适应性调整。

②用系统的观点看护理

a. 护理是一个复杂系统　护理系统包括医院临床护理、护理管理、护理教育、护理科研等一系列相互关联、相互作用的子系统。

b. 护理是一个开放系统　护理系统是社会的组成部分，是国家医疗卫生系统的重要组成部分。护理系统从外部输入新的信息、人员、技术、设备，并与社会政治、经济、科技、医疗等系统相互影响、相互制约。

c.护理是一个动态系统　随着科学技术的发展，社会对护理的需求不断变化，必然护理的组织形式、工作方法、思维方式也应发生相应的改变。

d.护理是一个调控系统　在护理系统中，护士和患者构成系统的最基本要素，而护士又在基本要素中起支配、调控作用。

2. 人类基本需要层次理论　1943 年，美国著名心理学家马斯洛（Maslow）提出了人类基本需要层次理论（图 3-1-1），他被称为"人本心理学之父"。人类基本需要层次理论分为五个层次：生理需要、安全需要、爱和归属需要、尊重需要、自我实现需要。

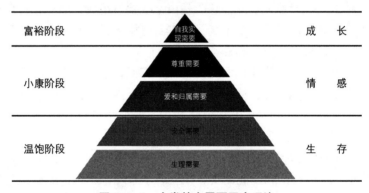

图 3-1-1　人类基本需要层次理论

（1）具体内容

①生理需要　包括空气、水分、食物、排泄、休息、睡眠等。生理需要位于最底部，是需要首先给予满足的需要。

②安全需要　包括生理安全和心理安全。

③爱和归属需要　包括爱他人、被爱和有所归属，是第三层次的需要。

④尊重需要　处于需要的第四层次。尊重需要有双重含义，即自尊和受他人尊敬。

⑤自我实现需要　指个人的潜能得到充分发挥，实现自己在工作及生活上的愿望，并能从中得到满足。它是最高层次的需要。

（2）一般规律

①这些需要人类普遍存在。

②一般情况下生理需要是最重要的，只有它得到满足后再考虑其他需要。

③有些需要应立刻满足，有些需要可暂缓，但最终应满足。

④通常一个层次的需要满足之后，更高层次的需要才出现并逐渐明显。

⑤各个层次需要间可相互影响。

⑥各种需要的意义因人而异。

⑦满足高层次需要的方式因人而异。

（3）人类基本需要层次理论在护理中的应用

①识别服务对象未满足的需要，这些未满足的需要就是需要护士提供帮助和解决的护理问题。

②能更好地领悟和理解患者的言行。

③预测患者尚未表达的需要，或对可能出现的问题采取预防性措施。

④系统地收集和评估患者的基本资料。

⑤按照基本需要的层次，识别护理问题的轻、重、缓、急，以便在制订护理计划时妥善地排列先后次序。

3．压力与适应理论

（1）压力、压力源与压力反应的概念

①压力　是人体对环境刺激而产生的非特异性反应，即身体对作用于它的压力源所进行的调整。

②压力源　是一切能够对身体施加影响而促发机体产生压力的因素。能够使人体陷入压力状态的因素有以下六类：

a.生理性压力源：如饥饿、疲劳、疼痛等。

b.心理性压力源：如心理挫折、不祥的预感、焦虑等。

c.社会性压力源：如孤独、人际关系紧张等。

d.物理性压力源：如温度过冷、过热等。

e.化学性压力源：如空气、水污染等。

f.文化性压力源：人从一个熟悉的文化环境到一个陌生的文化环境而出现的紧张、焦虑等不适反应。

③压力反应　包括全身适应综合征和局部适应综合征。压力反应的过程分为三期：警觉期、抵抗期及衰竭期（图3-1-2）。

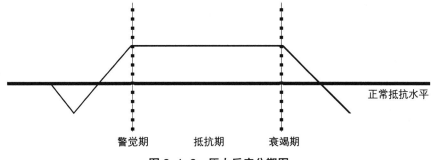

图3-1-2　压力反应分期图

a.警觉期：交感神经兴奋、肾上腺髓质活动增强，可引起大量儿茶酚胺（catecholamine，CA）等各种神经激素的分泌，使人体各个系统都发生一定的变化。

b.抵抗期：适应成功，内环境恢复稳定；适应不良，机体会出现持续的损害并进入第三期。

c.衰竭期：人会产生疾病，甚至衰竭死亡。

（2）压力的防卫　对抗压力源有以下三道防线：

①第一线防卫　目前的身心防卫。

②第二线防卫　自力救助，包括：正确对待问题，正确对待情感，利用可能得到的支援，减少生理诱因。

③第三线防卫　寻求专业帮助。

（3）压力与疾病的关系　适应不良就会引起疾病，包含两种情形：防卫不足和防卫过度。防卫不足，可引起严重感染或溃疡等；防卫过度，可引起过敏、关节炎、哮喘等。

（4）适应的概念与层次

①适应的概念　是压力源作用于机体后，机体为保持内环境平衡而做出改变的一个过程。

②适应的层次

a. 生理层次：指个体对环境的生理变化的适应。如初次跑步时，人体会出现肌肉酸痛、心率增快等不适，坚持一段时间后，这些不适会慢慢消失。"入芝兰之室，久而不闻其香"正是适应的表现。

b. 心理层次：指人们经受心理压力时，通过调整自己的态度、情绪去认识情况和处理问题，以恢复心理平衡的适应。

c. 社会层次：指调节个人的行为，以适应社会的法规、习俗及道德观念的适应。"入乡随俗"即是一种社会文化适应。

d. 技术层次：指人们对现代化的先进科学技术所造成的新的压力源的适应。科学技术产生了新的压力源，如水、空气、噪声污染等。

（5）在护理工作中的应用

①明确压力与疾病的关系。

②帮助护士识别患者压力，进而缓解和解除压力，适应环境。

③医院常见的压力源：环境的陌生，疾病的威胁，与外界隔离，信息的缺乏，丧失自尊。

④帮助护士正确认识自身工作中的压力，使之积极应对并适应环境，从而减轻压力。

知识链接：3-1-1

护士如何面对压力？

首先护士要有乐观的生活态度，科学地管理时间，要有正确的职业观、积极的认知方式；其次，定期评估自我压力，找出适宜的自我调节方法。

---

4. 成长与发展理论

（1）弗洛伊德的人格发展理论　弗洛伊德（Sigmund Freud）是奥地利著名的神经科医生，被誉为"现代心理学之父"，创建了人格发展理论，其包括三个理论要点：意识层次理论、人格结构理论、人格发展理论。人格发展理论分为以下五个阶段：

a. 口欲期：1岁以前，此期原欲集中在口部。

b. 肛门期：1岁到3岁，此期原欲集中在肛门区。

c. 性蕾期：3岁至6岁，此期原欲集中在生殖器。

d. 潜伏期：6岁至青春期，性和攻击的冲动被埋藏在潜意识中，精力集中在智力和身体活动上。

e. 生殖期：青春期开始后，原欲又重新回到生殖器。

（2）艾瑞克森的心理社会发展学说　艾瑞克森（Erikson）是弗洛伊德的学生，他的心理社会发展学说将人格发展分为八期，即口感期、肛肌期、生殖运动期、潜在期、青春期、成年早期、中年期和老年期。

（3）皮亚杰的认知发展学说　让·皮亚杰（Jean Piaget）是瑞士一位杰出的心理学家，他将认知发展过程分为四个阶段：感觉运动期、前运算思维期、具体运算思维期、形式运算思维期。

5. 奥瑞姆自护理论

（1）基本内容

①理论结构　奥瑞姆自护理论围绕护理的目标，即最大限度地维持及促进服务对象的自理，包括三个相关理论结构：自护理论结构、自护缺陷理论结构和护理系统理论结构。自护理论解决"什么是自护""人有哪些自护需求"的问题；自护缺陷理论解决"什么时候需要护理"的问题；护理系统理论解决"如何通过护理系统帮助个体满足其治疗性自护需求"的问题。自护理论是在自护活动与个人、群体的功能和发展之间有关系的思路上建立的，这个理论强调两个自护思想，即接受后的自护和谨慎的自护。

②自护缺陷理论　是说明人的自护活动能力与自护需求之间的关系。自护缺陷指自护力量不足以满足自护需要，该概念是奥瑞姆学说的核心，存在与健康有关的自护能力缺陷是确定患者需要专业护理的标准。

与之相对应的是依赖性照护缺陷，即护理或照顾他人的能力不能满足他人的自护需要。依赖性照护缺陷一般出现于父母或抚养人未能满足婴幼儿或无法独立生存者的持续自护需求时，以及在进行需要特殊技术和科学知识的护理时。护士可根据患者的 10 个基本条件因素或 10 个能力组成成分对自护缺陷或依赖性照护缺陷进行评估。

如果自护力量或依赖性照护力量不足以满足自护需求，这便表明存在着自护缺陷或依赖性照护缺陷，患者必须寻求专业护理作为必要的补充，以满足自护需求。

③护理力量　是受过专业教育或培训的护士必备的综合素质，包括护士在行为上和智力上的双重能力以及应用专业知识的技能和经验，即了解患者的自护需求及自护力量，并采取行动帮助患者，通过执行或提高患者的自护力量来满足其自护需求。护理力量的结构构成与自护力量的成分相似，另外还包括执行护理程序所必需的知识和技能，即进行护理诊断、评估、管理并掌握护理规则。

（2）与康复护理实践的关系　奥瑞姆认为，护理程序是描述护士专业技术活动、计划及评价活动的术语。她将自护理论与护理程序有机地结合起来，通过评估方法及工具，评估服务对象的自护力量及自护缺陷，以帮助服务对象更好地达到自理。她认为护理程序分为以下两个方面：

①护理诊断及护理措施的评估　护士在收集资料的基础上确定患者为何需要护理以及需要何种护理，即在对收集的资料进行分析和描述的基础上确定和判断患者的治疗性自护需求。收集的资料包括：患者的健康状况如何？患者对自身健康的认识如何？患者的自护需求是什么？患者的自护力量如何等？分析和判断包括：患者目前和今后一段时间内的治疗性自护需求是什么？患者在完成自护活动时具备哪些能力？就满足治疗性自护需求而

言，患者存在哪些自护缺陷？这些自护缺陷是什么性质的及产生的原因是什么？患者在自护力量方面有哪些局限性和潜力？在强化自护知识、学习护理技能、培养自护愿望方面，应如何有效地、持续地将主要的自护措施纳入日常生活与自护计划中？

②设计及计划调节性的护理活动　护士依据自护的护理诊断和患者的健康状况，规划一个护理系统，达到使患者恢复健康的目的。护理活动可按全补偿、部分补偿或辅助－教育三个系统进行设计，然后加入治疗性自护需求的内容，并选择一些有效补偿自护力量和克服自护缺陷的方法。

> **知识链接：3-1-2**
>
> 　　奥瑞姆是美国著名的护理理论学家之一，1914 年出生于美国的马里兰州，先后于 1939 年和 1945 年获得了美国天主教大学的护理学学士及护理教育硕士学位，并在 1976 年获得了乔治城大学的荣誉博士学位。奥瑞姆曾从事临床护理，担任护士长、护理部主任、护理教育者、护理研究者，在临床护理、护理教育和护理管理方面有着丰富的经验。
>
> 　　1959 年，他在担任美国天主教大学教授兼护理学院院长期间提出了"自护"概念，并发表了有关"护理是为社会提供自理照顾的职业"的文章。此后，奥瑞姆与其他护理学者组成了护理发展会议小组，并于 1973 年出版了《护理学基本概念的形成：过程与结果》一书。1971 年，奥瑞姆自己也出版了《护理：实践的概念》一书，这本书多次再版。奥瑞姆的自护理论被广泛应用于指导临床护理实践。

（二）主要内容

1. 基础护理　是实施临床护理的基本理论、知识和技能，是专科护理的基础。内容包括：观察病情，监测患者生命体征和生理信息，满足患者身心需要，危重患者抢救，基本诊疗技术，消毒隔离，病区护理管理等。

（1）入院护理

①护士面带微笑、起立迎接新患者，给患者和家属留下良好的第一印象；

②备好床单元，护送至床前，妥善安置，并完成患者入院体重、生命体征等资料的收集，然后通知医生；

③主动进行自我介绍，向患者及家属介绍管床医生、病区护士长、责任护士，介绍病区环境、呼叫铃的使用、作息时间及有关管理规定等；

④了解患者的主诉、症状、日常生活自理能力、心理状况；

⑤对急诊入院的患者，根据需要准备好心电监护仪、吸氧装置等；

⑥鼓励患者和家属表达自己的需要和顾忌，建立起双方的信赖关系，减轻患者住院的陌生感或孤独感。

（2）晨间护理

①采用湿扫法清洁并整理床单元，必要时更换床单元、病号服及手术衣；

②根据患者情况，协助患者洗漱、进食等；

③检查各管路的固定情况及治疗完成情况；

④询问患者夜间睡眠、疼痛、通气等情况，了解患者肠功能恢复情况及活动能力。

（3）晚间护理

①整理床单元，必要时予以更换；整理、理顺各种管路，给予患者相关的健康指导；对不能自理的患者，进行口腔护理及睡前排便护理；

②对术后疼痛的患者，应保持周围环境安静，便于其入睡，如按时关闭病室内的电视机，要求家属离院；

③病重、病危患者的病室需要保留廊灯，便于观察患者；

④适当关小门窗，注意温差变化。

（4）饮食护理

①给予患者饮食指导，告知患者饮食内容；

②积极主动地协助患者打饭，应做好肠内营养患者的饮食指导，向肠内营养患者及陪护人员告知调配、卫生、温度、速度等相关知识；

③根据病情观察患者进食后的反应。

（5）排泄护理

①做好失禁的护理，及时为患者更换潮湿的衣物，保持其皮肤清洁、干燥；

②留置导尿管的患者应进行膀胱功能锻炼，每日会阴护理 2 次。

（6）卧位护理

①根据病情为患者选择合适的卧位，指导并协助患者进行床上活动和肢体的功能锻炼；

②按需要给予患者翻身、拍背、协助排痰或吸痰，并指导患者进行有效咳嗽；

③对压疮高危患者，加强巡视，有压疮警报时，及时采取有效的预防措施；

④加强安全措施，防止患者坠床、跌倒。

（7）舒适护理

①为患者每周剪指、趾甲 1 次，协助胃肠手术患者每天泡脚 1 次；

②协助生活不能自理者更换衣物；

③提供适宜的病室温度，嘱患者注意保暖；

④经常开窗通风，保持空气新鲜；

⑤保持病室安静、光线适宜，操作要尽量集中，以保证患者睡眠良好；

⑥夜间要做到四轻：操作轻、走路轻、说话轻、关门轻。

（8）术前护理

①给予患者心理支持，适当讲解手术知识及术后注意事项；

②告知患者禁食、禁水时间及戒烟、戒酒的必要性；

③遵医嘱为患者备皮；

④做好术前指导，如：深呼吸、有效咳嗽、拍背、训练床上大小便等。

（9）术后护理

①准备好麻醉床，遵医嘱给予患者心电监护、氧气吸入；

②做好各种管路标识并妥善固定各管路，保证管路在位、通畅；

③密切观察病情变化并做好记录，如有异常，应及时向医生汇报。

（10）安全管理

①按等级护理要求巡视病房，有输液巡视卡者应及时记录；

②对危重、躁动患者，给予约束带、护栏等保护措施，危重患者使用腕带；

③患者外出检查时，轻症患者由护工陪检，危重患者由医务人员陪检；

④健康教育贯穿全程，这不仅使患者获得了躯体的康复，还获得了良好的生活方式，树立了健康意识。

（11）出院护理

①针对患者病情及恢复情况进行出院指导（办理出院结账手续、术后注意事项、带药指导、饮食及功能锻炼、术后换药和拆线时间）；

②让患者填写满意度调查表并听取患者住院期间的意见和建议，协助家属办理出院手续，护送患者至院门口，做好出院登记；

③对患者床单元进行终末消毒。

2. 专科护理　指临床各专科特有的基础护理知识和技术。针对脊髓损伤患者，专科护理包括以下内容：

（1）保持呼吸道通畅　做好呼吸道管理，加强肺功能训练，保持有效的气体交换，防止呼吸骤停。

（2）维持正常体温　颈髓损伤的患者由于自主神经系统功能紊乱，失去交感神经支配，汗腺麻痹，受伤平面以下的皮肤不能出汗，体温调控能力降低，机体对气温的变化丧失调节和适应能力，体温出现异常，临床表现多为持续性高热，体温可达40℃以上。护理措施包括：①将患者安置在设有空调的室内，加速散热；②高热时采用物理降温，凉水或酒精擦拭患者身体，也可使用冰袋，物理降温时应当避开患者的枕后、耳郭、心前区、腹部、阴囊及足底；③必要时遵医嘱给予退热药物，鼓励患者多饮温开水，加强皮肤护理。

（3）体位护理　护士或陪护人员每2小时协助患者翻身1次，翻身时避免拖、拉、拽等动作，翻身后注意检查患者的皮肤情况，按功能位摆放肢体，避免足下垂。颈髓损伤的患者在翻身时需要佩戴颈托，轴向翻身，以避免脊髓再次损伤。

（4）并发症的护理

①皮肤管理　皮肤保持清洁、干燥，床单位保持干净、平整、无渣屑。患者卧位时每2小时进行1次翻身，协助患者翻身的人员应避免拖、拉、拽等动作；患者乘坐轮椅时每30分钟进行1次除压。患者平时注意加强营养，多食高蛋白、高维生素及高热量的食物，以增强身体抵抗力。

②呼吸系统管理　护士指导患者深呼吸，帮助患者叩背排痰、雾化吸入，必要时为其吸痰。对气管插管或气管切开者，按气管插管或气管切开的护理常规执行。

③循环系统管理　护士注意观察患者双下肢的腿围，判断是否出现水肿；患者尽早使用弹力袜和弹力绷带；早期进行斜床站立训练和被动活动，可使患侧肢体的血管神经舒缩功能得到恢复。

④泌尿系统管理　尿潴留或尿失禁的患者应行留置导尿或间歇导尿，每日行会阴护理2次，多饮水，防止逆行感染。

⑤排便机能管理 便秘患者遵医嘱使用通便药物；对大便失禁的患者，做好肛周皮肤护理；患者应养成定时排便的习惯。

⑥肢体功能管理 患者保持合理的功能体位，避免关节挛缩等畸形；积极行适当的主动、被动运动，练习坐位平衡、轮椅移乘及借助助行器等训练。

知识链接：3-1-3

气管切开的护理措施

包含：①床边应备有氧气、吸引器、气管切开器械、导尿管及急救药品；②保持套管通畅，每隔 4～6 小时清洗内套管 1 次；③保持室内温度 22℃ 左右、湿度 90% 以上；④防止感染，每日换药 1 次，保持伤口清洁；⑤定时检查套管是否在气管内，防止套管脱出。

---

3. 安全护理 患者的安全是医疗护理质量的一个重要组成部分，一般指患者在接受护理的全过程中，不发生法律和法定的规章制度允许范围以外的心理、机体结构或功能上的损害、障碍、缺陷或死亡。从广义的角度和现代护理管理的发展看，安全护理还包括护士的职业安全，即在职业过程中，护士不发生允许范围与限度以外的不良因素的影响和损害。

安全管理指为保证患者的身心健康，对各种不安全因素进行科学、及时、有效的控制，以达到确保患者身心安全的目的。

4. 心理护理 住院患者因病情轻重、性格、家庭情况、年龄、外伤性质等，在不同的住院时期将产生不同的心理变化，护士要针对不同病程、不同患者的心理特点，采取相应的护理。

（1）患者紧张、恐惧的护理 护士要主动热情地向患者介绍病情、治疗方法及康复的过程，及时处理、消除躯体疼痛；治疗时，操作要熟练，不增加患者的痛苦；在遇到较严重的伤情时，要沉着、神态自若、工作有条不紊、忙而不乱，以免因惊慌或不恰当的言语而增加患者的恐惧心理；给担心手术疼痛或效果的患者解释手术的必要性及安全性，并请好转的患者现身说法，使患者增加治疗信心；将抢救患者、危重患者与一般患者隔开，以减少精神刺激，为患者创造一个安全舒适的治疗环境。

（2）患者焦虑的护理 护士应了解患者焦虑的原因，对患者耐心，做好解释和劝慰工作；遇到患者情绪激动、发脾气时，要理解患者，在患者情绪稳定后向患者解释过度的焦虑会破坏心理平衡，影响治疗效果，必要时给予患者抗焦虑药物；若治疗效果不佳时，应及时采取措施、调整治疗方案、并安慰患者，使其保持情绪稳定，配合治疗。

（3）患者孤独的护理 护士要主动接近患者，经常与他们交谈，做好入院宣教，介绍医院环境及有关住院制度，使他们尽快适应环境；在不影响治疗的情况下，尽可能安排一些文娱活动，允许患者进行适当的消遣活动，并允许或提醒亲友多探视，以消除患者的孤独心理。

（4）患者忧郁、悲观的护理 支持性心理护理是重要措施之一，护士应经常和患者谈心，开导患者，列举已治愈、好转以及肢体功能恢复好的典型病例来说服患者，增强患者战胜疾病的信心，并指导和协助患者进行患肢的功能锻炼；同时还要在生活上关心他们，对一些伤残严重的患者，要多关心、多安慰、向他们介绍有成就的伤残人的事迹，勉励他们要身残志不残，敢于面对现实，重新设计自己的生活目标，积极配合治疗；对严重的忧郁者，遵医嘱给予药物治疗。

（5）患者怨恨、抵触的护理　护士应尊重与理解患者，倾听其叙说苦衷，劝慰和关心患者，纠正患者不正确的认识，调整患者的情绪，增强其抗病能力；鼓励患者充分发挥主观能动性，配合医护人员尽快治愈疾病。

（6）患者角色行为减退的护理　护士要经常深入病房，了解患者角色行为减退的原因，劝慰患者要重视自己的疾病，否则会加重病情或遗留后患；同时要尽量帮助患者解除后顾之忧，使其配合治疗，安心休养。

（7）患者角色行为强化的护理　护士要针对患者的具体情况进行护理，对因家人迁就而依赖性增强的儿童，应告诉家属不可过分溺爱，不能因怕疼而不做功能锻炼；对依赖型性格的患者，应及时指导其做一些力所能及的事情，如吃饭、洗脸、刷牙、健肢伸展运动等，并告知患者适当的锻炼、活动有利于疾病恢复；对因他人意外致伤而产生"继发性获益"心理的患者，应采取适当方式劝告双方尽早解决经济或司法纠纷，减少后遗症；及时告知患者好转情况，让其做好恢复工作或自理生活的心理准备；家属从患者实际情况出发、从维护患者健康出发，对患者适当照顾关心，避免过度的生活照料而使患者产生病态的依赖心理。

三、护理学原则与程序

（一）原则

1. 分级护理　分级护理以患者病情和日常生活自理能力为依据，并根据患者的病情变化进行动态调整，主要分为特级护理、一级护理、二级护理与三级护理。特级护理针对病情危重、需要随时观察以便进行抢救的患者，如严重创伤、各种疑难复杂的大手术术后、器官移植、大面积灼伤的患者；它要求制订护理计划并设立专人 24 小时护理，以严密观察病情及生命体征。一级护理针对病情危重及需要绝对卧床休息的患者，如各种大手术术后、休克、瘫痪、昏迷、高热、出血、肝肾功能衰竭的患者及早产儿等；它要求制订护理计划，要求护士每 15 ~ 30 分钟巡视患者 1 次，以观察病情及生命体征，满足患者身心两方面的需要。二级护理针对病情较重、生活不能自理的患者，如大手术后病情稳定者、年老体弱者、幼儿、慢性病不宜多活动者等；它要求护士每 1 ~ 2 小时巡视患者 1 次，以观察病情，按护理常规进行：生活上给予患者必要的协助，了解患者的病情动态，满足患者身心两方面的需要。三级护理针对轻症患者，生活基本能自理，如一般慢性病、疾病恢复期及手术前准备阶段的患者；它要求护士每日巡视患者 2 次，以观察病情，按护理常规进行：给予患者卫生保健指导，督促患者遵守院规，了解患者的病情动态及心理状态，满足患者身心两方面的需要。

2. 分科护理　西医有专门的分科，包括儿科、内科、外科、五官科、妇科、泌尿科等，相应的西医护理也发展了急重症护理学、内外科护理学、妇儿科护理学、精神护理学、老年护理学等。西医护理针对不同科室的患者给予不同偏重的护理。

3. 需求护理　是在西医需求理论的指导下产生的，人类基本需要层次理论将人类基本需要分为五个层次：生理需要、安全需要、爱和归属需要、尊重需要、自我实现需要。同样，护士在对患者进行护理时应尽量满足患者的这些需求，这要求护士在护理过程中既要满足患者的生理、安全需要，也要领悟和理解患者的言行，预测患者未表达的需要，或可能出现的问题，以达到预防的目的。

（二）护理程序

1. 定义　是指导护士以满足护理对象的身心需要，以恢复或增进护理对象的健康为目标，科学地确认护理对象的健康问题，运用系统方法实施计划性、连续性、全面整体护理的一种理论与实践模式。

2. 基本步骤　一般可分为五个步骤，即评估、护理诊断、计划、实施和评价。

（1）评估　是有计划、有目的、有系统地收集患者资料的过程。护士根据收集到的资料信息，对护理对象和相关事物做出大概推断，从而为护理活动提供基本依据。评估是整个护理程序的基础，同时也是护理程序中最为关键的步骤。如果评估不正确，这将导致护理诊断和计划的错误以及预期目标的失败。

护士收集资料的内容应该与护理有关，并且尽可能不与其他专业人员重复收集相同的资料。根据人类基本需要层次理论的观点，评估内容应包括生理、心理、社会文化、发展及精神等方面的资料。评估应从整体护理观点出发，全面考虑生命过程中这五大方面的资料，从而更好地确认患者的能力及限制，以帮助其达到最佳健康状态。

①收集资料

a.一般情况：年龄、职业、单位、职务、民族、文化程度、宗教信仰、住址、家庭成员、患者在家庭中的地位和作用等。

b.精神情感状况：患者对疾病和健康的认识，精神及情绪状态，人格类型，感知和辨认能力，患者对压力的反应及对自己目前状况的看法和自我形象概念等。

c.生殖系统状况：性功能的状况如何，对女性患者要询问月经史、分娩史、计划生育情况。

d.环境状况：患者有无安全感，是否需要安全保护措施（如床挡），是否有交叉感染的环境因素等。

e.感觉状况：

·视觉：有无视力障碍甚至失明、复视和幻视等。

·听觉：有无听力障碍、失聪，能否听清楚一般说话的声音，是单耳还是双耳有问题，有无耳鸣、幻听等。

·嗅觉：是否有与众不同的嗅觉。

·触觉：对各种疼痛、刺激以及触摸的感觉等。

·味觉：味觉是否齐全，最简单、最基本的味觉是否存在。

f.运动神经状况：行动是否方便、有无受到限制，对日常和剧烈活动的承受能力，关节有无畸形，肌肉有无萎缩，走路是否需要借助拐杖、轮椅等。

g.营养状况：外形肥胖还是消瘦，体重有无增加或减轻，有无偏食，胃肠道有无手术史，检查项目或服药对食欲有无影响等。

h.排泄状况：平时的排便习惯与规律及目前有无改变，引起改变的可能原因，哪些方法有助于正常排泄，最近有无其他特殊问题（大小便失禁、便秘、腹泻等）。

i. 水、电解质平衡状况：有无多饮或不饮，有无特殊方面的问题影响正常摄入等。

j. 循环状况：脉搏的速率、强弱、节律是否正常，心音是否正常，心律与脉律是否一致，血压是否正常。护士应观察患者指甲、皮肤以了解末梢循环情况。

k. 呼吸状况：呼吸频率、节律、呼吸音是否正常，体位对呼吸有无影响，有无吸烟史，吸烟多长时间，每天吸烟的量。

l. 体温状况：体温是否正常，有无出汗（出汗的时间和方式）。

m. 皮肤状况：皮肤的颜色、弹性、完整性如何，有无出血点和瘀斑。

n. 舒适和休息状况：不舒适的原因，哪些措施可使患者感到舒适；睡眠是否足够，借用何种方法可以帮助患者改善睡眠。

②收集资料的方法

a. 系统观察：即通过视、听、嗅、味、触等感觉来获取患者资料的方法。观察是进行科学工作的基本方法，护士与患者的初次见面就是观察的开始，如患者的外貌、步态、精神状况、反应情况等；而患者住院期间，评估及实施措施后效果的评估都依赖于系统、连续、细致的观察。因此，护士要有敏锐的观察力，善于捕捉患者的每一个细微的变化，从中选择性地收集与患者健康问题有关的资料。

b. 交谈：是一种特别的人际沟通方式，通过与患者或其家属、朋友的交流来获取护理诊断所需要的资料信息。交谈可分为正式交谈和非正式交谈。正式交谈指预先通知患者，有目的、有计划地交谈，例如入院后询问病史，就是按照预先确定的项目和内容收集资料。非正式交谈指护士在日常的查房、治疗、护理过程中与患者之间的交谈，此时患者感到很自然、轻松，可能认为这是一种闲聊，但是护士能从这样的交谈中收集到患者较为真实的资料。交谈时护士应根据患者不同的年龄、职业、文化程度等运用不同的沟通方式。

c. 护理查体：指运用望、触、叩、听、嗅等检查技巧来进行体格检查，以收集与护理有关的生理资料的方法。

d. 查阅记录：指通过查阅患者的病历、各种护理记录以及有关文献等来获取患者资料的方法。

（2）护理诊断　是关于个人、家庭或社区对现存的或潜在的健康问题以及生命过程反应的一种临床判断，是护士为达到预期结果选择护理措施的基础。

①分类

a. 现有反应：指护理对象此时此刻正在经历的健康问题的反应。

b. 潜在危险：指危险因素存在，如不加以处理就一定会发生健康问题的反应。

c. 可能因素：指可疑因素存在，但线索不足，需要进一步收集资料以便排除或确认的护理诊断。

d. 健康水平：指个人、家庭和社区从特定的健康水平向更高的健康水平发展的护理诊断。

e. 综合特征：指由特定的情景或事件而引起的一组现有的或有危险的护理诊断。

②陈述方式　完整护理诊断的陈述包括三部分，即健康问题（problem，P）、病因（etiology，E）、症状和体征（symptoms and signs，S），又称 PES 公式。护理诊断也可简化

为两部分，即健康问题加病因（PE）或症状和体征加病因（SE）。

③与医疗诊断的区别　护理诊断是叙述患者由于病理状态所引起的人的行为反应，其目的是制订、实施计划以解决患者现存的或潜在的健康问题；而医疗诊断则是用一个名称说明一种疾病、一组症状体征的病理变化，以便指导治疗。

④书写护理诊断的注意事项　所列护理问题应明确并简单易懂；一个诊断针对一个问题；必须有明确的主、客观资料作为依据；原因部分必须明确；确定的问题需要用护理的措施来解决；不能出现可能引起法律纠纷的陈述。

（3）计划　是如何解决护理问题的一个决策过程，其目的是确定护理问题，明确护理目标及定出护理措施。

①确定护理问题　一个患者可同时有多个护理问题，医疗组为患者制订计划时应按其重要性和紧迫性排出主次，一般把威胁最大的问题放在首位，其他的依次排列，这样护士就可以根据轻、重、缓、急有计划地进行工作，通常可按如下顺序排列：

a.首优问题：指会威胁患者生命，需要立即行动去解决的问题，如清理呼吸道无效、潜在的暴力行为等。

b.中优问题：指虽不会威胁患者生命，但能导致身体不健康或情绪变化的问题，如活动无耐力、皮肤完整性受损等。

c.次优问题：指人们应对发展和生活的问题，如营养失调、娱乐能力缺陷等。

②明确护理目标　指通过护理干预，患者及家属能达到的、可测量的行为目标。护理目标不是护理行为，但能指导护理行为，并在工作结束时作为评价效果的标准。

a.护理目标的种类：短期目标，指一周内患者可达到的目标，适合于病情变化快、住院时间短的患者；长期目标，指一周以上甚至数月之久才能实现的目标。

b.护理目标的陈述：主语，指患者或患者身体的任何一部分，如不说明即指患者；谓语，指患者将要完成的行动，必须用行为动词来说明；行为标准，指行动在特定的时间内所要达到的标准；条件状语，指患者完成该行为时所处的特定条件。

c.明确护理目标的注意事项：护理目标是通过护理手段让患者达到康复状态的结果，不是护理行动本身；每个护理目标都应有针对性，即针对护理问题也就是护理诊断，一个护理诊断可对应多个护理目标，但一个护理目标不能针对多个护理诊断；护理目标应切实可行，应在患者的能力范围之内和护理技能所能解决的范围之内被提出；陈述的行为标准应具体，以便于评价。

③定出护理措施　护理措施是护士为患者提供的工作项目及具体实施的方法，是为了协助患者达到目标而定出的具体活动内容，也可称为护嘱。

护理措施应具备这些特点：针对性，即护理措施是针对护理目标的，一般一个护理目标必须采取几项措施；可行性，即护理措施要切实可行，其内容要结合患者的身心问题，医护人员的配备及专业技术、理论知识水平和应用能力，适当的医疗设备等；安全性，即制定护理措施一定要以患者的安全为基础；配合性，即有些护理措施需要与医师、营养师及患者商量并取得合作；科学性，即护理措施的内容应基于护理学及相关学科的理论，具有科学依据。

护理措施的组成要素有：日期与时间、行为动词、具体内容和方法、制定者签名。

④不同类型的护理问题所采取护理措施的侧重点不同，具体如下：

a. 现存的护理问题：监测患者的功能状态，为治疗及护理提供依据。

b. 潜在的护理问题：以预防性措施为主，达到杜绝危险状态发生的目的；监测疾病的发生情况。

c. 可能的护理问题：需要继续收集资料，进行排除或确定。

d. 合作性的护理问题：监测、鉴别疾病的发生，协助医师处理。

（4）实施　是将计划付诸实现的具体过程。从理论上讲，实施是在计划被制订之后，按计划实行。但在实际工作中，特别是遇上危重患者，往往在计划未被制订之前，实施即已开始，然后护士再补上计划的书写部分。

①方法

a. 直接提供护理，即按计划的内容对所负责的护理对象进行照顾；

b. 协调和计划整体护理的内容，即将计划中的各项护理活动分工、落实；

c. 指导和咨询，即对护理对象及其家属进行教育和咨询，并让他们参与一些护理活动，以发挥其积极性，鼓励他们掌握有关知识，达到自我维护健康的目的。

②工作内容

a. 继续收集资料，不断发现新的护理问题，重新评估护理对象，制订新的计划。

b. 按计划的内容执行护理措施。

c. 需要进行口头交班和书面交班报告，以体现 24 小时内护理程序的连续性。

d. 书写护理记录。整体护理方式中护理记录采用 PIO 记录方式，PIO 即由问题（Problem）、措施（Intervention）、结果（Outcome）三词取其英文名称的第一个字母组合而成。

PIO 记录原则：以护理程序为框架；反映护理的全过程及动态变化；内容具体、真实、及时、完整、连贯；避免与医疗记录重复，但合作性问题一定要记录。

PIO 记录方法："P"的序号要与护理诊断 / 问题的序号一致并写明相关因素，可分别采用 PES、PE、SE 三种记录方式。"I"指与 P 相对应的已实施的护理措施，即做了什么、记录什么，并非计划中针对该问题所提出的全部护理措施的罗列。"O"指实施护理措施后的结果，可出现两种情况：一种结果是当班时问题已解决；另一种结果是当班时问题部分解决或未解决。若护理措施适宜，由下一班责任护士继续观察并记录；若护理措施不适宜，则由下一班责任护士修订或制订新的护理措施。

（5）评价　是有计划地、系统地将患者的健康现状与预期护理目标进行比较的活动。在护理程序的实施中，评价的重点是患者的健康状况，评价由责任护士实施。责任护士应先收集患者健康状况的相关资料，列出实施护理措施后患者出现的反应，并将这些反应与护理目标相比较，以衡量目标达标情况。

护理目标实现程度可分为三种，即完全实现、部分实现、未实现。护理小组对部分实现或未实现的原因要进行探讨和分析，并重审计划；重审计划时，对已解决的护理问题，停止采取护理措施，但应进一步估计患者可能存在的其他护理问题，拟定下一个护理目标。重审计划的注意事项：若护理问题依然存在且护理措施适宜，则继续执行原计划；尽量排除可能存在的护理问题；对护理诊断、护理目标和护理措施中不适当的内容加以修改。

①收集资料

a.身体的外观及功能：责任护士通过直接观察和检查病历等方式来了解患者身体的外观和功能的变化情况，并推断这些变化与护理措施的关系。

b.特殊症状与体征：在计划中，常常将缓解或消除基本影响患者健康状况的症状和体征作为护理目标之一，这些护理目标达到与否，可以通过直接观察、与患者交谈及检查病历等方式来判断。

c.掌握健康教育情况：指患者在通过健康教育后获得特殊知识的情况。评价知识获得情况的范畴包括：疾病的知识、症状及体征和自我控制的知识、药物知识、饮食知识、活动和锻炼知识、寻求支持的知识、潜在并发症的知识、应及时报告医务人员的症状和体征的知识、预防疾病复发的知识，等等。与知识有关的护理目标可通过与患者交谈或笔试等方法来评价。

d.操作技能：这一评价常通过直接观察来完成。责任护士可将所观察到的患者操作情况与护理目标中描述的行为相比较。要注意的是，对住院患者来说，在教学和评价中所运用的设备必须是患者在家中所能运用的。

e.心理和情感：患者所经历的心理和情感是主观的，通常难以测量。这一评价一般是通过患者的行为来间接反映患者的心理和情感。护士可通过非正式的交谈、病例讨论、交接班报告、阅读各种观察记录以及直接观察患者的表情、体位、声调、语言信息等方式，来收集患者的心理和情感资料。

②方法

a.调查法：指通过座谈、访谈、问卷等方式来进行评价的方法。

b.对比法：指用自身对比和相互对比来评价的方法。

c.观察法：指通过对患者床边的实地观察，记录某些现象和数据，然后进行分析比较，以此评价护理效果的方法。

d.统计分析法：指应用统计学原理处理调查数据，并应用统计学指标进行分析，来描述和评价护理效果的方法。

③形式

a.护理查房：是评价护理程序实施效果的最基本、最主要、也应是最经常的护理活动之一。护理查房的形式有很多种，按查房的内容可分为对比性查房、评价性查房、个案护理查房及教学查房等；按查房的护理能级可分为总责任护士查房、护士长查房及护理部查房等。通过护理查房活动，责任护士能及时地评价护理程序的实施效果，促进护理工作的改进，从而提高护理质量。

b.护理会诊：护理会诊的对象为住院的危重、急诊、大手术术后或接受新技术、新疗法、新开展手术的患者，以及病情较为复杂的患者。护理会诊着重研究五个方面的问题：一是未能收集到的与患者健康状况有关的资料，如心理状态、发病诱因、疾病的症状和体征等；二是未能明确的护理诊断；三是不明确的护理目标；四是制订护理计划中的困难；五是实施护理计划中遇到的困难或实施效果不明显的原因。

c.出院护理病例讨论会：是回顾性地对护理程序实施情况进行评价的一种形式。它是在患者出院后对整个护理过程的总体评价。

d.护理病历质量评价：是对护士运用护理程序的知识和技能以及护士在实施护理程序每一步骤中的行为的正确性的评价。护理病历在护理中既要及时评价，也要在患者出院后做回顾性评价。实施护理程序，必须建立护理病历质量评价制度。护理评估和评价贯穿护理活动的全过程。

四、护理学基本概念、任务和目标

（一）基本概念

现代护理学包含四个最基本的概念：人、环境、健康和护理。对这四个概念的认识直接影响护理学的研究领域、护理工作的范围和内容。

1. 人

（1）人是一个整体　人是生物、心理、社会的统一体（任何一部分不适或失调都会影响到其他部分乃至整体），人与环境密不可分。人有群体属性，有独特的家庭和社会文化背景，有不同的习惯、信仰、价值观。人有独特的情绪和情感。

（2）人是开放系统　人与环境不断进行物质、能量、信息的交换。其基本目标是保持机体内环境的稳定和平衡，以适应外环境的变化。人与环境相互影响。

（3）人的基本需要　人为了生存、成长和发展，必须满足基本需要。马斯洛将人类的基本需要归纳为五个层次，即生理需要、安全需要、爱与归属需要、尊重需要、自我实现的需要。人可通过各种方式表达自己的需要。如基本需要得不到满足，机体会因内外环境的失衡而导致疾病。护理的功能是帮助护理对象满足基本的需要。

（4）人有权利和责任拥有适当的健康状态　每个人都希望自己有健康的身体和健全的心理。人对自身的功能状态具有意识和监控能力；人有学习、思考、判断和调适的能力，可通过调节及利用内外环境资源以适应环境变化和克服困难；人又有自我决定的权利，这就决定了人具有通过不同方式维护健康的潜能；同时，人也有维持和促进自身健康的责任，充分调动人的这一内在的主观能动性，对预防疾病、促进健康十分重要。

2. 环境

（1）人与环境相互依存　人类赖以生存的周围的一切事物称为环境，包括内环境（指人的生理和心理变化）和外环境（自然、社会环境）。任何人都无法脱离环境而生存。环境是动态的、变化的。人必须不断调整机体内环境，以适应外环境的变化；同时人又可以通过自身力量来改造环境，以利生存。

（2）环境影响人的健康　环境深受人类的影响，而人类也被其所处的环境左右。环境作为压力源，对人类健康有重要影响。良好的环境可促进人类健康；不良的环境则给人类的健康造成危害。人类所患疾病中，很多与环境因素有关。护士应掌握有关环境与健康的知识，为患者创造适于生活、休养的良好环境。

3. 健康　健康是一个动态的、连续变化的过程，没有绝对的分界线。护理工作范围包括健康的全过程，即从维护最佳的健康状态到帮助濒临死亡的人平静、安宁、有尊严地死去。健康是一个整体的概念，应包括身体、心理和社会等各方面。

4. 护理　护理的服务对象是整体的人，护理是为人的健康提供服务的过程，护理程序是护理的基本方法。护理活动是科学、艺术、人道主义的结合。护理学是综合自然科学和社会科学知识的独立的应用性学科，其内容主要是研究如何帮助人，如何为人的健康服务。护理工作是帮助患者康复，帮助濒死的人平静、安静地死去，其既有科学性又有艺术性。

（二）任务

WHO 指出："护士作为护理的专业工作者，其唯一的任务就是帮助患者恢复健康，帮助健康的人促进健康"。

（三）目标

护理的目标是在尊重人的需要和权利的基础上，提高人的生命质量，它通过"促进健康、预防疾病、恢复健康、减轻痛苦"来体现。护理的最终目标不仅是维护和促进个人高水平的健康，更重要的是面向家庭、面向社区，最终提高整个人类社会的健康水平。

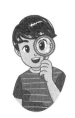

测试题

一、名词解释

护理程序

二、填空题

1. 护理程序一般可分为五个步骤，即（　　　）、（　　　）、（　　　）、（　　　）、（　　　）。

2. 人类基本需要层次理论分为五个层次：（　　　）、（　　　）、（　　　）、（　　　）、（　　　）。

三、判断题

现代护理学包含四个最基本的概念：人、环境、健康和护理。这四个概念的认识直接影响护理学的研究领域、护理工作的范围和内容。（　　　）

四、简答题

护理学的变化和发展可概括地分为哪三个阶段？

第二节　中医护理基础知识

学习目标

1. 了解：中医基础理论知识。

2. 熟悉：中医康复护理的基本特点。

3. 掌握：常用穴位的作用及定位。

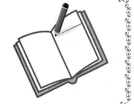

一、中医基础理论

（一）阴阳五行学说

1. 阴阳学说 阴阳，是中国古代哲学的范畴，最初含义是指阳光的向背：向太阳者为阳，背太阳者为阴。古代哲学用阴阳范畴来概括自然现象和社会现象中各种相反相成的关系，并用自己的规律来规定各种对立范畴的性质及其相互关系。中医阴阳理论是对自然界和人体内相关联的某些事物或现象对立双方的属性概括。

阴与阳，既可以表示自然界和人体内的一对相关联又相反的事物或现象，也可以表示一事物或现象内部一对相关联又相反的两个方面。阴阳具有普遍性、相对性和相关性。人体是阴、阳二气的对立统一体，人体阴、阳二气是人体最基本的生命物质。

（1）基本内容 基本内容主要包括阴阳之间的相互关系，以及这种关系在自然界中对于万物的生长、发展和变化中的作用。

①对立制约 阴阳对立，又称阴阳相反，指自然界的一切事物和现象，客观上都存在相互对立两个方面的相反属性。阴阳制约，指相互对立的阴阳双方可表现出相互抑制和约束的关系。阴阳是对立统一的。《素问·宝命全形论》指出："人生有形，不离阴阳。"气化运动的本质就是人体阴气与阳气的化气和成形间的矛盾运动，阴阳在对立的斗争中，取得了统一，维持了阴与阳之间的动态平衡，即所谓的"阴平阳秘"，这样机体才能进行正常的生命活动。如果阴阳的平衡被打破了，就会导致疾病的发生。阴阳双方既是对立的，又是统一的，相互对立着的阴阳双方在斗争中取得平衡，达到统一。正是由于阴阳的这种不断对立和制约，才能推动事物的运动、发展、变化，以达到动态平衡。

②互根互用 阴阳互根，指相互对立着的阴阳双方，具有相互依存、互为根本的关系，即阴和阳任何一方都不能脱离另一方而独立存在，双方均以对方的存在作为自己存在的前提和条件。就个体而言，在物质与功能、物质与物质、功能与功能之间，都存在着阴阳互根的关系。物质属阴，功能属阳，物质是生命的基础，功能是生命的主要标志及用途。物质是功能的基础，功能则是物质的反映。脏腑功能活动健全，就会不断地促进营养物质的化生；而营养物质的充足，才能保证脏腑功能活动的平衡与和谐。如果双方失去了互为存在的条件，成为有阳无阴之"独阳"，有阴无阳之"孤阴"，则会导致"孤阴不生，独阳不长"的情况，一切生物也就不复存在了，即所谓"阴阳离决，精气乃绝"。

③消长平衡 阴阳消长，指事物或现象对立制约、互根互用的阴阳两个方面不是处于静止的状态，而是处于运动变化中。阴阳双方在彼此消长的动态过程中保持着相对的平衡，如此人体才能维持正常的运动规律。平衡是维持生命的手段，阴阳平衡是健康的标志。如果阴阳之间的消长关系超过了生理限度，便会出现阴阳某一方的偏盛或偏衰，进而出现病态的反应。人体的阴阳二气，阴静阳燥，各司其职，如《素问·阴阳应象大论》："阴在内，阳之守也，阳在外，阴之使也"。阴气是阳气的后盾，阳气是阴气的屏障。阴阳的消长平衡，就是指阴阳在不断消长运动中维持着相对的平衡状态。消长是绝对的，平衡是相对的，阴阳在绝对的消长之中维持着相对的平衡。阴阳双方在彼此消长的动态过程中所保持的相对平衡称为"动态平衡"，这是事物保持正常运动规律的前提。若阴阳的消长超过了一定的限度，不能保持相对平衡，就会出现阴阳的偏盛或偏衰，在自然界会形成灾害，在人体则呈现"阳盛则阴病"或"阴盛则阳病"的病理状态。

④相互转化　阴阳的相互转化，指事物或现象的阴阳双方，在一定条件下，可以向其对立面转化，阴可以转化为阳，阳也可以转化为阴。阴阳相互转化，一般都产生于事物发展变化的"物极"阶段，即所谓"物极必反"。因此，在事物的发展过程中，如果说阴阳消长是一个量变的过程，那么阴阳转化就是在量变基础上的质变。阴阳转化是阴阳消长超过一定限度的必然结果，当事物发展到极点时就要向它的反面转化。以四季为例，冬季之阴寒发展到了极致，阴寒气候就会向阳热转化。阴阳的相互转化，既可以表现为渐变形式，又可以表现为突变形式。

（2）在中医康复中的应用　阴阳的对立制约、互根互用、消长平衡及相互转化等关系是相互联系的，是从不同角度体现了阴阳之间的相互关系及其运动规律。阴阳双方不仅相互对立制约，又互根互用，共处于一个统一体中，维系着动态平衡。阴阳的相互消长与转化，又是以阴阳的对立制约和互根互用关系为基础的；阴阳消长是一个量变的过程，而阴阳转化是在量变基础上的质变，动而不已的阴阳消长是阴阳转化的前提与基础。故在康复治疗过程中，我们应通过调整阴阳，以达到康复治疗的目的。

①顺应自然界阴阳消长的规律调整阴阳　《灵枢·终始》曰："和气之方，必通阴阳……敬之者昌，慢之者亡。"《灵枢·根结》亦云："用针之要在于知调阴与阳，调阴与阳，精气乃光。"至于调阴阳的方法，《素问·至真要大论》曰："谨察阴阳所在而调之，以平为期"，《灵枢·五色》则说得更详细，即"用阴和阳，用阳和阴"，如对阳盛阴虚的病，用助阴的方法，以调整阳的偏盛；而对阴盛阳虚的病，则可用助阳的方法，以调整阴的偏盛，最终达到阴阳协调、阴阳平衡的目的。对慢性疾病的康复，如《素问·五常政大论》所云："其久病者，有气从不康，病去而瘠"，这强调将息中的"化不可代，时不可违，养之和之，静以待时，谨守其气，无使倾移"，只有这样才能使患者形体得健，早日康复。

②通过自我协调以达到阴阳平衡　《黄帝内经》（简称《内经》）云："清阳发腠理，浊阴走五脏；清阳实四肢，浊阴归六腑。"人体的阳气主要为四肢、肌肉提供营养，阴气主要为内在脏腑提供营养。阳主升，阴主降，人体通过阳气和阴气的升降出入，维持人体形气的相互转化，保持着总体上的动态平衡。治疗中以非药物疗法为主体的，就是充分利用了人体自我协调的能力，以达到康复的目的。

③通过各种途径促进阴阳转化　中医康复学通过创造条件来促进疾病的恢复。例如，慢性衰弱性疾病的康复，可以通过食疗、药疗、气功，或通过改善空气、阳光、泉水等，以鼓动正气，促使疾病逐渐转向恢复。对情志抑郁者，可创造有利的环境条件，使其情志舒畅，逐步趋于稳定。

④强调阳气在康复治疗中的重要性　《素问·生气通天论》指出："阴阳之要，阳密乃固"，又如"阳强不能密，阴气乃绝"，可见阴阳的关键，在于阳气的致密而护固于外。能使阴阳协调、平衡、不偏不亢、勿虚勿实，其最重要的乃归于阳气，即"阳密则邪不外淫，而精不内亡矣"。故中医康复注重提升人体的阳气，力主固护阳气，使无形以生有形。

2. 五行学说　五行是中国古代哲学的基本范畴之一，其通过木、火、土、金、水五种基本物质及其运动变化，来说明人与自然以及人体脏腑之间的相互关系。宋. 吴澄《答人问性理》曰："本是一气，分而言之曰阴阳，又就阴阳中细分之则为五行。五行即二气，二气即一气。"世界本原为一气，气之动静而为阴阳，气是阴阳之体，阴阳为气之所用，阴阳和合而化生五行。

（1）基本内容

①五行的特性　古人在长期的生产实践中，通过对木、火、土、金、水五种物质的悉心观察，在直观、朴素的认识基础上，进行抽象的引申而逐渐提出了五行特性的基本概念。对五行特性的认识已超越了五种具体物质的本身，而具有更为抽象、广泛的含义。

· 木的特性："木曰曲直"。曲直，指树木的枝干具有能曲能直，向上向外舒展的特性。引申为凡具有生长、升发、条达、舒畅作用或性质的事物，均属木。

· 火的特性："火曰炎上"。炎上，指火具有温热、升腾、明亮、化物的特性。引申为凡具有温热、向上等作用或性质的事物，均属火。

· 土的特性："土曰稼穑"。稼穑，指土地具有播种和收获农作物的特性。引申为凡具有生化、承载、受纳等作用或性质的事物，均属土。

· 金的特性："金曰从革"。从革，指金具有熔铸变革的特性。引申为凡具有收敛、肃杀、下降、清洁等作用或性质的事物，均属金。

· 水的特性："水曰润下"。润下，指水滋润下行的特性。引申为凡具有寒凉、滋润、下行作用或性质的事物，均属水。

②事物属性的五行分类　五行学说是指以五行的特性来推演和归类事物的五行属性。古人采用取象比类法和推演络绎法，将自然界的各种事物和现象，以及人体的脏腑组织、生理、病理现象分别归属于木、火、土、金、水五行之中，形成了联系人体内外环境的五行结构系统，用以说明人体以及人与自然环境的统一性。（表3-2-1）

· 取象比类法：指将事物的性质与五行的特性相比较，以确定其五行属性的方法。如肝主疏泄，与木的特性相类，故肝属于木；心阳主温煦，与火的特性相类，故心属于火。

· 推演络绎法：指根据已知事物的五行属性，以推演与其相关事物的五行属性的方法。如肝属木，由于肝合胆、主筋、其华在爪、开窍于目，经推演络绎而把胆、筋、爪、目归属于木。

表 3-2-1　五行归类

自然界							人体				
五味	五色	五化	五气	五方	五季	五行	脏	腑	五官	形体	情志
酸 苦 甘 辛 咸	青 赤 黄 白 黑	生 长 化 收 藏	风 暑 湿 燥 寒	东 南 中 西 北	春 夏 长夏 秋 冬	木 火 土 金 水	肝 心 脾 肺 肾	胆 小肠 胃 大肠 膀胱	目 舌 口 鼻 耳	筋 脉 肉 皮 骨	怒 喜 思 悲 恐

③五行的生克乘侮　五行学说是以五行的相生相克来说明事物之间的相互资生和相互制约的关系，以五行的相乘相侮来探索事物间协调被破坏后的相互影响。

·相生：即相互资生、助长、促进。五行之间相互资生、相互促进的关系，称之为五行的相生关系。五行相生的次序是：木生火，火生土，土生金，金生水，水生木（图3-2-1）。

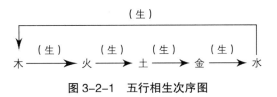

图 3-2-1 五行相生次序图

·相克：即相互制约、克制、抑制。五行之间相互制约的关系称之为五行的相克关系。五行相克的次序是：木克土，土克水，水克火，火克金，金克木（图3-2-2）。

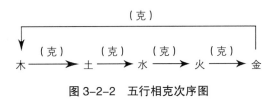

图 3-2-2 五行相克次序图

·制化：即制约、化生、变化。五行制化，是五行生克关系的相互结合，五行生克是事物运动变化的正常规律。在五行之间的生克关系中，相生与相克是不可分割的两个方面，任何一行皆有"生我""我生""克我""我克"四个方面的关系。以木为例，"生我"者水，"我生"者火，"克我"者金，"我克"者土。五行之间这种生中有制、制中有生、相互生化、相互制约的生克关系，维持和促进着事物的相对平衡协调与发展变化（图3-2-3）。

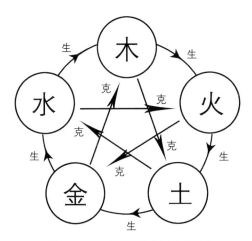

图 3-2-3 五行相生相克示意图

·相乘：乘，即乘虚侵袭的意思。相乘是指五行中某一行对其所胜一行的过度相克。五行之间相乘的顺序与相克的顺序是一致的，只是相克是正常现象，相乘为异常现象。

·相侮：侮，即欺侮，有恃强凌弱之意。相侮是指五行中某一行对其所不胜一行的反克，与相克的顺序相反。五行中相侮的规律以反克推之，即木侮金、金侮火、火侮水、水侮土、土侮木。

五行乘侮是五行间的反常相克现象。相乘和相侮均因五行中的任何一行的太过或不及所引起，两者可同时发生。如木过强时，既可以乘土，又可以侮金；木不足时，既可以受金乘，又可以受土侮。

（2）在中医康复中的应用　人体是一个以五为基数，按木、火、土、金、水五行为框架，构成以五脏为中心的系统结构，通过五行生克制化，乘侮胜负调节，使之成为一个有机的、动态的、和谐的整体。故中医康复学需要以五行生克乘侮理论为指导，做到人与自然相和谐；运用五行子母相及和乘侮的规律，并遵从《内经》"治未病"的医学思想，进行预防性康复。因此，在中医康复中，五行学说主要应用在控制疾病的传变上，并能确定预防性治疗原则和护理措施。

①控制疾病传变　疾病的传变，常是一脏受病而波及他脏，或他脏受病而传及本脏。在临床上医护人员除对本脏进行适当处理外，特别应考虑到与其有关脏腑之间的传变关系，并应根据五行的生克乘侮规律来调整其太过或不及，以控制或预防其疾病的传变，使之恢复其正常的功能活动。如肝脏有病的患者应经常注意强健脾胃，以防其传变，脾胃不虚，则疾病不易传变，且易于痊愈。

②确定治疗和护理原则　在临床上五行的生克规律常被用来确定治疗、护理原则。主要是根据相生、相克规律来确定某些治疗原则和治疗方法，如"虚则补其母，实则泻其子"。

知识链接：3-2-1

护理程序与五行相生

五行学说对整体护理的指导意义表现为整体性、动态性、相关性三方面。护士要在人生命的不同阶段中给予服务对象动态的照顾和健康指导，不仅注重护理对象的康复，还要根据疾病发展过程中的生克乘侮关系来协调机体内外环境的平衡，才能为服务对象提供高质量的护理。护理程序是临床护理中一个完整的工作过程，包含护理评估、护理诊断、护理计划、护理实施、护理评价5个步骤，与五行一样也不是孤立存在的，而是密切相关的，每一部分的变化，必然影响其他部分的状态。要素之间的相互联系和相互作用，形成特定的整体结构，护理程序可被看成一个五行相生图。

（二）精、气、血、津液学说

精、气、血、津液，是构成人体和维持人体生命活动的基本物质，是脏腑、经络等组织器官进行生理活动的物质基础，也是脏腑生理活动的产物。

精、气、血、津液学说，是阐述人体生命活动基本物质的生成、输布、生理功能及其与脏腑经络等相互关系的理论，对临床辨证论治具有十分重要的指导意义。

1. 基本内容

（1）精　指人体内最精专的精微物质，是构成人体和维持人体生命活动的基本物质之一，也是人体生长发育和各脏腑器官生理功能活动的物质基础。中医学的精有广义和狭义之分。广义的精，是泛指人体内一切精微物质，包括气、血、津液和从饮食物中化生摄取的水谷之精；狭义的精，主要指肾所藏的生殖之精，包括了禀受于父母的生殖之精和机体发育成熟后自身形成的生殖之精。

（2）气　是构成人体和维持人体生命活动的最基本物质，是具有很强活力的精微物质。

（3）血　即血液，是循行于脉中、富有营养的红色液体物质，是构成人体和维持人体生命活动的基本物质之一。

（4）津液　是人体一切正常水液的总称。清稀的为津，分布于皮肤、肌肉和孔窍等部位；稠浊的为液，灌注于骨节、脑、髓、脏腑等器官。

（5）精、气、血、津液之间的关系　精、气、血、津液，都是构成人体和维持人体生命体征的最基本物质，其生成都依赖于脾胃运化的水谷精微，彼此之间在生理功能上相互依存、相互制约、相互转化、相互为用，在病理变化上又相互影响，存在着极为密切的联系。

①精与气的关系　精属阴而气属阳，二者之间相互滋生，相互依存，关系十分密切。精能化气、气能生精、气能摄精。

②精与血的关系　精能生血，血能化精，二者源于水谷精微，故有"精血同源"之说。

③气与血的关系　气性动，血性静；气属阳，血属阴；"气主煦之，血主濡之"。气是血液生成和运行的动力，血是气的载体和物质基础。气与血的关系通常概括为"气为血之帅"，即气能生血、气能行血、气能摄血；"血为气之母"，即血能载气、血能养气。

④气与津液的关系　气与津液的关系和气与血的关系极为相似，二者之间存在着密切的关系，即气能生津、气能行津、气能摄津、津能载气。

⑤血与津液的关系　血和津液，都来源于水、食物，由脾胃运化的水谷精微所化生，皆具有滋润和营养的生理功能，都是液态样物质，同属于阴，故有"津血同源"之说。

⑥精与津液的关系　主要表现在"同生同化"和"液能养精"两个方面。

2. 在中医康复中的应用　中医康复注重益气保精，《素问·疏五过论》曰："治病之道，气内为宝"，《素问·金匮真言论》云："夫精者，身之本也"。因此，强调益气保精既是《内经》中康复理论的一项重要原则，也是医护人员需要遵循与应用的原则。益气保精的方法有很多，如《素问·藏气法时论》提出了以饮食补精益气的方法："毒药攻邪，五谷为养，五果为助，五畜为益，五菜为充，气味合而服之，以补精益气"，其中也有"呼吸精气，独立守神"的气功锻炼，亦是保养精气的方法之一。《素问·刺法论》曰："肾有久病者，可以寅时面向南，净神不乱思，闭气不息七遍，以引颈咽气顺之，如咽甚硬物，如此七遍后，饵舌下津令无数。"张景岳称此法为"养气还精"法，认为"闭气者，即所以养气也；饵精者，即所以益精也"。就气与阴阳的关系而言，气是物质实体，是构成宇宙天体以及天地万物的最基本元素，是世界的本原。气物两体，分为阴阳，阴阳是气的两种固有属性，所谓"一气分阴阳，阴阳统于一气"。

（三）藏象学说

藏象学说，是中医理论体系的核心内容，是研究脏腑生理功能、病理变化及脏腑间关系的学说。脏腑是内脏的总称，由五脏、六腑、奇恒之腑组成。五脏，即肝、心、脾、肺、肾；六腑，即胆、胃、大肠、小肠、膀胱、三焦；奇恒之腑，包括脑、髓、骨、脉、胆、女子胞。五脏的形态属实体性器官，其共同生理功能是"藏精气"，即化生和贮藏精气，具有"藏精气而不泻，满而不能实"的功能特点；六腑的形态属中空的管腔器官，其共同的生理功能是"传化物"，即受纳和腐熟水谷、传化和排泄糟粕，具有"传化物而不藏，实而不能满"的功能特点；奇恒之腑的形态多为中空，与腑相似，但其生理功能多为"藏精气"，与腑有别而类脏，故称之为奇恒之腑。

1. 基本内容

（1）五脏　即心、肺、脾、肝、肾的总称。中医藏象学说以五脏为中心，通过其在内联络六腑及其他器官，在外应自然界四时阴阳，构成人体内部以及人体与自然界的系统联系。

①心　位于胸腔偏左，横膈之上，肺之下，外有心包络裹护，内有孔窍相通。心五行属火，被称为"阳中之阳"，心的主要生理功能为主藏神与主血脉，心与小肠互为表里。其在体合脉，在窍为舌，其华在面，与自然界夏气相通应。心为神之居，血之主，脉之宗，《黄帝内经》称其为"君主之官""五脏六腑之大主""生之本"。

②肺　位于胸腔之内，横膈之上，左右各一，上连气道，并通过口鼻与外界直接相通。肺在五脏中位置最高，居于诸脏之上，故有"华盖"之称。肺五行属金，为阳中之阴，肺的主要生理功能为主气司呼吸、主宣降、通调水道，肺与大肠相表里。其在体为皮，其华在毛，在窍为鼻，与自然界秋气相通应。《素问·灵兰秘典论》称之为"相傅之官"。

③脾　位于中焦，横膈之下的腹腔内。脾五行属土，被称为"阴中之至阴"。脾的主要生理功能为主运化、主统血、主升清，脾与胃相表里。其在体合肌肉，其华在唇，在窍为口，与自然界的长夏相通应。《素问·灵兰秘典论》称之为"仓廪之官"。

④肝　位于腹腔，横膈之下，右肋之内。肝五行属木，被称为阴中之阳。肝的生理功能为主疏泄与主藏血。其特性是主升、主动，喜条达而恶抑郁，肝与胆互为表里。其在体合筋，其华在爪，在窍为目，与自然界春气相通应。《素问·灵兰秘典论》称之为"将军之官"。

⑤肾　位于腰部，脊柱两侧，左右各一。肾五行属水，被称为"阴中之阴"。肾的主要生理功能为主藏精、促进生长发育与生殖、主水、主纳气，肾与膀胱相表里。其在体为骨，其华在发，在窍为耳及二阴，与自然界冬气相通应。《素问·灵兰秘典论》称之为"作强之官"。

（2）六腑　即胆、胃、大肠、小肠、膀胱、三焦的总称。其共同的生理功能是受盛和传化水谷。六腑虽各有所司，但食物的消化、吸收、排泄过程是六腑之间相互联系、密切配合的结果。

①胆　为中空的囊性器官，内藏胆汁。古人认为胆汁是一种精纯、清净的精微物质，称其为"精汁"，所以胆有"中精之腑""中清之府"之名。胆的解剖形态与腑相类，属中

空有腔的管状或囊状器官，故为六腑之一；但胆藏精汁，又与五脏"藏精气"的作用相似，所以胆又属于奇恒之腑。胆的主要生理功能为贮藏和排泄胆汁，主决断。

②胃　位于膈下，腹腔上部，分上、中、下三部。上部包括贲门，称为上脘；中部即胃体，称为中脘；下部包括幽门，称为下脘；三个部分统称"胃脘"。胃是机体对食物进行消化吸收的重要脏器，其主要生理功能为主受纳和腐熟水谷、主通降。胃的生理特性是喜润恶燥。

③小肠　位于腹腔，其上端接幽门和胃相通，下端接阑门与大肠相连，迂回叠积于腹腔内。小肠是机体对食物进行消化、吸收，并输布其精微，下传其糟粕的重要脏器。小肠的主要生理功能为主受盛与化物、泌别清浊。

④大肠　亦位于腹中，上端在阑门处与小肠相接，下端紧接肛门。大肠的主要生理功能为传化糟粕和主津。

⑤膀胱　位于下腹。其主要生理功能为贮存和排泄尿液。

⑥三焦　即上焦、中焦、下焦的合称。三焦的概念有二，其一是六腑之一，被认为是分布于胸腹腔的一个大腑，在人体脏腑中，唯它最大，无与匹配，故称之为"孤府"；其二是单纯的解剖部位概念，即膈以上为上焦，包括心与肺；膈至脐为中焦，包括脾与胃；脐以下至二阴为下焦，包括肝、肾、大肠、小肠、膀胱和女子胞等。

（3）奇恒之腑　即脑、髓、骨、脉、胆、女子胞的总称。其除胆之外，其他均没有表里配合，也没有五行配属。本节仅对脑和女子胞进行简述。

①脑　位于颅内，上至颅囟，下至风府，由髓汇集而成。其主要生理功能是主精神、意识、思维和感觉。但以五脏为中心的藏象学说，将脑的功能分属五脏而统归于心。

②女子胞　位于小腹，又称"胞宫""子脏"。其主要生理功能是主月经和孕育胎儿。

（4）脏腑之间的关系　脏腑是人体得以进行各种生理活动从而维持生命的重要器官。人体以五脏为中心，通过经络联系六腑、肢体、筋骨、皮肉、官窍等形成一个统一协调的有机整体。《灵枢·平人绝谷论》曰："五脏安定，血脉和利，精神乃居。"《素问·脉要精微论》称五脏为"身之强也"，并强调"得强则生，失强则死"。脏与脏、脏与腑、腑与腑之间都有着密不可分的联系。"五脏之气，皆相贯通"，脏与脏之间不单单是表现在形态结构上的联系，更多的是它们在生理、病理之间的关联，形成了脏与脏之间相互生化、相互制约的关系。腑与腑则都是化水谷、行津液的器官。脏与腑实际上是脏腑、阴阳、表里关系。

2. 在中医康复中的应用　中医康复注重各脏腑间的关系。《内经》强调脏腑之间生理功能相互协调，发挥着协同的作用，故《素问·灵兰秘典论》云："凡此十二官者，不得相失也"。《内经》还认为心是五脏六腑的主宰，《素问·灵兰秘典论》就明确指出"主明则下安，以此养生则寿……主不明则十二官危，使道闭塞而不通，形乃大伤，以此养生则殃"。由此可知，通过心神的调控，使脏腑功能得以协调。五脏之中，脾胃为后天之本，气血生化之源；肾为先天之本，故两者在疾病的康复治疗过程中亦有着非常重要的地位。因此，强调协调脏腑是《内经》康复理论的特色之一。抓住心、脾、肾三脏，以调治心、脾、肾为主，是中医康复治疗的重要环节。

（四）体质学说

体质指人体在先天禀赋和后天调养基础上所形成的形态、结构和生理功能上相对稳定的特性。体质的形成取决于先天禀赋和后天调养，其在后天生长、发育过程中是与外界环境相适应的。

1. 基本内容　根据不同的理论基础，可将体质分为不同的类型。

（1）根据五行学说，将人的体质分为木形之人、火形之人、土形之人、金形之人、水形之人。

（2）以形体胖瘦为依据，将人的体质分为肥人型（脂人、膏人、肉人）、瘦人型和众人型。

（3）《中医体质分类与判定标准》（2009年版）将体质分为9种基本类型，即平和质、气虚质、阳虚质、阴虚质、血瘀质、气郁质、痰湿质、湿热质、特禀质。

2. 在中医康复中的应用　中医康复强调根据患者体质的不同，指导不同的训练方法。如在康复过程中，木形之人能适应春夏升发温热的气候，而对秋冬寒冷的变化适应较差，故在春夏时就需要采取相应的方法以提升阳气，且木形之人，多抑郁忧愁，治疗时应注意调节情志，使其疏泄有度。阳虚质的患者，在康复中应注意补阳，少用苦寒之品，并配以适当的运动锻炼以提升阳气，可采用日光疗法、空气疗法、热疗、温泉疗法、气功疗法等，以助长人体阳气。痰湿体质的患者，用药则应使用祛痰除湿之品，忌用助湿之剂，可配以蒸汽疗法等以加大祛湿的力度。在康复治疗过程中，亦需要注意的是：男女、老少、性别、年龄的差异，居住环境的差异，饮食习惯的差异等。

（五）经络与腧穴

1. 经络　经络是人体气血运行的通路，它"内属于脏腑，外络于肢节"，遍布全身，使脏腑及各组织器官联结成一个有机整体。经是经脉，犹如途径，是经络系统的主干，大多循环于深部，并有一定的路径；络是络脉，犹如网络，是经脉的分支，多循环于较浅的部位，纵横交替。

知识链接：3-2-2

　　经络学说的起源

　　经络学说是古人长期医疗实践的总结。古人在对以砭刺、导引、推拿、气功等方法进行保健或治疗时所出现的经络现象的观察过程中，在对病理情况下所出现的经络病症的观察过程中，以及在对针刺主治作用的观察归纳过程中，积累了丰富的经验，并根据当时的解剖知识，加之古代哲学的渗透影响，逐渐将其上升为理论，从而形成了经络学说。

（1）组成　人体的经络由经脉、络脉及其连属部分组成。（图3-2-4）

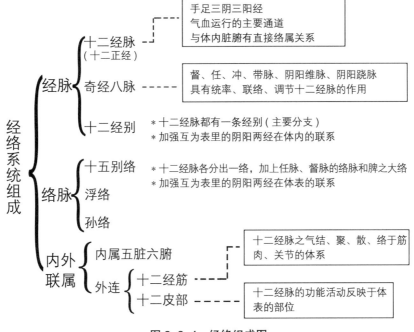

图 3-2-4　经络组成图

（2）作用

①经络的生理功能　经络的功能活动，称之为"经气"。其生理功能主要体现在四个方面：一是沟通表里上下，联系脏腑器官；二是通行气血，濡养脏腑组织；三是感应传导作用；四是调节机体平衡。

②经络学说的应用

·说明病理变化：在正常生理状态下，经络具有运行气血、感应传导的作用，而在发生病变时，经络就成为传递病邪和反映病变的途径。如心火下移小肠，致小肠实热证，出现小便赤涩灼痛；而小肠有热亦可上熏于心，出现心烦、口舌生疮的心火上炎证。

·指导疾病的诊断：由于经络有一定的循行部位和络属脏腑，根据疾病症状出现的部位，可以协助诊断病症所属的经络或脏腑。如两胁疼痛，多为肝胆疾病；前额头痛多与阳明经有关；两侧头痛多与少阳经有关；头枕部痛多与太阳经有关；颠顶头痛多与厥阴经有关。

·指导疾病的治疗：在临床上常运用针灸或按摩可以调整经络气血，以达到治疗的目的。根据药物的归经，选用相应的药物作为引经药，通过经络的传导输送作用，使药性直达病所，以发挥其治疗作用。也可以通过刺激某些穴位来达到养生保健的目的。另外，在临床上应用的针刺、麻醉、耳针、电针、水针、穴位埋线等治疗方法，也是在经络理论指导下创立和发展起来的。在中医康复中，经络的特性可以通过针刺、按摩、药熨等方式发挥出来，医护人员可应用中医脏腑、阴阳、八纲等辨证方法，结合经络辨证进行分析。

（3）分布

①十二经络的分布

·十二经络的分布规律：十二经络对称地分布于人体两侧，分别循行于上肢或下肢的内、外侧，分属于一脏或一腑，其名称根据经脉所属脏腑和循行部位而定，行于上肢者为手经，行于下肢者为足经，行于肢体内侧者为阴经，行于肢体外侧者为阳经；阴经属脏，阳经属腑，两者通过各自的经别和别络互相沟通，互为表里。（表 3-2-2）

表 3-2-2　十二经脉分布规律表

阴经属脏	阳经属腑	循行部位
手太阴肺经	手明阳大肠经	上肢前线
手厥阴心包经	手少阳三焦经	上肢中线
手少阴心经	手太阳小肠经	上肢后线
足太阴脾经	足明阳胃经	下肢前线
足厥阴肝经	足少阳胆经	下肢中线
足少阴肾经	足太阳膀胱经	下肢后线

·十二经脉的走向：十二经脉的走向遵循一定规律，即：手三阴经从胸走手，交手三阳经；手三阳经从手走头，交足三阳经；足三阳经从头走足，交足三阴经；足三阴经从足走腹，交手三阴经。（图 3-2-5）

·十二经脉的交接规律：十二经脉之间相互联系，按一定的方向循行，可归纳为三种规律：一是互为表里的阴经与阳经在四肢末端交接；二是同名手足阳经在头面部交接；三是同名手足阴经在胸腹部交接。（图 3-2-5）

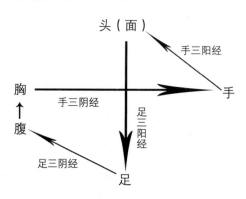

图 3-2-5　十二经脉的走向及交接规律

·十二经脉的流注次序：十二经脉是气血运行的主要通道，其首尾相贯、依次衔接。脉中气血的运行始于手太阴肺经，循经依次流注，最后传至足厥阴肝经，复回到手太阴肺经，从而如环无端。（图 3-2-6）

②奇经八脉的分布　奇经八脉是任脉、督脉、冲脉、带脉、阴维脉、阳维脉、阴跷脉、阳跷脉的总称，其分布不规则，不直属于脏腑，亦无表里阴阳关系，有异于十二正经，故称为"奇经"，又因其共有八条经脉，故称为"奇经八脉"。

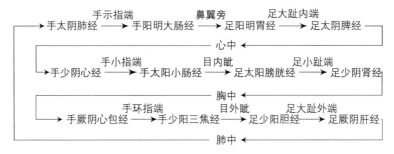

图 3-2-6　十二经脉流注次序图

奇经八脉是十二经脉外的重要经脉，在经络系统中发挥着统率、联系、调节等作用。奇经八脉中，各条经脉因循行分布的特点不同，而表现出各自的基本功能。本节重点介绍与临床关系密切的督脉、任脉、冲脉、带脉。

督、任、冲三脉均起于胞中，同出会阴，称为"一源三岐"。任脉行于前正中线，在生理上总任一身之阴经，为"阴脉之海"，并与妊娠有关，有"任主胞胎"之说。督脉行于后正中线，在生理上总督一身之阳经，调节阳经气血，为"阳脉之海"，并与脑、髓和肾的功能密切联系。冲脉并足少阴肾经夹脐而上，环绕口唇，汇聚十二经脉，能调节十二经脉气血，为"十二经脉之海"，并与女子月经及孕育功能有关，又为"血海"。带脉环绕腰际，主司妇女带下。

2. 腧穴　"腧"同"输"，或从简作"俞"，有疏通、转输和输注的意思；"穴"有空隙、空穴的意思。腧穴是穴位的统称，是人体脏腑经络之气输注于体表的特殊部位，既是疾病的反应点，又是针灸的施术部位。通过刺激这些部位，借助其双向调整作用，可以调整脏腑阴阳平衡，以达到治疗疾病的目的。

（1）分类　腧穴分为十四经穴、经外奇穴、阿是穴三类。

①十四经穴　简称"经穴"，指分布在十二经脉和任督二脉上的腧穴，现有 362 个。十四经穴具有固定名称、固定位置，有经属和主治规律，是腧穴的主要部分。

②经外奇穴　又称"奇穴"，"奇"有奇效之意，指这些穴位对某些病症有特殊的治疗作用，又因其在十四经穴之外，故称为"经外奇穴"。经外奇穴有穴名与固定位置，但无经属，分散分布，对某些病有特殊疗效，亦称"经验用穴"。

③阿是穴　又称"天应穴""不定穴""压痛点"，指没有具体名称、固定位置的穴位。其在机体病患处以压痛点或其他与病痛有关的反应点作为针灸施术的部位。

（2）作用

①反映疾病　腧穴是人体脏腑经络气血输注出入的特殊部位，当人体外感六淫或七情内伤导致脏腑病变时，这可通过经络反映于体表，具体就体现为相关腧穴的反应。如胃肠疾病常在足三里、地机等穴位处出现压痛、皮下结节等异常反应；长期咳喘的患者常在中府、肺俞等穴位处出现压痛等异常反应。

②协助诊断　通过检查腧穴部位出现各种反应的方式，可协助定向诊断脏腑病证以及与脏腑相关的组织、器官的病证。在临床上，背俞穴、原穴等特定穴位常作为重点部位，医务人员主要通过审察其局部皮肤的异常变化，比如色泽改变，是否有斑点、丘疹、脱屑以及肌肉的隆起、凹陷等；此外，还可以通过按压腧穴局部，判断其压痛、过敏、肿胀、

硬结、凉热以及肌肉的坚实虚软程度来协助诊断。

③接受刺激，防治疾病　通过传统针法、灸法、按摩或者结合现代光、声、电、磁、化学药物等方法，使腧穴接受适当的刺激，以达到通调经脉、调和气血、平衡阴阳、扶正祛邪、防治疾病的目的。如《扁鹊心书·须识扶阳》曰："人于无病时，常灸关元、气海、命门、中脘，虽未得长生，亦可保百年寿矣。"

④腧穴的主治规律　腧穴的主治规律可概括为以下三个方面。

·近治作用：指所有腧穴能主治所在部位和邻近组织器官的病症，即"腧穴所在，主治所能"。如精明、四白、攒竹等穴位可治疗眼部病症和前额痛；听宫、听会、耳门等穴位可治疗耳部疾病。

·远治作用：这是十四经穴主治作用的基本规律。尤其是十二经脉在四肢肘、膝以上的腧穴，不仅可以治疗局部病症，还可以治疗本经循行所及远端部位的脏腑、组织、器官病症，即"经脉所在，主治所及"。如足三里，不仅能治疗下肢病症，还能治疗胃部疾病及调整消化系统的功能。

·特殊作用：指针刺某些部位，对机体状态可以起到双向、良性的调整作用，有些穴位还具有一定的特殊作用。如天枢，便秘时针刺能通导大便，泄泻时针刺能止泻；针刺定喘能平喘，针刺至阴能矫正胎位等。

（3）定位

①体表解剖标志定位法　指以解剖学的各种标志为依据来确定腧穴位置的方法，又称"自然标志定位法"。

·固定标志：指不受人体活动的影响而固定不一的标志，如由骨节或肌肉所形成的突起或凹陷、五官轮廓、发际、指（趾）甲、乳头、脐窝等。根据固定标志定位，如肚脐中央定神阙，两眉之间定印堂等。

·活动标志：指必须采取相应的动作姿势才会出现的标志，如身体各部位关节、肌肉、肌腱、皮肤随活动而出现空隙、凹陷、皱纹、尖端等。根据活动标志定位，如张口在耳屏前凹陷处为听宫；屈肘呈90°，在肘横纹桡侧端凹陷处为曲池等。

②"骨度"分寸定位法　指以体表骨节为主要标志折算全身各部的长度和宽度，定出分寸用于腧穴定位的方法，又称"骨度法"（表3-2-3）。无论男女、老幼、高矮、胖瘦，均可按此标准测量。

表3-2-3　常用骨度分寸表

起始点		折量寸	量用法	用途
头面部	前发际正中至后发际正中	12	直	确定头部经穴的纵向距离
	眉心至前发际正中	3	直	确定前或后发际及其头部经穴的纵向距离
	第七颈椎棘突下至后发际正中	3	直	确定第七棘突下至后发际正中距离
	眉间至第七颈椎棘突下	18	直	确定眉间至第七颈椎棘突下距离
	前额两发角之间	9	横	确定头前部经穴的横向距离
	耳后两乳突之间	9	横	确定头后部经穴的横向距离

续表

起始点		折量寸	量用法	用途
胸腹部	胸剑联合中点至脐中	8	直	确定上腹部经穴的纵向距离
	脐中至耻骨联合上缘	5	直	确定下腹部经穴的纵向距离
	两乳头中间	8	横	确定胸腹部经穴的横向距离
腰背部	肩胛冈内缘至后正中线	3	横	确定背腰部经穴的横向距离
上肢部	腋前皱襞至肘横纹	9	直	确定上臂部经穴的纵向距离
	肘横纹至腕横纹	12	直	确定前臂部经穴的纵向距离
下肢部	耻骨联合上缘至股骨内上髁上缘	18	直	确定下肢内侧足三阴经穴的纵向距离
	胫骨内侧髁下方至内踝尖	13	直	确定下肢内侧足三阴经穴的纵向距离
	股骨大转子至腘横纹	19	直	确定下肢外后侧足三阳经穴的纵向距离
	臀横纹至腘窝	14	直	确定下肢外后侧足三阳、足三阴经穴的纵向距离
	腘横纹至外踝尖	16	直	确定下肢外后侧足三阳经穴的纵向距离

③手指同身寸定位法　指依据患者本人手指所规定的分寸量取腧穴的定位方法。临床常用的指寸定位法有以下 3 种（图 3-2-7）。

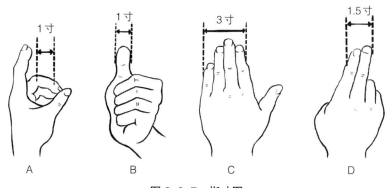

图 3-2-7　指寸图

·中指同身寸：是以患者的拇指、中指屈曲成环形，以中指中节桡侧两端纹头之间的距离看作 1 寸，称中指同身寸。适用于四肢部的直寸取穴和背部的横寸取穴。

·拇指同身寸：是以患者的拇指指间关节的宽度作为 1 寸，称拇指同身寸。适用于四肢部的直寸取穴。

·横指同身寸：是以患者手尺侧四指并拢，以中指中节横纹为准，其四指的宽度为 3 寸，称横指同身寸，也叫"一夫法"。适用于下肢部的取穴。

（4）选穴原则

①近部取穴　"腧穴所在，主治所在"，即在病变部位以及病变邻近部位取经穴。因为

腧穴对所在部位的局部和邻近部位的病症均有治疗作用，所以局部疼痛、胀满、麻木或其他不适症状均可选用局部经穴来治疗。如疼痛之处即是阿是穴，鼻痛取迎香，胃痛取上腹部中脘、梁门等。

②远部取穴 "经脉所过，主治所及"，即在距离病变处较远的部位取经穴，这体现了中医"上病取下，下病取上"的治疗思想。如《针灸聚英·肘后歌》中说："头面之疾针至阴，腿脚之疾风府寻。"这种方法亦称循经取穴，即根据经络的循行分布规律取穴。远部取穴所选的穴位，除距离远之外，往往与病变有一定的经脉络属或者表里关系。病在某经，即取某经肘膝关节以下的四肢腧穴，还可以选取表里经脉或同名经脉的腧穴。如胃痛取胃经的足三里，还可取脾经的公孙；腰痛取足太阳膀胱经的委中，还可取手太阳小肠经的后溪。

③辨证取穴 指在辨证论治的基础上，根据中医理论结合腧穴的功能主治进行取穴的一种方法。如外感发热者取督脉的大椎、大肠经的合谷、曲池，以清热解表；痰多者取丰隆或中脘；气虚者取关元、气海、足三里等穴位。

④其他 按穴名选穴。很多穴位的名称，就体现了穴位的功效。比如睛明，可治疗视物模糊等疾患。随着对针灸学的现代研究逐渐加深，很多新的针灸流派更注重按解剖部位选穴。比如治疗髌韧带损伤引起的膝关节痛，从改善髌韧带周围的循环以及调节髌韧带局部的肌张力角度可选择犊鼻等穴位。

（5）常用穴位作用及定位（表3-2-4）

表 3-2-4　常用穴位作用及定位表

穴位名称	详细定位	穴位作用	图示
天枢	在腹部，横平脐中，前正中线旁开2寸。	主治：①腹胀肠鸣，绕脐腹痛，便秘、泄泻、痢疾；②崩漏，癥瘕，痛经，月经不调。	
支沟	在前臂后区，阳池穴与肘尖的连线上，腕背侧远端横纹上3寸，尺骨与桡骨的间隙中点。	主治：①耳聋，耳鸣，暴喑，胁肋痛；②呕吐，便秘，热病，肘臂痛，肩背酸重。	
气海	在前正中线上，脐中下1.5寸（两横指）。	主治：①中风脱证，虚劳羸瘦；②遗精，阳痿，疝气，月经不调，痛经，闭经，崩漏，带下，遗尿，小便不利；③腹痛胀满，鼓胀，水肿，泄泻，便秘。	

续表

穴位名称	详细定位	穴位作用	图示
内关	在前臂前区，腕掌侧远端横纹上2寸（食指前两指节），掌长肌腱与桡侧腕屈肌腱之间。	主治：①心胸痛，心悸；②胃痛，呕吐；③失眠，癫狂，痫证；④头痛，眩晕，中风；⑤肘臂挛痛。	
上巨虚	在小腿前外侧，犊鼻下6寸，足三里下3寸，距胫骨前缘一横指。	主治：①腹中切痛，腹胀肠鸣，肠痈，泄泻，便秘，痢疾；②下肢痿痹，脚气。	
足三里	在胫骨外缘，外膝眼下3寸（除拇指外其余四指）。	主治：①胃痛，呕吐，疳积，噎膈，腹胀，腹泻，痢疾，便秘；②虚劳羸瘦，咳嗽气喘，心悸气短，头晕；③失眠，癫狂，中风；④乳少，乳痈；⑤膝痛，下肢痿痹，脚气，水肿。	
中脘	在上腹部，前正中线上，胸骨下端和肚脐连接线的中点。	主治：①胃脘痛，腹胀，呕吐，呃逆，黄疸；②癫狂，痫证，尸厥，惊风，失眠，心悸，怔忡。	
大肠俞	在脊柱区，第4腰椎棘突下，后正中线旁开1.5寸。	主治：①腹痛，腹胀，肠鸣泄泻，便秘，脱肛，痢疾，肠痈；②腰背疼痛。	
神阙	在腹部肚脐中心。	主治：①中风脱证，尸厥，风痫；②腹痛，久泻，脱肛；③水肿，偏身汗出，荨麻疹。	
中极	在下腹部，前正中线上，脐下4寸。将耻骨和肚脐连线五等分，由下向上1/5处即为该穴。	主治：①小便不利，遗尿，癃闭，水肿；②月经不调，带下，痛经，阴挺，产后恶露不尽，胎衣不下；③遗精，阳痿，疝气。	

穴位名称	详细定位	穴位作用	图示
关元	在下腹部，前正中线上，脐中下 3 寸（除拇指外其余四指）。	主治：①虚劳羸瘦，中风脱证，眩晕；②月经不调，带下，阴痛，阴痒，阴挺，痛经，闭经，遗精，阳痿；③遗尿，癃闭；④腹痛，泄泻，痢疾。	
石门	在下腹部，前正中线上，脐中下 2 寸。	主治：①腹胀痛，泄泻，水肿；②月经不调，闭经，带下，崩漏，恶露不尽，遗精，阳痿，疝气。	
曲骨	在下腹部，前正中线上，耻骨联合上缘凹陷处。	主治：①小便淋漓，遗尿；②遗精，阳痿，阴囊湿痒，月经不调，痛经，赤白带下。	
大赫	在下腹部，脐中下 4 寸，前正中线旁开 0.5 寸。	主治：阴痛，阳痿，遗精，带下。	
横骨	在下腹部，脐中下 5 寸，前正中线旁开 0.5 寸。	主治：①少腹痛，疝气；②阴痛，遗精，阳痿，小便不通，遗尿，淋病。	
命门	在脊柱区，第 2 腰椎棘突下凹陷中，后正中线上。	主治：①虚损腰痛，下肢痿痹；②遗精，阳痿，早泄，赤白带下，月经不调，胎屡堕，遗尿，尿频；③泄泻；④痫症。	
天柱	在颈后区，横平第 2 颈椎棘突上际，斜方肌外缘凹陷中。	主治：①头痛，项强，眩晕；②肩背痛；③目赤肿痛，目视不明，鼻塞。	

续表

穴位名称	详细定位	穴位作用	图示
肝俞	在脊柱区，第9胸椎棘突下，后正中线旁开1.5寸。	主治：①黄疸，胁痛；②眩晕，目赤，目视不明；③吐血，衄血；④癫狂，痫证；⑤拘挛，背脊痛。	
阴陵泉	在小腿内侧，当胫骨内侧髁下缘与胫骨内侧缘之间的凹陷中。	主治：①腹胀，腹泻，黄疸；②水肿，小便不利，失禁；③阴茎痛，遗精，妇人阴痛，带下；④膝肿痛。	
太冲	在足背侧，第1、2跖骨之前，跖骨底结合部前方凹陷中，或触及动脉搏动处。	主治：①头痛，眩晕，耳鸣，目赤肿痛，口僻，咽痛；②中风，癫狂，小儿惊风；③黄疸，胁痛，腹胀，呕逆；④月经不调，痛经，闭经，崩漏，带下；⑤癃闭，遗尿，疝气；⑥下肢痿痹，足跗肿痛。	
三阴交	在小腿内侧，内踝尖上三寸，胫骨内侧缘后际。	主治：①月经不调，痛经，带下，阴挺，不孕，滞产，遗精，阳痿，遗尿；②食少，肠鸣，腹胀，泄泻；③湿疹，瘾疹；④失眠，眩晕；⑤下肢痿痹，脚气。	
照海	在踝区，内踝尖下1寸，内踝下缘边际凹陷中。	主治：①痫证夜发，失眠，嗜卧，惊恐不宁；②咽喉干痛，目赤肿痛；③月经不调，赤白带下，阴挺，小便频数，癃闭。	
太溪	在踝区，内踝尖与跟腱之间的凹陷中。	主治：①月经不调，阴挺，阴痒，遗精，阳痿，小便不利；②咽喉肿痛，齿痛，目眩，耳鸣，耳聋；③咳嗽，气喘，咯血，消渴；④失眠，健忘；⑤腰脊痛，下肢冷痛。	
涌泉	在足底，屈足蜷趾时足心骨凹陷处。	主治：①头顶痛，头晕，目眩，小儿惊风，昏厥，癫狂；②小便不利，大便难；④霍乱转筋，足心热。	

续表

穴位名称	详细定位	穴位作用	图示
十宣	在手指，十指尖端，距指甲游离缘 0.1 寸，左右各10 穴。	主治：①晕厥，昏迷，热病，中暑，惊厥，癫狂；②咽喉肿痛；③肢端麻木。	
肾俞	在脊柱区，第 2 腰椎棘突下，后正中线旁开 1.5 寸。	主治：①腰膝酸痛，头昏，耳鸣，耳聋；②遗精，阳痿，遗尿，小便频数，月经不调，带下，小便不利，水肿；③咳喘少气。	
丰隆	在小腿外侧，外踝尖上 8 寸，胫骨前肌的外缘。犊鼻下 8 寸，犊鼻与解溪连线的中点，条口外侧一横指处。	主治：①咳嗽，痰多，哮喘；②头痛，眩晕，癫狂痫；③腹胀，便秘；④下肢痿痹。	
承山	在小腿后区，腓肠肌两肌腹与肌腱交角处。	主治：①便秘，痔疾；②腿痛转筋，腰背痛，脚气；③癫疾。	
血海	在股前区，髌底内侧端上 2 寸，股内侧肌隆起处。	主治：①月经不调，痛经，闭经，崩漏；②湿疹，瘾疹，瘙痒，丹毒；③下肢内侧痛，膝关节痛。	
神门	在腕前区，腕掌侧远端横纹尺侧端，尺侧腕屈肌腱的桡侧缘。	主治：①失眠，健忘，痴呆，癫狂，痫证；②心痛，心烦，怔忡；③呕血，吐血。	

续表

穴位名称	详细定位	穴位作用	图示
天泉	在臂前区，腋前纹头下 2 寸，肱二头肌的长、短头之间。	主治：①心胸痛，咳嗽；②上臂内侧痛。	
阳陵泉	在小腿外侧，腓骨头前下方的凹陷处。	主治：①胸胁胀痛，呕吐，口苦，善太息，黄疸；②半身不遂，下肢痿痹，膝膑肿痛，肩痛，颈项痛；③小儿惊风，破伤风。	
曲池	在肘区，尺泽与肱骨外上髁连线的中点处。	主治：①热病；②腹痛，吐泻；③瘾疹，瘰疬；④癫狂，善惊；⑤上肢不遂，手臂肿痛；⑥头痛，眩晕，咽喉肿痛，齿痛，目赤痛。	
八风	在足背，第 1～5 趾间，趾蹼缘后方赤白肉际处，左右共 8 穴。	主治：①毒蛇咬伤，足背肿痛，趾痛，脚气。	
太白	在跖区，第 1 跖趾关节近端赤白肉际的凹陷处。	主治：①胃痛，呕吐，食不化，腹胀痛，泄泻，痢疾，便秘；②体重节痛，脚气。	
风市	在股部，直立垂手，掌心贴于大腿时，中指尖所指凹陷中，髂胫束后缘。	主治：①半身不遂，下肢痿痹；②遍身瘙痒，脚气；③暴聋。	

二、中医护理学发展史

（一）古代中医护理学的形成与发展

1. 远古时期　远古时期的人类为了生存，以植物和野兽为食，用兽皮或树叶遮体，过着"巢穴而居"的生活。在生活和劳动的过程中，人类偶然受伤便设法涂药包裹，出现身体疼痛不适便揉捏按压痛处，面对天气变化则趋避寒热，并通过对动物、植物的长期观察和尝试，逐渐认识和熟悉了动、植物的营养、毒性和药用价值。人类这些本能的保护自身、减轻痛苦的自疗和互动活动，即是医护的开始。当人们发现一些本能的方法具有预防疾病和康复的作用，从而有目的地实施时，即形成了护理学的萌芽。

2. 战国至东汉时期　科学文化的迅速发展，为中医护理学理论体系的逐步形成奠定了基础，这一时期初步建立了中医学的理论体系。《内经》《难经》《神农本草经》和《伤寒杂病论》等医学典籍相继问世，标志着中医学理论体系的初步形成，也为中医护理学的发展奠定了理论基础。

3. **后汉时期**　杰出医家华佗是我国后汉时期外科和医疗体育的奠基人，他不仅创造性地将"酒服麻沸散"作为外科手术的麻醉剂，还吸取前人"引导"的精华，模仿虎、鹿、熊、猿、鸟的姿态，创造了五禽戏，使头、身、腰等各个关节都得到运动了，认为"人体欲得劳动，但不当使极耳，动摇则谷气得消，血脉流通，病不得生，譬犹户枢不朽是也"，把体育和医疗护理结合起来。这是最早的康复护理的方法，也对体育保健事业的发展具有重要的意义。

4. **晋隋唐时期**　此时是中医护理理论和专科护理理论全面发展的时期。这一时期医学理论和技术得到了显著的发展，出现了众多名医名著，促进了中医药理论体系的进一步发展。

（1）东晋时期　东晋葛洪所著的《肘后备急方》集中医急救、传染病、内、外、妇、五官、精神、骨伤各科之大成，书中对各科护理均有详细的阐述。

（2）盛唐时期　唐代孙思邈所著的《千金翼方》和《备急千金要方》是两本以记载处方和其他各种治病手段为主的方书。《备急千金要方》一书载方5300首，较系统地总结和反映了自《内经》以后至唐代初期的医学成就，并详细论述了临床各科的临证护理、投药、食疗及养生、婴幼儿保健及护理等内容，对妇女怀孕、养胎、分娩乃至产褥期的护理也做了详细的叙述，同时还记载了许多小儿喂养和护理的方法。

5. **宋金元时期**　此时是中医学百家争鸣、百花齐放的时期，医学发展迅速，流派纷呈。元代宫廷饮膳太医忽思慧编撰的《饮膳正要》是这一时期饮食营养学的代表作。

6. **明清时期**　这是中医药学深化发展的时期。这一时期的诸多医家在丰富的临床经验的基础上，结合哲学研究成果，经过反复探讨，提出了许多理论，这大大提高了中医学对正常人体和疾病的认识水平，使中医理论体系得到了进一步的发展。明清时期中医学的另一大成就为温病学说的形成，涌现了一批温病学家。

（二）近代中医护理学的发展

1840年鸦片战争以后，中国沦为半殖民地半封建社会。随着社会制度的变更，西方科学文化的传入，中西文化出现了碰撞与交融，西医逐渐为广大民众所了解，这一时期中医理论的发展呈现出新旧并存的趋势——收集、继承并整理前人的学术成果，如《理瀹骈文》一书总结了数十余种中医外治法，为中医护理提供了许多简便实用的操作技术；出现了中西汇通和中医理论科学化的思潮，采用现代科学技术手段研究中医，促进中医的进一步发展。

（三）现代中医护理学的发展

中华人民共和国成立以后，党和政府高度重视并大力扶植和发展中医药事业，尤其是近些年来，高度重视中医药的继承和创新工作，积极支持和推进中医药的学术进步和发展。中医教学、科研和各级、各类医疗机构不断得到健全。借助现代科学技术研究中医，促进了中医药科学化、现代化、国际化的发展，这为中医药事业的发展创造了良好的机遇及条件。随着中医药事业的发展，中医护理教育也得到了快速的发展，硕士、本科、专科、中专、成人教育、网络教学、短期培训班等多层次、多形式的中医护理教育体系在全国范围内形成。大致经历了五个阶段：

第一阶段：20 世纪 50 年代。北京、南京、上海等多地率先开办了中医护士学校及中医护理培训班。1958 年，江苏省中医院出版了中华人民共和国第一部中医护理学专著《中医护理学》，接着修订编写了《中医护理学概要》。

第二阶段：20 世纪 80 年代初。各类中医护理专著相继问世，1999 年以后，全国各中医院校相继开始招收、培养中西医结合护理本科学生，至今全国有 23 所中医院校开设了本科护理专业，已为社会培养了具有中医护理理论和技能优势的中西医结合护理人才两万余人。

第三阶段：21 世纪初。2003 年以后，各中医院校在发展本科教育的基础上，积极发展研究生教育，相继开始培养护理硕士研究生，使护理人才的培养层次不断提高，培养体系进一步得到完善。一批高学历、高职称、年轻化的中西医结合护理人才已经活跃在临床、教学和科研岗位上。各级中医、中西医结合医疗机构护理队伍的学历结构、职称结构和年龄结构也日趋合理。

第四阶段：2010 年以后。2010 年，国家中医药管理局颁布的《中医院中医护理工作指南》和出版的《中医护理常规技术操作规程》为规范和推动中医临床护理工作起到了积极的作用。

第五阶段：近些年来，中医护理临床实践得到了进一步发展，各级中医及中西医结合医院在临床实施辨证施护和健康教育，并运用中医护理技术和方法来减轻患者的痛苦，促进患者康复。医护人员不断挖掘、整理、总结和发展中医护理理论，将现代护理学与中医护理学相结合。古为今用，洋为中用，不断进行研究与实践，使中医护理理论更加完善、系统、丰富，为繁荣中医护理学，推动中医护理事业的发展作出了贡献。

三、中医护理原则

中医康复护理应遵循中医一般护理的原则。

（一）预防为主原则

促进健康和预防疾病日益受到护理实践的重视，成为护理实践的基础概念。护士的主要职责是促进健康、预防疾病、恢复健康和促进适应。

未病先防指在疾病发生之前，充分调动人体的主观能动性，增强体质，养护正气，提高机体的抗病能力，做好各种预防工作，以防止疾病的发生发展。

疾病的发生关系到正邪两个方面。正气不足是疾病发生的内在因素，邪气侵袭是发病的重要条件。正气的强弱直接关系到人体的抗病能力。采取适当的方法调养身体，增强自身体质，使气血阴阳调和充盛，是培育正气、提高抗邪能力的关键。其方法包括以下六个方面：

1. 调摄情志　人的情志变化与疾病的发生有着密切的关系。七情过极可使人体脏腑气机逆乱，阴阳失调，气血不和而发生疾病，而且在疾病的发展过程中，不良的精神刺激和过度的情志波动又可加重病情。所以，保持乐观的精神和愉快的心情、豁达的胸怀，使气机调畅，气血平和，对防止疾病的发生有着十分重要的意义。

2. 适应自然环境 "人与天地相应"，人类生活在自然界中，与自然界息息相关。自然界的四时气候变化，必然影响人体，使之发生相应的生理病理反应。因此，只有掌握自然规律，适应自然界的变化，才能避免外邪的侵袭，保持人体的健康状态；如冬天防寒保暖，夏天防暑降温等。总之，顺应自然是预防疾病和养生所必须遵循的重要原则。

3. 饮食有节，起居有度，劳逸结合 "食饮有节，起居有常，不妄作劳，才能形与神俱，而尽终其天年，度百岁乃去"，强调了饮食、起居、劳逸对健康的重要性。只有饮食有节，起居有常，劳逸结合，生活规律，才能预防疾病及保持健康。

4. 加强锻炼 适当的体育锻炼可以调畅气机、平衡阴阳、通畅气血、疏通经络，以达到强身健体、增进机体抗病能力、预防和减少疾病发生的目的。医家华佗根据"流水不腐，户枢不蠹"的道理，创造了"五禽戏"。太极拳、八段锦等健身锻炼，有助于流利关节、通畅气机，使患者早日康复。

5. 药物预防和人工免疫 中医注重强身防病养生法，且辅以药物调养，便可提高机体的免疫功能，能有效防止病邪的侵袭，从而起到预防疾病的作用，这在预防疠气流行方面尤有意义。近年来，在中医预防理论的指导下，用中草药预防疾病也取得了良好的效果。如用雄黄、艾叶、苍术等熏烟以消毒防病；用大蒜预防肠道疾病；用茵陈、山栀预防肝炎；用大青叶、板蓝根等预防感冒。

6. 防止病邪侵袭 病邪是导致疾病发生的重要条件，故未病先防除了养生以增强正气，提高抗病能力之外，还要注意避免病邪的侵害。《素问·上古天真论》曰："虚邪贼风，避之有时"，这强调了要谨慎躲避外邪的侵害。防止病邪侵袭的措施有：顺应四时，防六淫之邪的侵害，如夏天防暑、秋天防燥、冬天防寒等；避疫毒、防疠气之染易；注意环境，防止外伤与虫兽伤；讲卫生，防止环境、水源和食物的污染等。

（二）既病防变原则

1. 早期控制 疾病初期，病情较轻，正气未衰，较易治愈，应积极治疗。如治疗不及时，病邪就会由表入里，疾病由轻转重。因此，既病之后，就应及时诊治。外邪侵入人体，如果不做及时处理，病邪就会步步深入，侵犯内脏，病情愈来愈重，治疗就愈困难。有些疾病在发作前，常出现一些预兆，如果临床医师能捕捉到这些预兆，及早做出正确诊断，便可达到事半功倍的效果。如中风病发生之前，常有眩晕、手指麻木等症状。

2. 控制转变 指根据不同疾病的传变途径及发展规律，先安未受邪之地，即做预防。外感热病多以六经或卫气营血传变；内脏杂病多以脏腑生克乘侮规律和经络传变。《金匮要略》提出："所谓治未病者，见肝之病，知肝传脾。"说明对传经的病变，在治疗和护理上需要采取适当措施，防止未受邪之地被病邪侵害。如肝病未传及脾时，护理上要注意调理脾胃，及时给予健脾之品以振中土，这样不但可杜邪传脾，防患于未然，而且可通过实脾以治肝木之横逆，同时，还可防止因肝脏病变，迁延日久，累及肾脏等。在疾病防治过程中，临床医师只有掌握疾病发展规律和传变途径，做到早诊断、早治疗，这样才能防治疾病的传变。

（三）施护求本原则

中医学认为"治病必求于本"，本，即本质、根本的意思。治病求本，即早期治疗疾病时，必须寻找出疾病的根本原因，抓住疾病的本质，并针对疾病的根本原因进行治疗。

它是中医辨证论治的一个根本原则，也是中医护理中最基本的原则。

1. 护标与护本　标即枝末、树梢，非根本之谓；本即草木之根本、根基。标和本是一个相对的概念，标多指现象，本指本质。一般而言，从邪正双方来说，人体的正气为本，致病的邪气为标；就疾病的病因和症状而言，病因是本，症状是标；就疾病的先后而言，旧病、原发病为本，新病、继发病是标。

（1）急则护其标　是针对标本的病势急骤、病情危急而制定的一种护理法则。这一法则适用于暴病且病情较为严重，或在疾病发展过程中，出现危及生命的某些病症。例如突然大出血的病例，大出血为标，导致出血的原因是本，此属病情危急，医护人员务必采取应急措施，先止血以治标，同时做好防止血脱的准备，待血止而病情缓解后再护理其本病。总之，"急则护其标"属于一种应急性的护理，是为了更好地护理其本。

（2）缓则护其本　是在病情不急的情况下，针对疾病本质进行护理的原则。因标病产生于本病，本病得护，标病自然随之而去。如"肺痨"为肺阴虚致咳嗽，肺阴虚是本，咳嗽是标。此时标病不至于危及生命，故不单独应用治咳嗽的方法来治疗和护理其标，而应滋养肺阴以治其本；护理上则应做好情志护理，患者适当进食滋补之品，并加强锻炼，以增强体质。本病治愈，标病就会自然消除。

（3）标本同护　指在标和本的症状同时存在、标病与本病并重的情况下，时间、条件又不允许单一护理时而采用的方法。如在外感温热病的过程中，因热入中焦，阴液损耗，燥邪损伤胃肠，表现为身热、腹硬满痛、大便燥结、口干渴、舌燥苔焦黄、脉细等，即邪热内结为标，阴液耗伤为本。此时不护理其标，则不能去其邪；不护理其本，则不能救其虚；标本俱急，法当标本同治、同护，即同时采用滋阴补液法与泄热通便法护理。

2. 正护与反护

（1）正护　是逆其证候性质而护的一种常用护理原则，又称逆护法。如寒者热之，热者寒之，虚则补之，实则泻之，均为正护法。如寒证患者在护理上应注意保暖，室温宜高，住向阳病室，以感到温暖舒适；中药应温热服；饮食可予性温的牛、羊之品，切忌生冷性凉之品。而热证患者，则应采取与上述护法相反的原则。虚证患者，应根据阴虚、阳虚之别，分别采用滋补或温补的护法。

（2）反护　是顺从疾病假象而护的一种护理方法，大多在特殊情况下使用。如"阴盛格阳"的真寒假热证、"阳盛格阴"的真热假寒证、脾虚不运所致的脘腹胀满或食积所致的腹泻等，分别采用"热因热用""寒因寒用""塞因塞用"和"通因通用"的护理方法。例如里热盛极、阳盛格阴的热厥证，出现四肢厥冷、脉沉的假寒证时，除做好四肢保暖外，护理时应以清热降温为主，这样才能使真热退、假寒消。而对阴寒内盛、格阳于外的真寒假热证，应以温热的护法来散其真寒。如给温热性食物，汤药温服，室温偏高而湿度宜低，注意保暖等护理措施。这就是以寒护寒、以热护热的反护原则。对脘腹胀满、纳呆、舌淡、脉虚无力的真虚假实证，就得用健脾益气、以补开塞的护法。如给山药粥、茯苓粥、大枣粥等补益中气，并配合针灸、推拿等疗法，以加强药效和振奋脾气，脾气健运则脘腹胀满自消，这叫作"塞因塞用"。对食积所致的腹泻患者，护理时应用消导下泻的护理措施，如控制食量、给消导通便的山楂、核桃仁、香蕉、蜂蜜等食品，以达"通因通用"之功效。

（四）扶正祛邪原则

扶正和祛邪两者相互为用。扶正是为了祛邪，通过增强正气的方法，祛邪外出，从而恢复健康，即所谓"正盛邪自祛"。祛邪是为了扶正，消除致病的损害而达到保护正气、恢复健康的目的，即所谓"邪去正自安"。因此医护人员运用扶正祛邪法来诊治时，要仔细分析正邪力量的对比情况，分清主次，决定扶正祛邪的先后。

1. 扶正　适用于以正气虚为主，无邪或邪不胜实的虚证。如气虚证、阳虚证，宜采取补气法、壮阳法治疗；阴虚证、血虚证，宜采取滋阴法、养血法治疗。

2. 祛邪　适用于邪实为主，而正气未虚衰的实证。临床上常用的祛邪疗法有：汗法、吐法、下法、清热法、利湿法、消导法、行气法、活血法等。

3. 先攻后补　即先祛邪后扶正。此法适用于虽然邪胜、正虚，但正气尚可耐攻，以邪气盛为主要矛盾，若兼顾扶正反会助邪的病证。如瘀血所致的崩漏症，因瘀血不去，出血不止，故应先活血化瘀，然后再补血。

4. 先补后攻　即先扶正后祛邪。此法适用于正虚邪实，而正气虚衰不耐攻的虚实错杂证。此时先祛邪更易伤正气，必须先用补法扶正，使正气渐渐恢复到能承受攻伐时再祛邪。

5. 攻补兼施　即扶正祛邪并用。此法适用于正虚邪盛的虚实错杂证，两者均不甚重的病症。此法在具体运用时必须区别正虚邪实的主次关系，灵活运用。如以正虚为主要矛盾，单纯用补法又恋邪，单纯攻邪又易伤正，此时则应以扶正为主兼祛邪。

（五）病护异同原则

同一种疾病，由于病邪性质不同，人的体质不同，疾病发展的阶段不同，其病机和疾病的性质也不相同。所以，对同一种疾病，医护人员应当仔细辨证，根据不同的证候采用不同的护理方法；对不同的疾病在其发展过程中如果出现相同的证候，也可以采用相同的护理方法。这就是"同病异护"和"异病同护"。

1. 同病异护　指在同一发病过程中，由于病因、性质、疾病所处阶段不同，因而护理时必须按照不同的证候来定出相应的护理措施的原则。如感冒，由于发病季节不同，施护方法也不同。暑季感冒，由于感受暑湿之邪（暑多挟湿），护理应采用一些祛暑化湿的方法，具体措施有：室内注意通风，饮食可给清热利湿之品（西瓜、绿豆汤、番茄、苦瓜等），忌生冷、油腻和辛辣等助湿化热之物；冬令时节的感冒，宜采用温阳散寒法，如中药温热服，饮红糖水、葱白汤等热饮料以助药力，服药后覆盖衣被，使其周身微微汗出，而达汗出表解之功效。可见，同属感冒病，由于发病季节不同，而施护的方法也不一样。

2. 异病同护　指在不同疾病发展过程中，由于出现相同的病机，表现出相同的证候，因而护理时根据相同的证候来定出相同的护理措施的原则。比如，久痢脱肛、子宫下垂等，是不同的疾病，但如果均表现为中气下陷证，都可采取提升中气的护理方法。如用黄芪、党参炖母鸡，多食薏苡仁粥、茯苓粥等益气健脾之品；注意休息，避免疲劳，以培育中气；针刺百会、关元、长强等穴位，以补中益气；保持会阴部清洁，用五倍子、白矾煎水熏洗以促使回纳等。

综上所述，中医护理疾病的根本在于明辨证候的异同，其次才是疾病的异同，所谓"证同护亦同，证异护亦异"。

（六）随机制宜原则

随机制宜即因时、因地、因人而宜。疾病的发生、发展与转归，受多方面因素的影响，如气候变化、地理环境、个体的体质差异等。因此医护人员在对患者实施护理时，必须把这些因素考虑进去。

1. 因时制宜护理　指根据四时气候的变化特点来确定养生、用药和护理的原则。一年四季，气候有寒、热、温、凉变化的特点。气候的变化对人体的生理、病理有一定的影响。所以医护人员在治病时要根据当时的气候特点，采取不同的护理措施。如春夏之际，服药后要注意患者的发汗情况，以免开泄太过，耗伤气阴；而在秋冬之际，气候由凉变寒，腠理致密，阳气藏于内，人体不易发汗，若患者外感风寒之后，易用辛温发散之品以发散风寒，服药后喝热粥，加盖衣被以助药力。

2. 因地制宜护理　指根据不同地区的地理环境特点来制定不同护理措施的原则。不同的地理环境，因地势、气候、水质各异，因而人民生活环境、方式和习惯也不同，这些都对人体的健康发展和疾病有一定的影响。如云南、贵州、四川山中，气候潮湿寒冷，当地居民易感受寒湿，故喜食辛辣之品；西北高原地区，气候寒冷干燥，当地居民易受寒伤燥，故喜食温阳驱寒、生津润燥之品。北方气候多严寒，冬季食品可多选大温大热之品，如羊肉、狗肉等；而南方气候多温热，食物宜选用甘温清补之品，如鸡肉、鱼肉等。

3. 因人制宜护理　指根据患者年龄、性别、体质和生活习惯等不同特点，采用不同护理方法的原则。年龄不同，机体的生理机能及病变特点亦不同。小儿的生理特点是稚阴稚阳，犹如初升之太阳，生机旺盛，但"脏腑娇嫩"，对疾病的抵抗力差；且婴幼儿生活不能自理，多因饥饱不均、寒温失调而致病；患病后易虚易实，病情变化迅速，故护理时医护人员应密切注意病情变化。老年人脏腑功能减退，阴阳气血俱虚，抵抗力下降，易患各种疾病，病情多属虚证或正虚邪实证，因而护理时医护人员应注意为其扶正补虚。

男女性别不同，各有其生理特点。女性要注意经、带、胎、产等的护理；月经期应注意休息，避免过度劳累或剧烈活动，注意个人卫生；妊娠期应注意慎避外邪，禁用峻下、破血、走窜、伤胎或有毒之品，以免影响胎儿。男子以精为本，故男子多精病，护理时医护人员指导其节制房事以养其精，节欲宁神，保养肾精。

由于每个人的先天禀赋和后天调养不同，人的体质也不同。体质不仅关系到人体受邪后是否会发病，而且关系到发病的倾向、病情的传变、病证的性质、疾病的传播和转归等。如同为感受寒邪，阳性体质者寒从热化，多发风热表证，治宜辛凉解表；阴性体质者多发风寒表证，治宜辛温解表。因此，不同体质的患者应采用不同的措施进行护理。如阳虚之人应注意避寒保暖，多食温补之品；阴虚之人应居室清凉，多食清补之品，忌辛热燥烈之品；胖人多痰，忌食油腻甜食；瘦人多血虚，宜多食血肉有情之品。

因时、因地、因人制宜的施护原则，充分体现了中医治疗疾病的整体观念和辨证论治在实际应用中的原则性和灵活性。必须全面地看问题，具体情况具体分析。

四、中医护理特点与程序

中医护理的理论体系是经过长期反复的临床实践，在唯物论和辩证法思想指导下逐步形成的，其独特的理论体系有两个基本特点，即整体观念和辨证施护。

（一）整体统一的理念观

整体指统一性、完整性及联系性。中医护理学非常重视人体自身的统一性和完整性，同时，又十分重视人与自然环境、社会环境的统一性，认为人与自然界息息相关，人与社会关系密切。这种机体自身的整体性与内外环境的统一性的思想，称为整体观念，表现为"三性"。

1. 人体有机的整体性　中医学认为人体是以五脏为中心，结合六腑、形体、官窍，构成"脏－腑－体－窍"关联的五个系统。如肺－大肠－皮－毛构成"肺系统"，脾－胃－肉－唇构成"脾系统"。每个系统都以五脏为主，将人体构成一个有机的整体。因此，中医临床护理强调，除护理局部病变外，还要兼顾护理相关联的脏腑、经络、体窍。如口舌糜烂的患者，除口腔护理外，还要采用清心泻火的方法调整心火亢盛所致的心烦失眠，以及心火移热于小肠所致的尿赤、尿痛等症。

2. 人与自然环境的统一性　中医学认为，人与自然界的运动变化，会直接或间接地影响人体，使人体产生相应的生理和病理反应。如在春夏时节，腠理疏松，表现为脉浮、汗多、少尿；在秋冬时节，腠理致密，表现为脉沉、汗少、多尿。人类适应自然环境的能力是有限度的，若气候的异常变化，超过了人体的适应能力，或人体调节功能失常，不能适应自然环境变化，就会发生疾病，如春季多温病，夏季多腹泻、痢疾，秋季多燥咳，冬季多伤寒等。不同的地理环境和生活习惯对人体也有明显的影响，如江南多湿热，腠理多疏松，人体易病湿热；西北多燥寒，腠理多致密，人体易病燥寒。

3. 人与社会环境的和谐性　人不单是生物个体，而且是社会的一员，具备社会属性。社会环境不同，人体的身心功能和体质也不同。良好的社会环境、融洽的人际关系，有利于身心健康；否则会使人精神压抑，或紧张、恐惧，安全感与稳定感低下或缺失，导致身心疾病的发生。所以，人生活在复杂的社会环境中，必须不断自我调节，与之相适应，才能维持生命活动的稳定、平衡和协调，即人与社会环境的和谐性。

（二）辨证施护的实践观

辨证施护，是将望、闻、问、切四诊所收集的有关病史、症状和体征等资料，加以分析、综合，辨别疾病的证型，从而进行护理的过程。辨证是决定护理方法的前提和依据；施护是解决护理问题的手段和方法，是辨证的最终目的。

"症""证""病"是三个不同的概念，三者之间既有联系，又有区别。"症"，即症状，是某些主观感觉到的不适或病态变化，是辨证的依据，如发热、咳嗽等。"证"，即证候，是机体在疾病发展过程中某一阶段各种症状和体征的概括，它包括了疾病的部位、病因、病机，是辨证的结论，如"虚证""热证"等。"病"，即疾病，是指有病因、病机、发病形式、发展变化以及转归、预后的一定规律的病理全过程，如中风、消渴等。

（三）中医护理诊断程序

中医护理诊断程序是从中医整体观出发，通过四诊，收集有关疾病发生、发展资料，按照中医的辨证得出所属何病、何证，进行科学评估，从而提出护理诊断，遵循护理原则，制订相应的护理计划和所需采取的护理措施，并对施护的每个环节和步骤进行反馈的动态过程。

1. 诊法　是调查、了解病情的方法。它包括望、闻、问、切四个内容，简称"四诊"。望诊，是运用视觉观察患者全身和局部情况的方法；闻诊，是听患者的声音和闻其气味变化的方法；问诊，是通过询问患者或家属，了解疾病发生和发展过程及现在症状和其他与疾病有关情况的方法；切诊，是触摸患者的脉搏和患者的肌肤、脘腹、四肢，以诊察病情的方法。

（1）望诊　是运用视觉来观察患者的神、色、形态、舌象以及分泌物、排泄物等异常变化，来了解病情的诊断方法。人体外部和五脏六腑关系密切，如果人体五脏六腑功能活动有了变化，必然反映到人体外部而表现为神、色、形、态等各方面的变化。所以观察体表和五官形态功能的变化征象，可以推断出内脏的变化。

在具体步骤上，望诊可分为望舌、望神、望面色、望形态、望头颈五官、望皮肤、望脉络、望排泄物等。因面、舌的各种表现，可在相当程度上反映出脏腑功能变化，所以望诊的重点是望神、望面色和舌诊。其中，望舌即舌诊，指观察患者舌质和舌苔变化，以判定病情、推测预后的方法，是望诊的重要内容。

（2）闻诊　是运用医护人员的听觉和嗅觉，通过对患者发出的声音和体内排泄物散发的各种气味来了解病情的诊断方法。通过听声音，不仅可以诊察与发音有关器官的病变，还可以根据声音的变化，诊察体内各脏腑的变化。听声音包括：语声、呼吸、咳嗽、呃逆、呕吐、嗳气等声音变化。嗅气味分为嗅病体和病室的气味两种。其中，病体的气味主要是由于邪毒使人体脏腑、气血、津液产生败气，败气从体窍和排泄物发出；病室的气味是由病体及其排泄物散发的，如瘟疫患者的病室会充满霉腐臭气。

（3）问诊　是采用对话方式，向患者及其知情者针对性地询问疾病发生、发展过程，当下症状、治疗经过等情况，以全面了解病情的诊断方法。问诊主要是针对客观难以察知的疾病情况。如在疾病体征缺乏或不明显时，问诊发现可供诊断的病情资料，或进一步检查线索；同时，可全面掌握与疾病有关的一切情况，包括患者的日常生活、工作环境、饮食嗜好、婚姻状况等。

问诊的基本内容包括患者的一般情况（姓名、性别、年龄、职业、婚姻、民族、籍贯、住址、就诊日期）、主诉、现病史、现在症状、既往病史、个人史、家族史等。其中，现在症状的问诊主要为：问寒热、问睡眠、问情志、问二便。

（4）切诊　是运用手的触觉，对患者寸口脉及体表特定的部位进行触摸、按压，从而了解病情的诊断方法。切诊包括（寸口）脉诊和按诊两部分。脉诊又称为切脉、诊脉，是通过对脉象变化的体察，了解体内病变的切诊方法。寸口是人体脏腑气血交会之处，独取寸口的方法在汉代成书的《难经》中就已经形成。按诊，是用手触摸、按压患者体表某些部位，以了解局部的异常变化，从而推断病变部位性质和病情轻重等情况的切诊方法。

2. 辨证施护　辨证，即将四诊（望、闻、问、切）所收集的资料、症状和体征，通过分析及辨清病因、病位、病性及邪正关系，概括并判断为何病、何证。施护，即根据辨证的结果确定相应的护理方法。辨证是决定护理的前提和依据，施护是护理疾病的手段和方法。通过施护的效果可以检验辨证的正确与否。

辨证和施护在护理疾病的过程中是相互联系和不可分割的两个方面，又是理论联系实际的具体体现。辨证施护注重人、病、证三者之间的关系，是中医护理的精华，是指导中医临床护理的基本原则。

（1）辨证施护的特点

①整体观念　中医护理的整体观念包括两个方面，其一，人体是一个有机的整体；其二，注重人与自然界的关系。

②同病异护　相同疾病，由于引起疾病原因（机体自身、地区、季节）不同而采取不同的护理措施。如感冒，因发病季节、致病因素不同可表现风寒证和风热证，只有把风寒证和风热证辨别清楚才能正确施护。又如腹痛，中医认为"不通则痛"，无论何因引起的"不通"皆可致痛；治疗腹痛根据"通则不痛"的理论依据，以"通"为原则，按临床表现采取不同的"通法"。护理同样以"实则攻之、虚则补之、寒则热之、热则寒之、气滞者理气、血瘀者活血"来确定护理措施。

③异病同护　不同疾病在其发展过程中，由于出现了相同的病机则可采用同一护理措施。如子宫脱垂和脱肛是不同的病，但均可表现为中气下陷证，都可采用提升中气的护理方法，即注意休息，避免过劳，以培育中气；可针刺百会、关元等穴位，以补中益气；可用黄芪、党参炖母鸡，以益气健脾，促使回纳。

④证同护亦同，证异护亦异　中医护理不着眼于病的异同，而是着眼于病机和症状的异同。相同的病机或证可采用基本相同的护理措施，不同的病机或证要采用不同的护理措施。所谓"证同护亦同、证异护亦异"，实质是由于"证"的概念中包含着病机在内的缘故。这种针对疾病发展过程中不同质的矛盾用不同的方法解决的护理方法就是辨证施护。

⑤正护与反护　正护是逆其证候性质而护的一种常见护理原则，又称逆护法。如寒则热之，虚则补之，实则泻之均为正护法，临床此为多用。反护是顺从疾病假象而护的一种护理原则，大多在特殊情况下用。如"阴盛格阳"的真寒假热证、"阳盛格阴"的真热假寒证，分别采用"热因热用、寒因寒用"的护理方法。这就是以寒护寒，以热护热的反护原则。

（2）中医辨证　是在长期临床实践中形成的，方法有多种，主要有八纲辨证、病因辨证、气血精津辨证、脏腑辨证、卫气营血辨证、三焦辨证、六经辨证等。其中八纲辨证是各种辨证的总纲。

八纲辨证是运用阴阳、表里、寒热、虚实八纲，对病证进行分析、归纳，为治疗提供依据的辨证方法。表里辨病位的浅深，寒热辨病证的性质，虚实辨邪正的盛衰，阴阳则是统摄其他六纲的总纲。表、热、实属阳，里、寒、虚属阴。八纲的四对矛盾，是相对的、互相联系的、互相转化的。临床上错综复杂的证候都可以用它做分析归纳的基本方法。

八纲辨证是根据四诊取得的材料，进行综合分析，以探求疾病的性质、病变部位、病势的轻重、机体反应的强弱、正邪双方力量的对比等情况，归纳为阴、阳、表、里、寒、热、虚、实八类证候，是中医辨证的基本方法。它是从各种辨证方法的个性中概括出的共性，在诊断疾病的过程中，起到执简驭繁、提纲挈领的作用。

尽管疾病的表现极其复杂，但基本都可以归纳于八纲之中。疾病总的类别，有阴证、阳证两大类；病位的深浅，可分在表在里；阴阳的偏颇，阳盛或阴虚则为热证，阳虚或阴盛则为寒证；邪正的盛衰，邪气盛的叫实证，正气衰的叫虚证。因此，八纲辨证就是把千变万化的疾病，按照表与里、寒与热、虚与实、阴与阳这种朴素的两点论来加以分析，使病变中各个矛盾充分揭露出来，从而抓住其在表在里、为寒为热、是虚是实、属阴属阳的矛盾，这就是八纲辨证的基本精神。

①表里　说明病变部位深浅和病情轻重的两纲。皮毛、肌肤和浅表的经络属表；脏腑、血脉、骨髓及体内经络属里。表证，即病在肌表，病位浅而病情轻；里证，即病在脏腑，病位深而病情重。

·表证：是病位浅在肌肤的证候。六淫外邪从皮毛、口鼻侵入机体后，邪留肌表，机体出现正气（卫气）抗邪的一系列症状，其多为外感病初起阶段。表证具有起病急、病程短、病位浅和病情轻的特点，常见于外感热病的初期，如上呼吸道感染、急性传染病及其他感染性疾病的初起阶段。

·里证：是与表证相对而言，是病位深于内（脏腑、气血、骨髓等）的证候。里证的临床表现是复杂的，凡非表证的一切证候皆属里证。外感病中的里证还需要结合病因辨证、卫气营血辨证，而内伤杂病，则以脏腑辨证为主。

辨别表证与里证，多依据病史的询问，病证的寒热、舌苔及脉象的变化。新病、病程短者，多见于表证；久病、病程长者，常见于里证。发热恶寒者，为表证；发热不恶寒或但寒不热者，均属里证。表证常无舌苔的变化，或仅见于舌边尖红；里证常有舌苔的异常表现。脉浮者，为表证；脉沉者，为里证。

·半表半里证：病邪既不在表，又未入里，介于表里之间而出现的既不同于表证，又不同于里证的证候，称为半表半里证。

·表里同病：指表证和里证在同一个时期出现的病证，常见三种情况：一是初病即见表证，又见里证；二是发病时仅有表证，之后由于病邪入里而见里证，但表证未解，也称为表里同病；三是本病未愈，又兼标病，如原有内伤，又感外邪，或先有外感，又伤饮食等，也属表里同病。治疗原则为表里双解。

②寒热　是辨别疾病性质的两纲，是用以概括机体阴阳盛衰的两类证候。寒证是机体阳气不足或感受寒邪所表现的证候，热证是机体阳气偏盛或感受热邪所表现的证候，所谓"阳盛则热，阴盛则寒""阳虚则寒，阴虚则热"。辨别寒热是治疗时使用温热药或寒凉药的依据，所谓"寒者热之，热者寒之"。

·寒证：是感受阴寒之邪（如寒邪、湿邪）或阳虚阴盛、脏腑阳气虚弱、机能活动衰减所表现的证候，可分为表寒证和里寒证。

·热证：是感受阳热之邪（如风邪、热邪、火邪等）或阳盛阴虚、脏腑阳气亢盛和阴液亏损、机能活动亢进所表现的证候，可分为表热证和里热证。

·实热与虚热：感受热邪所形成的实热证，与机体阴液亏损或机能活动亢进所致的虚热证，其临床表现及治则都是大相径庭的。实热证发病急，病程短；表现为高热，怕热，大汗出，神昏谵语，甚则发狂，烦渴引饮，咳吐黄稠痰、脓痰、或咳血，大便秘结，小便短赤，面红目赤，舌红、苔黄厚，脉洪数；火热炽盛，多由热邪引起（如感染）；治以清热泻火。虚热证发病缓慢，病程长；表现为低热，骨蒸潮热，盗汗，五心烦热，失眠多梦，口干，但饮不多，痰少、痰黏或痰带血丝，大便量少，小便黄、量少，两颧绯红，舌红、少苔或无苔，脉细数；阴液亏耗，虚损内呈，多由机能活动亢进所致；治以滋阴清热。

·寒热真假：在疾病发展到寒极或热极的危重阶段，一些"寒极似热""热极似寒"

的假象便会出现，临床上把本质是热证而表现为寒象的证候叫"真热假寒证"，本质是寒证而表现为热象的证候叫"真寒假热证"。这两种情况往往表示疾病比较严重，如果医护人员不能抓住本质，就会被假象所迷惑，而致误诊、误治。

一般来说，寒、热的表象属标，是一种假象；内、里的寒、热属本，是它的本质。辨别寒证与热证，不能孤立地根据某一症状或体征判断，应对疾病的全部表现综合观察，尤其是口渴与否、面色、四肢温凉、二便、舌象、脉象等方面。即畏寒喜热为寒，发热、怕热、喜冷为热；口淡不渴为寒，口渴喜饮为热；面色红为热，面色白为寒；手足厥冷多为寒，四肢烦热多为热；小便清长、大便稀溏为寒，小便短赤、大便燥结为热；舌淡苔白为寒，舌红苔黄为热，等等。从寒证与热证的比较可以看出：寒证属阴盛，多与阳虚并见；热证属阳盛，常有阴液亏耗的表现。

③虚实　是辨别人体的正气强弱和病邪盛衰的两纲。一般而言，虚指正气不足，虚证便是正气不足所表现的证候；而实指邪气过盛，实证便是由邪气过盛所表现的证候。《素问·通评虚实论》说："邪气盛则实，精气夺则虚"。若从正邪双方力量对比来看，虚证虽是正气不足，而邪气也不盛；实证虽是邪气过盛，但正气尚未衰，是正邪相争剧烈的证候。辨别虚实，是采用扶正（补虚）或攻邪（泻实）的依据，所谓"虚者补之，实者泻之"。

·虚证：虚证的形成，或因体质虚弱（先天、后天不足），或因久病伤正，或因出血、失精、大汗，或因外邪侵袭损伤正气等。虚证可根据气、血、阴、阳的不足分为气虚、血虚、阴虚、阳虚四个证型。气虚和阳虚的共同证候是：面色白或萎黄，精神萎靡，身疲乏力，声低懒言，自汗，纳少，舌淡胖，脉无力。不同的是气虚证气短、乏力，动则气急等症明显，脉虚无力；治则益气，常用四君子汤等。阳虚证畏寒，形寒肢冷，小便清长，下利清谷，脉迟；治则补阳，常用肾气丸、参茸丸等。血虚和阴虚的共同证候是：消瘦，头晕，目眩，失眠，心悸，脉细。不同的是血虚证还可出现面色苍白无华或萎黄，手足麻木，口唇指甲淡白，舌质淡，脉细弱无力等症；治则养血，常用四物汤等。阴虚证低热或潮热，颧红，五心烦热，口干，咽燥，盗汗，舌红绛，舌质瘦或有裂纹，无苔或少苔，脉细数；治则滋阴，常用六味地黄丸等。

·实证：实证的形成，或因患者体质素壮，外邪侵袭而暴病；或因脏腑气血机能障碍引起体内的某些病理产物而致病，如气滞血瘀、痰饮水湿凝聚、虫积、食滞等。临床表现由于病邪的性质及其侵犯的脏腑不同而呈现不同的证候，其特点是邪气盛，正气衰，正邪相争处于激烈阶段。常见症状为：高热，面红，烦躁，谵妄，声高气粗，腹胀满疼痛而拒按，痰涎壅盛，大便秘结，小便不利，或有瘀血肿块，水肿，食滞，虫积，舌苔厚腻，脉实有力等。

④阴阳　是辨别疾病性质的两纲，是八纲的总纲，即将表里、寒热、虚实再加以总的概括。《类经·阴阳类》曰："人之疾病……必有所本，或本于阴，或本于阳，病变虽多，其本则一"，这指出了证候虽然复杂多变，但总不外阴阳两大类，而诊病之要也必须首先辨明其属阴还是属阳，因此阴阳是八纲的总纲。一般表、实、热证属于阳证，里、虚、寒证属于阴证。阴证和阳证的临床表现、病因病机、治疗等已述于表里、寒热、虚实六纲之中。但临床上阴证多指里证的虚寒证，阳证多指里证的实热证。

·阴证：是体内阳气虚衰、阴气偏盛的证候。一般而言，阴证必见寒象，以身畏寒、不发热、肢冷、精神萎靡、脉沉无力或迟等为主证。阴证由脏腑器官功能低下及机体反应衰减而形成，多见于年老体弱者，或久病者，呈现一派虚寒的表现。

·阳证：是体内阳气亢盛、正气未衰的证候。一般而言，阳证必见热象，以身发热、恶热、肢暖、烦躁、口渴、脉数有力等为主证。阳证由脏腑器官机能亢进而形成，多见于体壮者、新病者，呈现一派实热的表现。

·亡阴与亡阳：是疾病过程中两种危险证候，多在高热、大汗不止、剧烈吐泻、失血过多等有阴液或阳气迅速亡失的情况下出现，常见于休克患者。亡阴与亡阳虽属虚证范围，但因病情特殊且病势危笃，它又区别于一般虚证。亡阴与亡阳的临床表现，除原发疾病的各种危重症状外，均有不同程度的汗出。但亡阴之汗，汗出热而黏，兼见肌肤热、手足温、口渴喜饮、脉细数疾而按之无力等阴竭而阳极的证候；亡阳之汗，大汗淋漓，汗凉不黏、兼见畏寒倦卧、四肢厥冷、精神萎靡、脉微欲绝等阳脱而阴盛的证候。由于阴阳互根，阴液耗竭则阳气无所依附而散越，阳气衰竭则阴液无以化生而枯竭，所以亡阴与亡阳的临床表现难于截然割裂，其间可迅速转化，相继出现，只是有先后主次的不同而已。治疗都以扶正固脱为主。亡阴者，应益气敛阴、救阴生津、大补元气，以生阴液而免致亡阳，常用方有生脉散；亡阳者，应益气固脱、回阳救逆，常用方有独参汤、参附汤等。

表里、寒热、虚实、阴阳八纲的区分并不是单纯的、彼此孤立的、静止不变的，而是错综复杂的、互相联系的、互相转化的。归纳起来，八纲之间存在着"相兼""夹杂""转化"的关系。医护人员运用八纲辨证时，首先辨别表里，确定病变的部位；然后辨别寒热、虚实、分清病变性质，了解正邪双方力量对比状况；最后可以用阴阳加以总的概括。

（3）辨证施护观察的内容

①观察的基本内容　病情的观察在中医护理中尤为重要，通过对患者神色、精神、体温、脉搏、呼吸、血压、睡眠、饮食的观察，为施护提供依据。观察还要重视病情的主要病证，在一系列病证中最令患者痛苦或最易导致恶化的症状是观察的重点。围绕主证的观察作为观察病情的重点，是辨证施护的特点。

②舌象与脉象　舌象是中医观察病情的重要内容，尤其在外感热病的辨证施护中更为重要。舌为心之苗，舌的血管和神经分布极其丰富，其黏膜上皮薄而透明，乳头反应灵敏，故一般情况下，机体消化系统和体液的变化均可在舌上迅速反映出来。近年来，研究舌象的资料日益增多，重视舌象观察也是中医护理观察的又一特殊手段。正常舌象为淡红舌质，亦称"淡红舌、薄白苔"。一般认为：舌根属肾，舌中属脾胃，舌尖属心、肺，舌旁属肝、胆，由此可观察和推断病情的进展，如肝硬化患者若原为淡红舌、薄白苔或薄黄苔，一旦转鲜红光剥，便常为肝功能受损之兆。

脉象由脉搏的速率、节律、强度、位置和形态共同组成，与心排血量、心瓣膜功能、血压的高低、血管内血液的质和量以及末梢血管的功能状态等有关。正常脉象称"常脉"或"早脉"，常脉一息四至（约 68～80 次/分），不浮不沉，来去从容，和缓有力，节律均匀，但也常因年龄、性别、体质、气候差异而不同。脉象以浮脉、沉脉、虚脉、迟脉、实脉、洪脉、细脉等表现病证（如浮脉主病表证，沉脉主病里证）。

3. 证候观察　指对患者的病史和现状进行全面系统的了解，对病情作出综合判断的过程。病史包括患者患病后的精神及体质状况、环境及可能引起疾病的有关因素等；现状指患者对当前病状的叙述。医护人员运用望、闻、问、切四诊法，对患者的精神、音容、举止、言谈等情况进行细致观察，为诊断、治疗和护理提供可靠的依据。

（1）证候观察的目的　包括：为护理诊断和护理计划提供依据；判断疾病的发展趋向和转归；及时了解用药反应和治疗效果；及时发现危重症或并发症。

（2）证候观察的原则　运用中医基础理论指导病情观察，掌握证候传变规律，以了解脏腑的虚实变化，观察经络在体表的反映。

（3）证候观察的要求　护士要具备高尚的护理道德，一切从患者的利益出发，全心全意为患者服务。观察内容应全面：护士应熟悉患者的病情和治疗及护理要求，有重点、有目的地对疾病的证候进行观察。细致而准确地观察病情：能用计量表示的要用具体数量；不能量化的症状和体征，描述应客观、真实。排除干扰，获取正确结果：首先患者性格秉性不同，这可能影响观察结果；其次患者对病情的忍耐程度不同，形成表现上的差异；再次由于患者的特殊思想情况可造成病情叙述中的差异。结合上述情况，护士应全面综合地分析判断，认真记录观察结果，必要时进行床头交接班，发现异常或危重情况时要及时通知有关人员。

（4）证候观察的方法　包括：①听取患者主诉，详细了解病情发展；②深入病室观察，获取准确资料；③运用四诊的方法，观察病情变化；④运用辨证方法分析病情，观察治疗和护理效果，及时修改护理计划。

五、中医护理的主要内容

中医护理的主要内容包括：生活起居护理、情志护理、饮食护理、自我调理及预防护理等。

（一）生活起居护理

生活起居护理指患者在患病期间，护士针对患者的病情分别给予环境上的特殊安排和生活上的合理照料。其目的在于促进机体的阴阳平衡，恢复和保养正气，增强机体抵御外邪的能力，为疾病的治疗和康复创造良好的条件。

1. 顺应自然，平衡阴阳　中医学非常重视"天人相应"，认为人与自然是一个统一的整体，自然界的各种变化，都会影响到人的生命活动，使之发生相应的变化。因此，顺应四时阴阳变化的自然规律，是患者生活起居不可违背的基本法则之一。

（1）按季节气候不同进行护理　自然界有春、夏、秋、冬四季变化，人的生理活动也会相应改变。善于养生者，就要使机体与四季变化相适应，保持人与自然环境的协调统一，以祛病延年。护士在对患者进行护理时要做到：春防风，夏防暑，长夏防湿，秋防燥，冬防寒。另外，有些疾病易在季节交替时复发或加重，故此时应加强对患者生活起居各方面的调护。

（2）依昼夜晨昏变化进行护理　一日中有昼夜晨昏的变化，而人体的生理活动也会随之改变。随着昼夜晨昏的阶段不同，人体阳气在一天中的变化是有一定规律的，即呈现朝盛夕衰的变化规律。所以，对一些危重患者，应加强夜间观察，以防止出现意外情况。

2. 优化环境，促进康复

（1）病室应安静、整洁　安静、整洁的环境，不仅能使患者心情愉快、身体舒适，还能使患者睡眠充足、食欲旺盛，有利于恢复健康。反之，嘈杂的环境不利于患者休息，可使患者出现心悸、心慌、坐卧不安，甚至四肢发抖、全身冷汗等症状，产生烦躁、惊悸等情绪，而不利于病情的康复。

（2）病室宜经常通风　由于病室内常会有大小便、呕吐物、痰液、鼻涕、汗液等秽浊物的气味，因此，病室要经常通风换气，才能使患者神清气爽、肺气宣通、气血通畅、食欲增进，才有助于疾病早日康复。每日通风的次数和每次持续的时间，应根据季节和室内的空气状况而定，但每天至少通风 1 ~ 2 次。通风时有以下注意事项：避免对流风直接吹到患者身上；对身体虚弱或已感受寒邪的患者，要在通风时帮其穿好衣服或盖好被子，避免寒邪侵犯；对刚服用解表发汗药的患者，其病室暂时不宜开窗通风，待患者汗出热退、穿好衣物或遮挡屏风后，再行通风，勿使患者汗出当风，以免重感风寒之邪而加重病情。

（3）病室温度、湿度要适宜　病室温度一般以 22℃ ~ 26℃ 为宜。若室温过高，患者会感到燥热难受，易中热邪；室温过低，患者又会感到寒冷，易感寒邪。

病室的相对湿度以 50% ~ 60% 为宜。若湿度过高，易使汗液蒸发受阻，患者感到胸中满闷、困倦乏力，特别是风寒湿痹、脾虚湿盛的患者，可出现病情加重的现象；湿度过低，患者则易感到口干唇燥、咽喉干痛，特别是阴虚肺热的患者，会因此出现呛咳不止。

（4）病室光线要适宜　自然的光照会给患者视觉上带来舒适、欢快和明朗的感觉，有利于疾病的康复。临床上，护士应根据时间和患者病情的不同，及时调节室内光线；如中午患者休息时，应拉上窗帘，使光线偏暗，以保证午休；感受风寒湿及阳虚里寒证的患者，室内光线宜充足；热证、阴虚证、肝阳上亢、肝风内动的患者，室内光线宜稍暗；有眼疾的患者，室内宜用深色窗帘，避免光照对眼睛的刺激；长期卧床的患者，应尽量被安排到靠近窗户的位置，以得到更多的阳光，这有利于患者早期康复。

3. 起居有常，活动适度　起居有常指起卧作息和日常生活中的各方面要有一定的规律，并合乎自然界和人体的生理常度。如人们起居应按照"春夏养阳，秋冬养阴"的原则来调摄，与自然界阴阳消长的变化规律相适应。医院的作息制度也应因寒暑而异，在春夏季，生活起居护理、查房、服药、治疗、检查等，均可顺时提前一小时，以延长午休时间；在秋冬季，作息时间恢复到正常。所以在护理时，护士要督促患者按时起居，使其养成有规律的睡眠习惯，每日睡眠时间既不可过长，也不要过短；过长会导致精神倦怠、气血郁滞，过短则因为睡眠不足而耗伤正气。失眠的患者，晚间临睡前用热水泡洗双足，或请医生给予养心安神药或催眠药物。

（二）饮食护理

饮食护理指在治疗疾病的过程中，护士根据辨证施护的原则，利用食物的特性，对患者进行营养和膳食方面的护理和指导，以补益脏腑、泻实祛邪、调整阴阳，从而提高患者的抵抗力，加快疾病的恢复的护理措施。

1. 饮食护理的重要性　饮食与疾病的关系非常密切，利用饮食调护来配合治疗，是中医护理学的又一大特色。食物同中药一样，也具有四气、五味和升降浮沉的特性，因而许多食物同样具有防病、治病的作用。在康复的过程中，饮食调护得当，则可以提高疗效，缩短疗程；反之，若饮食调护不当，则可加重病情，使病程延长，甚至产生后遗症。

2. 食物的分类和功效

（1）清热类食物　具有苦寒、甘寒的性质，如苦瓜、冬瓜、丝瓜、西瓜、白萝卜、葫芦、莴笋、茶叶、绿豆及多种动物的胆汁等。此类食物常用于湿热证的调护，具有清热、泻火、解毒的功效。

（2）清补类食物　具有寒凉的性质，如鸭、鹅、甲鱼、豆腐、薏米、黑芝麻、绿豆、豆芽、梨、甘蔗、莲子、海带、菠菜、白菜、银耳、冰糖等。此类食物常用于虚热证的调护，具有清虚热、泻虚火的功效。

（3）温补类食物　具有温热的性质，如羊肉、狗肉、鸡、鸽子、鲤鱼、粳米、核桃、桂圆、荔枝、红糖等。此类食物常用于寒凉性病证的调护，具有温中、助阳、散寒的功效。

（4）平补类食物　其性较平和，如牛肉、猪肉、鸡蛋、墨鱼、蚕豆、山药、黑木耳、银耳、花生、胡萝卜、黄花菜等。此类食物适用于各类患者，尤其是疾病恢复期的患者，具有补益、和中的功效。

（5）辛散类食物　具有辛温或辛热的性质，如生姜、大蒜、花椒、蘑菇、香椿、茴香等。此类食物常用于各种阴寒之证。

3. 饮食护理的基本原则和方法　饮食调护并非是无限度地补充营养，而应遵循一定的原则和法度，以达到恢复机体元气、改善机体功能、治疗疾病的目的。

（1）饮食有节，定时定量

①定时　指进食宜有较为固定的时间。有规律地进食，可以保证消化、吸收功能有节奏地进行，脾胃不受损伤。反之，食无定时，打乱了胃肠消化的正常规律，则会使脾胃功能失调，消化能力减弱，食欲逐渐减退，这会损害健康。

②定量　指进食宜饥饱适中，恰到好处。过饥则机体营养来源不足，无以保证营养供给，使机体逐渐衰弱，影响健康。过饱则会加重胃肠负担，使食物停滞于胃肠，不能及时消化，影响营养的吸收和输布；同时，脾胃功能因承受过重负担而容易受到损伤，严重者可产生下利、痔疮等病症。

因此，在护理中，护士应根据病情指导患者按时、定量进餐，使其养成良好的饮食习惯，切忌暴饮暴食，以免伤及脾胃。

（2）调和四气，谨和五味

①调和四气　食物的"四气"，指寒、热、温、凉四种不同的性质。饮食过寒或过热，都会导致人体阴阳失调，而发生某些病变。如多食生冷、寒凉之物，可损伤脾胃阳气，使寒湿内生，发生腹痛、泄泻等症；多食油煎、温热之物，可耗伤脾胃阴液，使肠胃积热，出现口渴、口臭、嘈杂易饥、便秘等症。因此，饮食必须注意寒热适当，不可凭自己的喜恶而偏嗜过寒过热之品。

②谨和五味　"五味"，一是泛指所有事物，二是指食物的性味。所以"谨和五味"的含义包括两方面：一为多种食物搭配，如五谷、五畜、五菜、五果等；二为食物的辛、甘、酸、苦、咸五味要调和，不可过酸、过辣等。五行学说认为五味与五脏有密切的关系，即酸入肝、苦入心、甘入脾、辛入肺、咸入肾。五脏阴精的产生，来源于饮食五味，

但五脏又可因饮食五味的太过而受到损害，人们如能把五味调和适当，机体就会得到充分的营养；反之，如果长期偏食某种性味，就会导致机体阴阳的平衡失调而产生疾病。

（3）辨证施食，相因制宜

①因人制宜　饮食调护应根据不同的年龄、体质、证候等方面的差异，分别予以不同的调摄。

·体胖者：多痰湿，宜食清淡、化痰之品，如青菜、水果等；忌食肥甘厚腻，以免助湿生痰。体瘦者多阴虚内热，宜食滋阴生津、养血补血之品；忌食辛辣动火之品，以免伤阴。

·老年或大病初愈者：其脾胃功能虚弱，运化无力，宜食清淡、温热、熟软之品；忌食生冷、黏硬、不易消化之品。体质虚弱者，不宜大剂量强补，而应少量多次进补，防止偏补太过或因补滞邪。肠燥便秘者，宜多食含油脂的植物种仁或多纤维的菜根之类。

②因时制宜　由于春、夏、秋、冬四时气候的变化对人体的生理、病理有很大的影响，因此，应当在不同的季节合理选择、调配不同的饮食，以增强体质、恢复健康。

·春季：风和日暖，阳气生发，宜进食清淡平和之品，如大麦、红枣、猪肉、花生、芝麻等；不宜进食生冷、黏腻之品。

·夏季：酷热难耐，宜进食清淡、解渴、生津、消暑之品，如西瓜、冬瓜、绿豆汤、乌梅小豆汤、藿香茶、冰糖煎水代茶饮等；切忌过食寒凉、厚味之品；平素阳虚体质，常服用鹿茸、附子之品者，也应注意节制。

·秋季：炎暑渐消，气候干燥，宜进食滋阴润肺之品，如芝麻、蜂蜜、菠萝、乳品、甘蔗、糯米等，以益胃生津；不宜进食葱、姜、辣椒等辛辣之品；注意在平补的基础上再配以生津养液之品。

·冬季：万物凋谢，朔风凛冽，宜进食具有滋阴潜阳作用且热量较高的食物，如谷类、羊肉、狗肉、甲鱼、木耳等，而且宜热饮热食，以保护阳气。由于冬季以养精、藏精为主，此时进补可扶正固本，有助于体内阴精的潜藏，以增强抗病能力，这为有效地预防开春的时行瘟病打下了较好的基础。

（4）饮食清洁，习惯良好　食物要新鲜、清洁。新鲜、清洁的食物，可以补充机体所需要的营养，而腐烂变质的食物易使人出现腹泻、呕吐等中毒症状，严重者可出现昏迷或死亡。一般的食物均应清洁、煮熟后再食用，瓜果、蔬菜要清洗干净，以防农药中毒。在护理中，护士一定要求患者注意饮食卫生，尤其在夏令季节，要把住"病从口入"这一关，防止因饮食不洁而加重病情。同时，保持良好的进食习惯，对身体也很重要。

①进食宜缓　进食者应该从容和缓，细嚼慢咽，这样既有利于各种消化液的分泌，又能稳定情绪，避免急食、暴食，以保护肠胃。

②进食宜专　进食者应尽量将头脑中的各种琐事抛开，把注意力集中到饮食上来，这样有利于消化吸收；反之，边吃饭边看电视或书本，则纳食不香，影响消化吸收。

③进食宜乐　进食者应保持愉快的心情。进食的环境宜宁静和整洁；气氛宜轻松和愉快，同时可适当配以轻松舒缓的音乐。病情允许的患者，进食后可做一些从容和缓的活动，不宜立即卧床休息。

（5）搭配相宜，不损药效　食物配伍也和中药学中的药物配伍一样，讲究搭配相宜。

若搭配得当，则可提高食物的功效；反之，则会降低功效，甚至危害人体健康。比如菠菜猪肝汤，菠菜与猪肝均能养肝明目，相互配伍可增强补肝明目之功效，用于治疗肝虚目昏或夜盲症等；大蒜可防止蘑菇中毒；生姜可减轻或消除鱼虾引起的腹泻、皮疹等不良反应；而白萝卜能降低补气类食物的功效，如山药、山鸡等。更有甚者，两种食物同时食用，可产生明显副作用或毒性反应。患者在服用某些中药时也应忌口，以免降低药效或发生不良反应，如服荆芥时忌吃鱼虾，服甘草时忌吃海产品等。另外合理的烹调方法，能减少食物中营养成分的损失，增强食欲，这有利于胃肠的吸收。

（三）情志护理

情志护理指在护理工作中，护士要注意观察、了解患者的精神、情志变化，掌握其心理状态，设法预防和消除不良情绪的影响，使患者处于最佳心理状态，以利于疾病康复。

1. 情志护理的基本原则

（1）诚挚体贴，无微不至　护士应善于体谅患者的疾苦，"视人犹己"，动态了解患者细微的情志变化。同时，态度要和蔼，语言要亲切，动作要轻盈，衣着要整洁，病室内外环境尽量保持安静、舒适，使患者从思想上产生安全感，以乐观的情绪、良好的精神状态战胜疾病。

（2）有的放矢，因人施护　由于人的年龄、体质、性格、性别不同，加之家庭背景、生活阅历、文化程度、从事的职业和所患疾病等都有所差异，不同的患者即使面对同样的情志刺激，也会有不同的情绪反应。因此，护士要因人而异、有的放矢地对每位患者进行耐心细致的情志护理，以减轻他们心理压力，使其身体尽快康复。

（3）清静养神，宁心寡欢　七情六欲是人之常情，然而七情过激，可使人体气血紊乱，导致疾病的发生或加重，加之患病之人对情志刺激更为敏感。因此，精神调摄非常重要，护士要采取多种措施，以保持患者情绪稳定，避免不良刺激。对危重患者，应尽量谢绝探视；疾病恢复期的患者，尤其是高血压或脑出血患者，常因即将出院而过度兴奋，使病情加重，因此保持平和的心境很重要。

（4）怡情畅志，乐观愉快　保持乐观愉快的情绪，能使人体气血调和，脏腑功能正常运作，这有益于健康。对患者而言，不管其病情如何，乐观的心情均可以促使病情好转。所以，护士要帮助患者尽快适应角色转换，患者间可现身说法，相互鼓励，同时通过适时播放轻音乐、相声等方式来营造一种轻松的氛围，使患者保持乐观的情绪和愉悦的心情。

2. 情志护理的基本方法

（1）说理开导　指通过正面的说理，使患者认识到情志对人体健康的影响，从而自觉地调和情志，增强战胜疾病的信心，积极配合治疗的情志护理方法。首先护士要不断提高自身综合素质，对患者要真诚热情，要有同情心和责任感，以取得患者信任，再针对不同病情的患者，做到有的放矢，动之以情、晓之以理、明之以法，从而使患者以良好的精神状态配合治疗与护理。另外，护士在进行说理开导时，应注意保护患者的隐私。

（2）移情易性　移情的含义是排遣情思，把思想焦点转移他处；在护理工作中，其主要指将患者的注意力从疾病转移到其他方面。易性的含义是改易心志，包括排除或改变患者的不良习惯或使不良情绪适度宣泄，使其恢复正常习惯或心态，以有利于疾病的康复。移情易性的方法有很多，如听广播、看电视、看书、读报、歌吟等。

（3）以情胜情　指以中医五行相克理论为依据而创立的独特的情志护理方法，即有意识地采用一种情志抑制另一种情志，以淡化或消除不良情绪，使患者恢复正常精神状态的一种情志护理方法。如怒胜思，思胜恐，恐胜喜，喜胜悲，悲胜怒。主要通过护士的语言、行为手段，激起患者某种情志变化，以达到控制其病态情绪，促进身心康复。但应注意，临床运用时并不能完全按照五行制胜的原理简单地生搬硬套，而应具体情况具体分析。

（4）顺情从意　指顺从患者的意志、情绪，尽可能地满足患者的身心需要的情志护理方法。患者在患病过程中，情绪多有反常，对此，护士及家属尽可能顺其情、从其意，以利于身心健康。

（四）用药护理

在临床工作中，护士除了要具备中药的基本知识外，更要正确掌握给药的途径、时间、方法以及服药禁忌等有关护理知识，并对患者及家属进行积极的健康宣教，充分发挥药物的最大作用，减少不良反应，以提高中医治疗的效果。

1. 中草药的煎煮　煎药器具最好用砂锅或砂罐。在煎药前，煎药者应先用清水浸泡中草药，浸泡时间不少于30分钟，这样既有利于药物有效成分的充分溶出，还可以缩短煎煮时间。一般加水至浸过药面2～5cm为宜，水应一次加足，不宜中途加水。一般药物宜先武火煮沸后再改文火，煮沸后再煎煮20～30分钟；解表药及芳香类药物煮沸后，再用文火煎煮10～15分钟即可；滋补类药物先用武火煮沸后，改用文火慢煎40～60分钟。煎药过程中要用陶瓷、不锈钢棍棒适当搅拌药料2～3次，使有效成分充分溶出。煎药量为儿童每剂取汁100～300mL，成人每剂取汁400～600mL，两煎药汁混合后分服。

2. 服药的时间　患者一般在进食前后2小时左右服用中药，2～3次/日，以利于药物的吸收。急性病及热性病者应随煎随服，或每隔4小时左右服用1次，使药物持续发挥作用。患者宜在清晨服用补阳益气药、利湿药，也宜在清晨服用催吐药；应在行经前几日和月经来后停服调经药；宜在黄昏、夜晚服用具有滋阴养血、滋养肝肾的中药，因黄昏、夜晚时阴气渐生而盛，药物可乘人体阴气欲盛势，发挥最佳的治疗作用。

3. 服药方法　每日1剂，分2～3次服用，间隔4～6小时为宜，小儿可适当增加次数。祛寒药可用姜汤送服；祛风除湿、活血化瘀药可用黄酒、米酒送服，以助药力；呕吐者的汤剂应浓煎，在服药前，呕吐者先口服少量姜汁或嚼少许生姜片、陈皮，然后再少量多次服用汤剂；婴幼儿也应少量频服，以合病理，最忌昼服夜停。注意中病即止，以免伤正。

4. 服药的观察及护理措施

（1）解表类药　患者宜热服此类中药，服药后卧床盖被休息，宜多喝热开水或食热粥，以助药力。护士观察患者的出汗特点：有汗、无汗、出汗时间、遍身出汗还是局部出汗等。发汗应以遍身微汗为宜，即汗出驱邪为度。如汗出不彻，则病邪不解；汗出太过则耗气伤津，甚至阳随汗出而呈亡阳之变，这时患者可口服糖盐水或输液。服用含有麻黄的药物后，护士要注意患者的血压及心率变化，并做好记录。

（2）泻下药　一般而言，患者应空腹服用此类药物，因其苦寒易伤胃气，故应"中病即止"。患者服药后，护士观察其生命体征及病情变化，排泄物的色、量、质等，如果患者泻下太过，药后出现剧烈腹痛、泄泻甚至虚脱的情况，护士应及时报告医师。在服药期间，患者宜食清淡易消化之品，如蔬菜和水果，忌食辛辣油腻等刺激性的食物，且应禁烟酒。

（3）温中驱寒药　多适用久病体虚者。由于药力缓，见效时间长，护士应嘱患者坚持服用。服药后患者应注意保暖，尤以四肢和腹部切忌受凉；宜温热饮食，忌食生冷寒凉、厚腻硬固之品。在服药期间，出现咽喉肿痛、舌红、咽干者，为虚火上炎，应及时停药。

（4）清热类药物　多属苦寒，易伤阳气，故在患者服药期间，护士应注意观察病情变化，尤其是药后身热的盛衰和体温高低的变化。热邪清除后患者宜停药，以免久服损伤脾胃。如患者服白虎汤后体温渐降，汗止渴减，神清脉静，这为病情好转；若患者服药后壮热、烦渴不减，并出现神昏谵语、舌质红绛，这提示病由气分转为气营两燔；若患者服药后壮热不退，并出现四肢抽搐或惊厥，护士应立即报告医师。

（5）消食导滞剂　常用于食积的患者。在服药期间，患者宜食清淡易消化之品，勿过饱，婴幼儿应注意减少乳食量，必要时暂停乳食。此类药常与行气活血、软坚散结药组方。如果患者突然出现腹部疼痛、恶心、吐血、便血、面色苍白、汗出厥冷、脉微而细等，则为病情加重，护士应立即报告医师；大便带有黏液者，为食滞不消化。

（6）补益类药物　易使胃气壅滞，脾胃虚弱者慎用此类药物。由于补益类药物见效缓慢，护士应嘱患者坚持服药。在服药期间，患者宜食清淡易消化之品，忌食辛辣、油腻、生冷之品，同时还应忌食白萝卜及纤维素多的食物，以减缓排泄、增加吸收。患者注意生活有规律，做到起居有常，保持睡眠充足，适当锻炼身体，提高抗病能力，避免劳累。

（7）安神类药物　患者宜睡前半小时服用此类药物。病室宜保持安静，患者需要做好情志调理，尤其要消除睡前紧张、激动的情绪；宜食清淡平和之品，忌食辛辣、肥甘、酒、茶等刺激之品，晚饭不宜过饱。

（8）涌吐类药物　药量应从少量开始，逐渐增加，以防中毒或涌吐太过。对服药后不吐者，护士可用压舌板刺激上腭咽喉部，助其呕吐；患者吐后用温开水漱口，及时清除呕吐物。服药得吐者，坐卧勿当风，以防吐后体虚，复感外邪。护士应注意严重呕吐者的体温、脉搏、呼吸、血压及呕吐物的量及性质，并记录。如果患者在服药期间或服药后出现面色苍白、血压下降、四肢厥冷及抽搐等中毒现象，应立即停止服药，护士立即报告医师并配合抢救。患者吐后暂禁食，待胃肠功能恢复后再食少量流质物或易消化之品，以养胃气。

5. 注意事项

（1）妊娠用药禁忌与慎用　一般根据对胎儿损害程度的不同，药物可被分为禁用与慎用两类。凡禁用的药物，绝对不能使用。慎用的药物，可根据孕妇患病的情况，酌情使用。使用时，护士应做好病情观察，随时记录，但如果没有特殊必要时，孕妇应尽量避免使用此类药物，以免发生危险。

（2）服药饮食禁忌　饮食禁忌简称食忌，也就是通常所说的"忌口"，即避免药物与食物之间相互作用，发生变化而影响药效。

①一般忌口　在服药期间，患者应忌食一切生冷、黏腻、腥臭等不易消化及有特殊刺激性的食物。

②特殊禁忌 地黄、何首乌忌葱、蒜、白萝卜，甘草忌鲤鱼，薄荷忌甲鱼，茯苓忌食醋，鳖甲忌苋菜。患者服用发汗药后，忌食醋及生冷之品；服用补药后，忌食浓茶和萝卜。疮痈肿毒者，忌食虾、蟹、羊肉、辛辣等刺激性食物。患者服用以柴胡为主药的方剂时，忌同时服用以碳酸钙、硫酸镁、硫酸亚铁等为主要成分的西药，以免相互产生不良反应；服用发汗解表药时，禁用或慎用解热镇痛药，如阿司匹林、对乙酰氨基酚等，以防止汗出太过；服用山楂丸时，忌与氢氧化铝、碳酸氢钠等碱性药物同服，以免酸碱中和，降低药效。茶、咖啡、牛奶、豆浆等食物中的鞣酸、咖啡因及蛋白质等也易与中药成分发生化学反应，影响疗效；另外服药时觉得口味较苦者，可加些糖一起服用或服药后用冷开水漱口，便可立即去除苦味。

（五）穴位按摩调理

穴位按摩又称指针疗法、指压推拿，是在中医护理基本理论指导下以手指点、按、压、掐人体穴位来疏通经络，调动机体抗病能力，从而达到预防疾病、保健强身目的的一种技术操作。

> **知识链接：3-2-3**
>
> 推拿介质与热敷
>
> 推拿介质是在应用推拿等手法时，为了保护皮肤并加强手法效果而使用的一种物质。种类有油剂（如芝麻油）、水剂（如清水）和粉剂（如滑石粉）等。
>
> 热敷则是在手法后使用，有温经通络、活血消肿等作用，种类有湿热敷和干热敷等。

1. 常用手法 按照穴位按摩，常用手法的动作形态分为：一指禅推法、拇指推法、指揉法、指按法、点法、指摩法、掐法、拿法、捏法等。

（1）一指禅推法 术者以拇指端的螺纹面或桡侧端着力，通过腕关节往返摆动使手法所产生的力通过拇指作用到穴位上，这种手法被称为一指禅推法。本法适用于全身穴位及内、外、妇、儿、伤科等病症，尤以治疗头痛、失眠、面神经炎、高血压、近视、月经不调及消化系统病症等见长，近年来也常用于保健推拿。（图3-2-8）

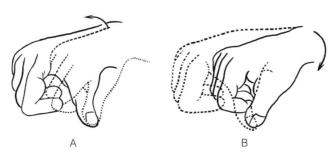

图3-2-8 一指禅推法

（2）拇指推法 术者用拇指端着力于穴位上，进行单方面直线或环转移动，这种手法被称为拇指推法。在操作时，术者指端紧贴穴位，用力要稳，速度要缓慢、均匀，使皮肤深层透热而不擦破皮肤。本法具有温经通络、活血止痛、健脾和胃、调和气血等功效，适用于头晕头痛、肩背酸痛、脘腹胀痛等各种痛证。拇指推法具体分为直推法、旋推法、分推法三种。

①直推法　术者以一手握持患者肢体，使被操作的穴位固定向上，另一只手拇指自然伸直，以螺纹面或桡侧缘着力，或中、示指伸直，以螺纹面着力，通过腕、指部发力，带动着力部做单方向的直线推动。频率为每分钟 220 ~ 280 次。（图 3-2-9）

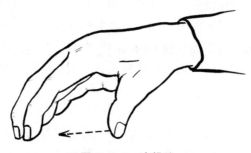

图 3-2-9　直推法

②旋推法　准备同直推法。术者以拇指螺纹面着力于穴位上，拇指主动运动，带动着力点做顺时针方向的环旋移动。频率为每分钟 160 ~ 200 次。（图 3-2-10）

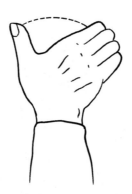

图 3-2-10　旋推法

③分推法　术者以双手拇指螺纹面或其桡侧缘着力，通过腕部或前臂发力，带动着力部位自穴位或部位的中间同时向两旁做 "← →" 直线或 "⌒" 弧线推动。一般每分钟可连续分推 20 ~ 50 次。（图 3-2-11）

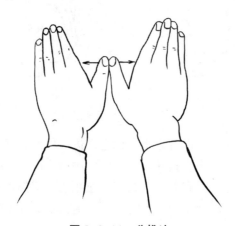

图 3-2-11　分推法

（3）指揉法　术者将双手手指的指腹着力于穴位上，微用力，在穴位表面做环形运动，这种手法被称为指揉法。操作要点是：以指腹为着力点并紧贴体表，腕部放松，肘部为支点，前臂主动摆动来带动腕部，使手指做环形运动。动作要协调有力，力度以皮下组织随之做回旋运动为宜。操作过程要持续、均匀、柔和且有节律，频率约为每分钟120次。此法可分为拇指揉法（图3-2-12）、中指揉法、示中指揉法及示中环指三指揉法。本法刺激量小而轻柔舒适，可用于全身穴位，具有宽胸理气、消积导滞、活血祛瘀、消肿止痛等功效，适用于脘腹痛、胸闷胁痛、食积、便秘、软组织损伤所致的肿痛及风寒痹痛等病症。

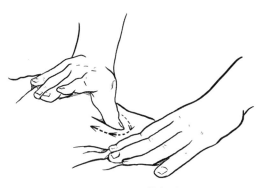

图 3-2-12　指揉法

（4）指按法　术者用手指指端或指腹按压穴位表面，这种手法被称指按法。在操作时，着力部位要紧贴穴位表面，用力要稳，轻重适度，以免损伤皮肤。本法具有舒筋活络、开通闭塞、活血止痛等功效，适用于胃脘痛、头痛、肢体酸痛麻木等病症。（图3-2-13）

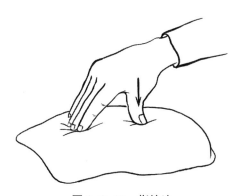

图 3-2-13　指按法

（5）点法　本法从按法演变而来，较之按法作用面积更小，刺激量大，感应强。术者用指端或屈曲的指间关节着力于穴位，持续地进行点压，这种手法被称为点法。本法适用于全身穴位，具有解痉止痛、开通闭塞、舒筋活络、补泻经气、调整脏腑等功效，用于治疗各种痛症。（图3-2-14）

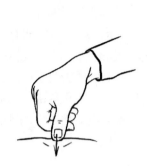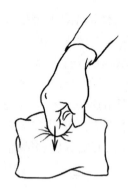

图 3-2-14　点法

（6）指摩法　术者用示指、中指、环指、小指四指并拢，腕关节旋转带动手指做环形摩动，频率为每分钟 120 ~ 150 次。本法具有疏通气机、缓解疼痛、消食导滞等功效，用于气滞、食积、腹痛等消化系统病症。（图 3-2-15）

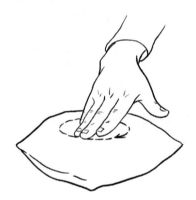

图 3-2-15　指摩法

（7）掐法　术者以拇指指甲切掐穴位表面，这种手法被称为掐法，又被称为"切法""爪法""指针法"。掐法是强刺激手法之一，不宜反复或长时间应用，术者更不能掐破患者的皮肤。掐后常继用揉法，以缓和刺激，减轻局部疼痛和不适感。本法适用于头面部和手足部的穴位，功能特点为掐以醒之，即强心醒神，故本法常用于高热、昏迷、抽搐等病症。（图 3-2-16）

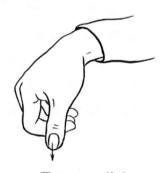

图 3-2-16　掐法

（8）拿法 术者以拇指与示指、中指相对用力，连续一紧一松地捏起穴位处的肌筋，这种手法被称为拿法。本法主要适用于颈项、肩、四肢等部位的穴位，具有缓解肌肉痉挛、通调气血、发汗解表、开窍醒脑等功效，适用于颈椎病、肩周炎、恶寒头痛等病症。（图3-2-17）

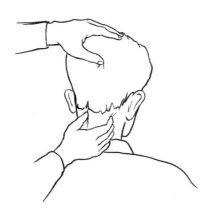

图 3-2-17　拿法

（9）捏法 术者将拇指与示指、中指或拇指与其余四指的指面对称性地夹持住穴位并相对用力挤压，然后一紧一松地逐渐移动，这种手法被称为捏法。本法具有舒筋通络、行气活血等功效，适用于疲劳性四肢酸痛、颈椎病等病症。本法也可以用于小儿捏脊，以治疗患儿胃肠道各种病症，是一种很好的小儿保健法。（图3-2-18）

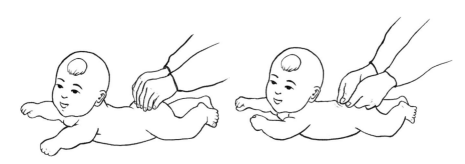

图 3-2-18　捏法

2. 常用手法总的要求　穴位按摩手法要持久、有力、均匀、柔和、深透。持久、有力是手法的基础，均匀、柔和是手法的关键，深透是手法总的要求。

（1）持久 指手法能按要求持续一定的时间。

（2）有力 指手法要有一定的力量，但应随体质、病症、部位等而异，原则是既有效又无不良反应。

（3）均匀 指手法要有节奏，速度和力量保持均匀，不要时快时慢、时轻时重。

（4）柔和 指手法动作灵活，用力平稳，变换自然。

（5）深透 指手法的功力要深达体内筋骨以及腑脏。

3. 常用穴位作用及定位　见本章第二节腧穴中常用穴位作用及定位表（表3-2-4）。

4. 操作流程及注意事项

（1）操作前准备

①用物准备　按摩巾。

②环境准备　病室安静、整洁、舒适，湿、温度适宜。

③患者准备　患者按摩处皮肤清洁，无红肿、水泡及硬结。

④术者准备　服装、鞋、帽整洁。术者评估患者病情、年龄、意识状态、合作程度、心理反应；向患者解释操作目的及方法，请患者配合；剪短指甲，洗手，戴口罩。

（2）操作流程

①术者再次核对医嘱，携用物至床旁，有声核对患者床头卡、腕带，协助患者取舒适体位；

②遵医嘱准确选择按摩穴位；

③充分暴露按摩部位，在按摩部位铺按摩巾，注意为患者保暖，必要时用屏风遮挡患者；

④根据患者的症状、发病部位、年龄及耐受性，选择适宜的按摩手法和刺激强度，进行按摩；用力均匀，禁用暴力，按摩时间、频率合理；进行腰腹部的按摩时，嘱患者先排空膀胱；

⑤在操作过程中，注意观察患者对手法的反应，若患者有不适，及时调整手法或停止操作；

⑥按摩结束后，协助患者穿衣并取舒适体位，整理床单位；

⑦操作完毕，清理用物，洗手，记录，签字。

（3）注意事项

①有深静脉血栓形成的患者禁止按摩。

②脊髓型颈椎病、颈椎节段性不稳、发育性颈椎椎管狭窄、强直性脊柱炎合并脊髓型颈椎病的患者禁止按摩。

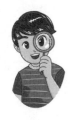

测试题

一、名词解释

穴位按摩

二、填空题

1. 中医护理的主要内容包括：（　　）、（　　）、（　　）、（　　）及（　　）等。

三、判断题

涌泉穴位于足底，足前部凹陷处第2、3趾趾缝纹头端与足跟连线的前三分之二处。（　　）

四、简答题

中医护理的主要原则有哪些？

第三节 康复护理基础知识

学习目标
1. 了解：康复护理内容。
2. 熟悉：康复护理病历书写。
3. 掌握：康复护理流程。

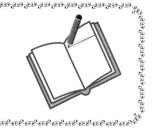

一、康复护理内容

（一）定义

康复护理是诊断和处理人类由于现存的或潜在的功能障碍，导致生活方式改变所引发的健康问题的反应。

（二）原则

1. 早期介入 康复护理应从急性期开始，早期预防、早期介入，应与临床护理同步进行，这有利于患者功能的恢复，如偏瘫患者急性期体位的护理，可以预防关节挛缩的发生。

2. 患者主动参与 临床护理一般采取的是"替代护理"或"被动接受他人护理"，其目的是解除患者阶段性的体力不支，减轻疼痛，促进患者尽快恢复健康。但是康复护理的目的却是要促进患者的功能恢复，患者早日实现生活自理，重返家庭及社会。患者出现的功能障碍会长期甚至终身地影响患者的生活，康复护理不是靠"替代"完成患者受限的功能活动，而应让患者由被动护理转变为"自我护理""协同护理"。自我护理的目的是发挥患者的潜能，防止患者的功能退化，增强患者的自信与自尊，激发他们的独立性，使他们部分或全部地照顾自己，以摆脱对他人的依赖，才能提高生活及生命的质量。因此，患者只有主动进行自我护理，主动积极地完成康复训练计划，才能实现康复目标。

3. 功能训练贯彻始终 恢复患者机体功能，最大限度地发挥并保存现存机体的残存潜能，预防残疾和继发性残疾是康复护理的中心任务。患者在接受各种各样的康复治疗时，大多数情况下是由康复治疗师在治疗室内利用有限的时间对患者进行康复功能的恢复与训练，但在有限的训练时间内患者很难很快地实现生活自理，而患者回到病房后的功能训练则成为康复治疗的延续。因此，护士要督促并指导患者把康复训练的内容与日常生活活动密切结合起来，贯彻始终，才能达到康复的效果。

4. 加强心理护理 因为残疾会给患者带来不良的心理反应，使患者产生抑郁、焦虑、悲观及急躁，甚至绝望等心理问题，这会阻碍患者的康复进程，影响康复效果。克服心理障碍，疏导心理问题是康复护理的重要原则。护士要理解、同情患者，积极给予患者心理疏导和心理支持，激励患者勇敢面对现实，鼓励并协助患者建立面对现实的目标追求，重新安排新的生活，树立生活的信心，摆脱不良情绪，以最佳的心理状态接受各种康复训练，则可以促进康复计划的实施与完成，使患者早日康复。

5. 团队协作　康复护理是康复计划中的重要内容，护士是康复团队中与康复对象接触机会和时间最多的专业康复人员。护士不仅要配合及协调安排好各种康复治疗的时间、内容和顺序，保证患者康复训练的正常进行，而且还要与康复治疗小组的其他成员保持合作，严格执行康复治疗计划，落实好康复护理的内容，及时反馈患者接受康复治疗的情况，才能保证患者康复治疗的完成。因此，护士在患者康复治疗的过程中不仅是护理员，还是康复流程的协调员、调度员，也是患者了解和掌握康复知识的宣传员，所以护士要有良好的团队合作精神，与其他康复小组成员共同实施对患者进行的康复治疗。

（三）康复护理与一般护理的区别

康复护理和一般护理，既有相同点，又有不同点。本节主要谈两者之间的区别。两种护理的区别主要表现在五个方面：

1. 护理对象不同　康复护理的对象主要是残疾人和患有某些功能障碍而影响学习、生活、工作的慢性病患者及老年病患者，而不仅指疾病时期的患者，也不能泛指所有健康人群。近年来，一些急性伤病和手术前后的患者也被列为康复对象，接受适当的康复治疗与康复护理。

2. 护理目的不同　康复护理有着与一般临床护理相同的目的，即为患者减轻病痛和促进健康，但也有着与一般临床护理不同的地方。康复护理的目标是预防残疾，减轻残疾程度，最大限度地使患者恢复生活和活动能力。临床护理是针对疾病，而康复护理原则是针对人，即通过实施各种康复护理技术，来提高患者的生活及生命质量，使患者享有做人的权利，尽早地回归家庭、重返社会。

3. 护理内容不同　对患者进行功能训练，采取某种代偿措施来弥补或辅助伤残所致的功能障碍，是康复护理最常用和必需的手段之一，但康复对象对这些措施的适应是需要训练的。如颈髓损伤的高位截瘫患者应进行用牙咬合代替手的功能训练；右侧偏瘫的患者应进行左侧肢体的代偿训练等，这些在一般护理内容中是没有的。

4. 护理方法不同　在临床护理中，患者可能会因为疾病而短暂影响日常生活自理能力，所以在护理上往往采取"替代护理"（被动接受护理），以促进患者早日恢复健康。而康复护理则强调"自我护理"，强调由被动护理转变为自己护理自己，通过"自我护理"来维持和改善患者的日常生活自理能力。替代虽然能解决因患者的功能障碍不能完成活动的问题，但不能使患者的功能得到训练和保存，这会使患者产生依赖感，从而丧失尊严和自信，甚至使残疾加重，这不利于残存功能能力的保存与恢复。自我护理能满足患者的个人需要，能训练患者独立，能使患者保持自信与自尊。

5. 护理工作形式不同　一般护理完全遵循医嘱，由护理小组分工完成护理工作；而康复护理除了执行医嘱之外，还参与康复小组，通过评价会的形式沟通信息，共同为患者制订康复计划，护士承担康复小组的协调、联络与配合工作，使患者最终达到康复目标。

（四）康复护理技术

康复护理技术包括两大类。一类是护士需要了解的、与康复密切相关的康复治疗技术，例如：物理治疗、作业治疗、语言治疗、康复工程、传统疗法等；一类是护士需要掌握的技术，例如：体位设置、轮椅移乘、间歇导尿、膀胱冲洗、皮肤护理以及心理护理等技术。

（五）康复病房管理

康复病区和临床其他专科病区不同。入住康复科的患者都有不同程度的功能障碍，因此，康复科病区的设置必须体现无障碍设计的理念。例如：病房应宽敞明亮；门、卫生间、病床之间的距离应足够轮椅的进出，以方便患者转移；室内的地面应防滑、有弹性；病房和厕所的门应宽大，卫生间应是坐厕，两侧装有扶手；走廊应安装扶手，以利于患者进行行走训练；病房床头、走廊、厕所、淋浴间应安装呼叫器，以备患者急需。

二、康复护理流程

（一）康复护理程序

1. 护理评估　是有计划、有目的、系统地收集病人资料的过程。根据收集到的资料信息，护士对护理对象和相关事物作出大概的护理评估和推断，从而为护理活动提供基本依据。护理评估是整个护理程序的基础，同时也是护理程序中最为关键的步骤。如果护理评估不正确，将导致护理诊断和计划的错误以及预期目标的失败。护理评估是通过护士主观询问、中医辨证、客观观察以及量表评估等方式进行的。

2. 制订护理计划　指根据患者护理评估及中医辨证的内容，康复小组提出护理问题、确定护理目标的过程。

3. 实施护理计划　指根据已提出的护理问题、护理目标，康复小组定出有针对性、可行的护理措施，并落实的过程。

4. 阶段效果评价　在每次评价前，护士都要再次评估患者目前的健康状况，根据评估结果对上一次评价时提出的护理目标作出效果评价，如已达标即标注"完成"，未达标即标注"未完成继续"，并签名。

（二）康复评价

康复评价是完成康复流程的重要记录，康复评价分为初期评价、中期评价及末期评价。

1. 初期评价　应在患者入院 7 ～ 10 天内完成。由康复小组组长牵头，各位专业成员根据各自对患者的检查评估情况，集中研讨以下内容：①找出主要功能障碍并完善问题小结；②确定近期目标、远期目标；③制订康复治疗计划和提出注意事项，预测预后及判断康复的影响因素，尽早对患者实施康复治疗。初期评价在整个康复治疗过程中具有重要作用。

2. 中期评价　在初期评价后的 1 个月内完成。集中研讨以下内容：①判断初期评价所设定的护理目标是否完成，如仍未完成应寻找原因，并找出解决问题的方法；②根据目前的功能状况，制订下一步康复治疗计划或寻找处理、解决问题的办法；③确定下一步的近期目标、远期目标。

3. 末期评价　应在患者出院前 1 周进行。集中研讨以下内容：①康复治疗经过的总结，康复目标实现的程度，功能恢复的程度，各种康复治疗的有效程度；②经验和教训，出院后的建议以及出院后的康复指导等。

4. 注意事项

（1）在评价会结束后，康复小组应进行总结，把评价结果条理化，以便前后对比。

（2）评价会原则上每月1次。对住院时间够3个月的患者，病历记录上必须有3次评价记录及康复小组各成员的相关原始评定表。

（3）"联合查房"的内容与格式同康复评价。如果患者住院时间比较长，康复小组可在中期评价后的1个月内进行联合查房，即相当于1次中期评价。目的是了解经过一段时期的康复治疗后，患者功能的改变情况，并分析改变的原因，以此作为调整康复治疗计划的依据。康复小组请社会、心理、教育、文体等全面康复所涉及的专家，共同为患者的下一步康复治疗提出建议。

三、康复护理病历书写

（一）护理评估及健康教育记录（表3-3-1和表3-3-2）

表3-3-1 护理评估表

科室　　　　床号　　　　姓名　　　　性别 □男□女　　　年龄＿＿岁　　　病案号

入院日期　　年　　月　　日　　　　入院方式 □步行 □扶行 □轮椅 □平车 □担架
入院诊断＿＿＿＿＿＿＿＿＿＿＿＿＿＿＿＿＿＿＿＿＿＿＿＿＿＿＿＿＿＿＿＿＿＿
既往史＿＿＿＿＿＿＿＿＿＿＿＿＿＿＿＿＿＿＿＿＿过敏史 □无 □有：□药物 □食物
□其他＿＿＿＿＿＿＿＿＿＿＿＿＿＿＿＿＿＿＿＿＿＿＿＿＿＿＿＿＿＿＿＿＿＿＿

一、一般护理评估

生命体征：T＿℃ P＿次/分 R＿次/分 BP＿＿＿＿mmHg；气管切开：□无 □有 切开日期＿＿＿＿＿＿＿

意识状态：□清醒 □嗜睡 □意识模糊 □谵妄 □昏迷 □植物状态；瞳孔：□正常 □异常＿＿＿mm

饮食：□正常 □禁食 □鼻饲 □胃造瘘 □肠外营养；睡眠：□正常 □异常 □依赖药物

静脉输液：□无 □有 □表浅静脉 □套管针 □深静脉置管 □PICC 置管日期＿＿＿＿＿置管部位＿＿＿

排尿：□正常 □间歇导尿 □膀胱造瘘 □失禁 □留置导尿管 末次置管日期＿＿＿＿＿

排便：□正常规律＿日＿次 □便秘 □失禁 □依赖药物

皮肤：□正常 □压疮 部位＿＿＿＿＿＿＿＿＿＿＿＿＿＿＿＿＿＿面积＿＿＿cm

二、日常生活能力 Brathel 指数评分

项目＼日期	大便	小便	修饰	如厕	进食	转移	活动	穿衣	上下楼梯	洗澡	总分	护士签名
月　日												
月　日												
月　日												
月　日												

三、Braden 压疮高危评估

日期 \ 项目	对压力感知能力	皮肤潮湿	活动能力	移动能力	营养摄取能力	摩擦力和剪切力	总分	护士签名
月 日								
月 日								
月 日								
月 日								

危险分级：轻度危险 15~18 分；中度危险 13~14 分；高度危险 10~12 分；极高危 ≤ 9 分

患者状态：□病危　□瘫痪　□卧床　□营养不良　□年龄＞65 岁　　压疮来源：□院内　□院外

四、Morse 跌倒风险评估

日期 \ 项目	年龄	近 3 个月跌倒史	超过一个医疗诊断	行走使用辅助用具	是否接受药物治疗	步态/移动	认知状态	总分	护士签名
月 日									
月 日									
月 日									
月 日									

危险程度：高度危险 ≥ 45 分；中度危险 25~45 分；低度危险 0~24 分

表 3-3-2　健康教育记录表

入院教育：□介绍入院须知并签名　□病区及病室环境　□安全教育　□介绍责任护士
　　　　　□其他＿＿＿＿＿＿＿＿＿＿＿＿＿＿＿＿＿＿＿＿＿＿＿＿＿＿＿＿＿＿＿＿＿

　　　　　　　　　　　　　　　　　年　　月　　日　　指导护士签名

预防压疮护理措施实施情况：
□定时翻身　□检查身体受压部位　□卧位护理　□皮肤护理　□床单位清洁　□预防压疮知识宣教
□使用保护性敷料　□使用气垫床　□正确使用海绵垫、软枕等
□其他＿＿＿

预防跌倒坠床护理措施实施情况：
□警示标志　□安置床栏　□安全宣教　□保护性约束　□辅助器具使用指导　□高风险患者需有陪护
□使用轮椅注意事项　□使用平车注意事项　□呼叫器及常用物品合理放置　□勿穿拖鞋　□嘱使用
镇静、安眠药的患者卧床并拉好床栏　□对使用降压药的患者，观察血压变化
□对使用降糖药的患者，观察有无低血糖反应
□其他＿＿＿

预防管路滑脱护理措施实施情况：

□观察管路位置及固定情况　□定时对管路通畅及固定情况进行评估　□发现管路异常及时处理

□检查置管长度　□检查管路衔接处　□患者翻身、排便、转运时的管路保护指导　□谵妄、躁动患者需要专人陪护　□保护性约束　□使用机械通气时注意气囊压力　□对出现躁动的患者遵医嘱给予镇静剂

□其他＿＿＿＿＿＿＿＿＿＿＿＿＿＿＿＿＿＿＿＿＿＿＿＿＿＿＿＿＿＿＿＿＿＿＿＿＿＿＿

出院指导：

□手续办理　□用药指导　□饮食指导　□运动指导或康复护理指导　□专科护理指导

□复诊指导　□随访指导

□其他＿＿＿＿＿＿＿＿＿＿＿＿＿＿＿＿＿＿＿＿＿＿＿＿＿＿＿＿＿＿＿＿＿＿＿＿＿＿＿

出院日期　　年　　月　　日　　指导护士签名

（二）康复评价（表3-3-3）

表3-3-3　脊髓损伤患者康复护理评价表

姓名		性别		年龄		职业		病案号	
入院时间			发病时间			出院时间			
ADL 评价			第一次		第二次		第三次		
诊断					病因				
截瘫水平：C T L S									
肢体活动：正常、活动受限　　部位：									
关节活动：正常、痉挛、震颤、足下垂、膝关节屈曲痉挛、其他									
呼吸系统：正常、呼吸困难、有气管切开									
排尿方式：间歇导尿、集尿器、留置导尿管、压迫排尿、溢尿									
排尿功能：正常、失禁、部分失禁									
排便情况：正常、便秘、失禁、其他									
皮肤情况：正常、潮红、水肿、硬结、挫伤、压疮或烫伤									
神志观察：神清合作、理解力下降、痴呆、其他									
心理状态：									
康复目标：近期									
康复目标：远期									
							护士：　　　　时间：		

（三）专科护理安全告知及健康指导（表3-3-4）

表3-3-4　专科护理安全告知及健康指导表

姓名　　　　　　　科室　　　　　　　　　　床号　　　　　　　　责任护士

患者可能出现的安全问题及防范措施
安全问题： □跌倒　□坠床　□皮肤损伤（压疮　擦伤）　□管路滑脱 □意外事件（走失　烫伤　冻伤） 其他 _____

防范措施：

□有针对性地实施安全教育	□放置安全标识	□患者不可擅自离开病房
□不要自行取下腕带	□实施保护性约束	□不要擅自松解约束带
□洗漱时注意安全	□如厕时不要锁门	□穿合适的防滑鞋、衣裤
□安置床栏	□慎用热水袋	□感觉障碍者禁止用热水泡脚
□定时翻身	□保持正确体位	□保持床单位及皮肤清洁干燥
□使用气垫床	□给予皮肤保护贴膜	□翻身时，注意管路保护
其他 _____		

专科护理健康教育

□截瘫患者

□饮食指导	□排尿指导	□排便指导	□清洁指导
□轴向翻身	□体位垫使用	□轮椅使用及减压方法	□移乘方法
□膀胱训练方法	□尿路感染的预防	□肾积水的预防	□肺部感染的预防
□自主神经过反射的预防	□深静脉血栓的预防	□骨质疏松症的预防	□异位骨化的预防
□相关并发症的预防			
其他 _____			

（四）护理记录（可按表3-3-5格式，列表记录）

表3-3-5　护理记录表

姓名　　　　　　性别　　　　　　年龄　　　　　　床号　　　　　　病案号

日期	时间	护理记录	签名

日期	时间	护理记录	签名

（五）常见风险评估量表及使用

1. Barthel ADL 指数评估量表　详细评估内容见第二章第四节中的日常生活自理能力评定内容（表 2-4-2）。

2. Braden 压疮高危因素评估量表（表 3-3-6）

表 3-3-6　Braden 压疮高危因素评估量表

压疮来源：□院内　□院外				
患者状态：□瘫痪　□病危　□长期卧床　□营养不良　□年龄大于 65 岁				
危险因素分类和评分				
分值 项目	1 分	2 分	3 分	4 分
感觉丧失：对压迫有不适感的能力	完全丧失	严重丧失	轻度丧失	正常
潮湿：皮肤暴露于潮湿的程度	持久潮湿	经常潮湿	偶尔潮湿	很少潮湿
活动力：体力活动的能力	卧床	轮椅	偶尔行走	经常行走
移动力：改变和控制身体的能力	完全不能	严重受限	轻度受限	未受限
营养：日常的摄食能力	恶劣	不足	适当	良好
摩擦力和剪切力	有危险	有潜在危险	无	
危险程度：轻度危险 15~18 分；中度危险 13~14 分；高度危险 10~12 分；极高危 ≤ 9 分				

3. Morse 跌倒风险评估量表（表 3-3-7）

表 3-3-7　Morse 跌倒风险评估量表

项目	评分标准		
年龄	< 60 岁 =0 分	≥ 80 岁、≤ 14 岁 =10 分	
近三个月内跌倒史	否 =0 分	是 =25 分	
超过一个医疗诊断	否 =0 分	是 =15 分	
行走是否使用辅助 用具	不需要 / 卧床休息 / 护士协助 =0 分	拐杖 / 手杖 / 助行器 =15 分	轮椅、平车 =30 分
是否接受药物治疗	否 =0 分	是 =20 分	
步态 / 移动	正常 / 卧床不能移动 =0 分	双下肢虚弱无力 =10 分	残疾或功能障碍 =20 分
认知状态	自主行动能力 =0 分	无控制能力 =15 分	
危险程度：高度危险 ≥ 45 分；中度危险 25~45 分；低度危险 0~24 分			

4. 汉密尔顿抑郁量表（表 3-3-8）　汉密尔顿抑郁量表（Hamilton Depression Scale，HAMD）由英国精神学家汉密尔顿（Hamilton）于 1960 年编制，是临床评定抑郁状态时应用得最为普遍的量表。本量表有 17 项、21 项和 24 项等 3 种版本。经过培训的两名评定者对患者进行 HAMD 联合检查，一般采用交谈与观察的方式，检查结束后，两名评定者分别独立评分。评定者应在治疗前后分别对患者进行两次评分，以便评价病情的严重程度及治疗效果。

表 3-3-8 汉密尔顿抑郁量表（HAMD）

序号	评分项目	评分标准	无	轻	中	重	极重
1	抑郁情绪	0. 未出现； 1. 只在问到时才诉述； 2. 在访谈中自发地描述； 3. 不用言语也可以从表情、姿势、声音或欲哭中流露出这种情绪； 4. 病人的自发言语和非语言表达（表情，动作）几乎完全表现为这种情绪。	0	1	2	3	4
2	有罪感	0. 未出现； 1. 责备自己，感到自己已连累他人； 2. 认为自己犯了罪，或反复思考以往的过失和错误； 3. 认为疾病是对自己错误的惩罚，或有罪恶妄想； 4. 罪恶妄想伴有指责或威胁性幻想。	0	1	2	3	4
3	自杀	0. 未出现； 1. 觉得活着没有意义； 2. 希望自己已经死去，或常想与死亡有关的事； 3. 消极观念（自杀念头）； 4. 有严重自杀行为。	0	1	2	3	4
4	入睡困难	0. 入睡无困难； 1. 主诉入睡困难，上床半小时后仍不能入睡（要注意平时病人入睡的时间）； 2. 主诉每晚均有入睡困难。	0	1	2	—	—
5	睡眠不深	0. 未出现； 1. 睡眠浅，多噩梦； 2. 半夜（晚 12 点钟以前）曾醒来（不包括上厕所）。	0	1	2	—	—
6	早醒	0. 未出现； 1. 有早醒，比平时早醒 1 小时，但能重新入睡； 2. 早醒后无法重新入睡。	0	1	2	—	—
7	工作和兴趣	0. 未出现； 1. 提问时才诉说； 2. 自发地直接或间接表达对活动、工作或学习失去兴趣，如感到没精打采，犹豫不决，不能坚持或需要强迫自己去工作或劳动； 3. 病室劳动或娱乐不满 3 小时； 4. 因疾病而停止工作，住院患者不参加任何活动或者没有他人帮助便不能完成病室的日常事务。	0	1	2	3	4

序号	评分项目	评分标准	无	轻	中	重	极重
8	迟缓	0. 思维和语言正常； 1. 精神检查中发现轻度迟缓； 2. 精神检查中发现明显迟缓； 3. 精神检查进行困难； 4. 完全不能回答问题（木僵）。	0	1	2	3	4
9	激越	0. 未出现异常； 1. 检查时有些心神不定； 2. 明显心神不定或小动作多； 3. 不能静坐，检查中曾起立； 4. 搓手、咬手指、玩弄头发、咬嘴唇。	0	1	2	3	4
10	精神焦虑	0. 无异常； 1. 问及时诉说； 2. 自发地表达； 3. 表情和言谈流露出明显忧虑； 4. 明显惊恐。	0	1	2	3	4
11	躯体性焦虑	指焦虑的生理症状，包括口干、腹胀、腹泻、打呃、腹绞痛、心悸、头痛、过度换气和叹息以及尿频和出汗等。 0. 未出现； 1. 轻度； 2. 中度，有肯定的上述症状； 3. 重度，上述症状严重，影响生活或需要处理； 4. 严重影响生活和活动。	0	1	2	3	4
12	胃肠道症状	0. 未出现； 1. 食欲减退，但不需要他人鼓励便自行进食； 2. 进食需要他人催促或请求和需要应用泻药或助消化药。	0	1	2	—	—
13	全身症状	0. 未出现； 1. 四肢、背部或颈部有沉重感，背痛、头痛、肌肉疼痛、全身乏力或疲倦； 2. 症状明显。	0	1	2	—	—
14	性症状	指性欲减退、月经紊乱等。 0. 无异常； 1. 轻度； 2. 重度。 不能肯定，或该项对被评者不适合（不计入总分）。	0	1	2	—	—

续表

序号	评分项目	评分标准	无	轻	中	重	极重
15	疑病	0. 未出现； 1. 对身体过分关注； 2. 反复考虑健康问题； 3. 有疑病妄想，并常因疑病而去就诊； 4. 伴幻觉的疑病妄想。	0	1	2	3	4
16	体重减轻	按 A 或 B 评定 A、按病史评定： 0. 不减轻； 1. 患者述可能有体重减轻； 2. 肯定体重减轻。 B、按体重记录评定： 0. 一周内体重减轻 1 斤以内； 1. 一周内体重减轻超过 0.5kg； 2. 一周内体重减轻超过 1kg。	0	1	2	—	—
17	自知力	0. 知道自己有病，表现为忧郁； 1. 知道自己有病，但归咎于伙食太差、环境问题、工作过忙、病毒感染或需要休息； 2. 完全否认有病。	0	1	2	—	—
总分							

【附】评分标准

总分＜7分：正常；总分在 7 ~ 17 分：可能有抑郁症；总分在 17 ~ 24 分：肯定有抑郁症；总分＞24 分：严重抑郁症。

5. 汉密尔顿焦虑量表（表 3-3-9） 汉密尔顿焦虑量表（Hamilton Anxiety Scale，HAMA）由汉密尔顿于 1959 年编制，是精神科常用的量表之一，包括 14 个项目。《CCMD-3 中国精神疾病诊断标准》将其列为焦虑症的重要诊断工具，在临床上常用于焦虑症的诊断及程度划分的依据。经过训练的 2 名评定员对患者进行 HAMA 联合检查，一般采用交谈和观察的方法，待检查结束后，2 名评定员独立评分。在评估心理或药物干预前后焦虑症状的改善情况时，首先，评定员在患者入组时评定当时或入组前一周的情况，然后干预 2 ~ 6 周后，再次评定患者的情况，以此比较焦虑症状的严重程度和症状谱的变化。

表 3-3-9　汉密尔顿焦虑量表（HAMA）

评分项	无	轻	中	重	极重
1. 焦虑心境：担心、担忧，感到有最坏的事情将要发生，容易被激惹。	0	1	2	3	4
2. 紧张：紧张感、易疲劳、不能放松；情绪反应：易哭、颤抖、感到不安。	0	1	2	3	4

评分项	无	轻	中	重	极重
3. 害怕：害怕黑暗、陌生人、一人独处、动物、乘车或旅行及人多的场合。	0	1	2	3	4
4. 失眠：难以入睡、易醒、睡得不深、多梦、梦魇、夜惊、睡醒后感到疲倦。	0	1	2	3	4
5. 认知功能：或称记忆力、注意力障碍。注意力不能集中，记忆力差。	0	1	2	3	4
6. 抑郁心境：丧失兴趣、对以往爱好的事物缺乏快感、忧郁、早醒、昼重夜轻。	0	1	2	3	4
7. 躯体性焦虑（肌肉系统症状）：肌肉酸痛、活动不灵活、肌肉经常抽动、肢体抽动、牙齿打颤、声音发抖。	0	1	2	3	4
8. 感觉系统症状：视物模糊、发冷发热、软弱无力感、浑身刺痛。	0	1	2	3	4
9. 心血管系统症状：心动过速、心悸、胸痛、血管跳动感、昏倒感、心搏脱漏。	0	1	2	3	4
10. 呼吸系统症状：时常感到胸闷、窒息感、叹息、呼吸困难。	0	1	2	3	4
11. 胃肠消化道症状：吞咽困难、嗳气、食欲不佳、消化不良（进食后腹痛、胃部烧灼痛、腹胀、恶心、胃部饱胀感）、肠鸣、腹泻、体重减轻、便秘。	0	1	2	3	4
12. 生殖、泌尿系统症状：尿意频繁、尿急、停经、性冷淡、过早射精、勃起不能、阳痿。	0	1	2	3	4
13. 自主神经系统症状：口干、潮红、苍白、易出汗、易起"鸡皮疙瘩"、紧张性头痛、毛发竖起。	0	1	2	3	4
14. 与人谈话时的行为表现： （1）一般表现：紧张、不能松弛、忐忑不安、咬手指、紧握拳、摸弄手帕、面肌抽动、不停顿足、手发抖、皱眉、表情僵硬、肌张力高、叹息样呼吸、面色苍白。 （2）生理表现：吞咽、频繁打呃、安静时心率快、呼吸加快（每分钟＞20 次）、腱反射亢进、震颤、瞳孔放大、眼睑跳动、易出汗、眼球突出。	0	1	2	3	4
总分					

【附】评分标准

　　总分≥29 分，可能为严重焦虑；≥21 分，肯定有明显焦虑；≥14 分，肯定有焦虑；＞7 分，可能有焦虑；≤7 分，没有焦虑症状。

　　6. 住院患者管路滑脱危险度评估量表（表 3-3-10）

表 3-3-10　住院患者管路滑脱危险度评估量表

科室：　　　患者姓名：　　　性别：　　　年龄：　　　床号：　　　住院号：　　　诊断：

项目/分数　　评估日期	年龄		意识			情绪			活动				管道种类							疼痛		沟通		总评分	采取预防措施	护士签名	患者或家属签字
	70岁以上	10岁以下	嗜睡	意识模糊	昏迷	烦躁	焦虑	恐惧	术后3天内	行动不稳	使用助行器	不能自主活动	胃管	气管导管	胸腹腔引流管	术区引流管	中心静脉导管	导尿管	其他	难以耐受	可耐受	差、不配合	一般能理解				
	2	2	2	3	1	3	2	1	3	2	2	1	3	3	3	2	2	1	1	3	1	3	1				

【附】注意事项

（1）对留置各种管路的患者，责任护士均应进行首次危险度的评估，管路数量越多，分数越高。评分＜8分的患者存在管路滑脱Ⅰ度风险（有管路滑脱的可能）；评分8～12分的患者存在管路滑脱Ⅱ度风险（容易发生管路滑脱）；评分＞12分的患者存在管路滑脱Ⅲ度风险（随时会发生管路滑脱）。责任护士将评估的情况及时上报护士长，并根据病情每周跟踪评估1～2次，直至患者拔管或危险因素解除。

（2）评分＜8分者的护理措施包括：明确标识、妥善固定各管路、保持各管路的通畅、对患者及家属进行宣教；评分≥8分者的护理措施包括：在上述护理措施的基础上，悬挂标识、加强巡视、严格交接班、强化患者和家属的宣教。

（3）患者发生管路滑脱时，护士立即按应急程序处理并填写护理不良事件报告单，同时上报护士长及护理部，分析原因并防止再次发生类似事件。

（4）预防导管滑脱的护理措施包括：①明确管路标识，准确填写管路名称、置管日期等项目；②患者床头悬挂警示标识，护士班班床边交接，并记录；③加强心理护理的指导，留家属陪伴，详细告知患者和家属管路的固定及引流管的护理注意事项；④妥善固定各管路，连接管保留足够的长度，避免翻身时牵拉、拔出管路；⑤引流管保持通畅，避免受压、反折、扭曲、阻塞等；⑥患者使用合适的保护性约束带，防止其烦躁或意识模糊时自行拔管；⑦加强巡视。

7. 营养风险筛查量表（表3-3-11）　营养风险筛查2002（nutritional risk screening 2002，NRS-2002）是欧洲肠外肠内营养学会（European Society for Parenteral and Enteral Nutrition，ESPEN）推荐使用的住院患者营养风险筛查方法。NRS-2002总评分为三个部分的总和，

即疾病严重程度评分 + 营养状态降低评分 + 年龄评分（＞70 岁者加 1 分）。

（1）NRS-2002 对于营养状况降低的评分及其定义

①0 分 正常营养状态

②轻度（1 分） 3 个月内体重丢失 5% 或食物摄入量为正常需要量的 50% ~ 75%。

③中度（2 分） 2 个月内体重丢失 5% 或前一周食物摄入量为正常需要量的 25% ~ 50%。

④重度（3 分） 1 个月内体重丢失 5%（3 个月内体重下降 15%）或 BMI ＜ 18.5 或前一周食物摄入量为正常需要量的 0% ~ 25%。（3 项问题任一个符合就按其分值，几项都有按照高分值为准。）

（2）NRS-2002 对疾病严重程度的评分及其定义

①1 分 慢性疾病患者因出现并发症而住院治疗。患者虚弱但不需要卧床，蛋白质需要量略有增加，但可以通过口服补充剂来弥补。

②2 分 患者需要卧床，如腹部大手术后，蛋白质需要量相应增加，但大多数人仍可以通过肠外或肠内营养支持得到恢复。

③3 分 患者在加强病房中依赖机械通气支持，蛋白质需要量增加而且不能被肠外或肠内营养支持所弥补，但通过肠外或肠内营养支持可使蛋白质分解及氮丢失量明显减少。

（3）评分结果与营养风险的关系

①总评分≥3 分 表明患者（胸水、腹水、水肿且人血清白蛋白＜ 35g/L 者） 有营养不良或有营养风险，即应该使用营养支持。

②总评分＜3 分 患者每周复查营养评定。若复查的结果≥3 分，即表明进入营养支持程序。

③如患者计划进行腹部大手术，应在首次评定时按照新的分值（2 分）进行评分，并最终按新的总评分决定是否需要营养支持。

表 3-3-11 营养风险筛查 2002（NRS-2002）评估表

一、患者资料			
姓名		住院号	
性别		病区	
年龄		床号	
身高（m）		体重（kg）	
体重指数（BMI）		蛋白质（g/L）	
临床诊断			
二、疾病状态			
疾病状态		分数	若"是"请打钩
·骨盆骨折或慢性病患者合并有以下疾病：肝硬化、慢性阻塞性肺病、长期血液透析、糖尿病、肿瘤		1	

·腹部重大手术、中风、重症肺炎、血液系统肿瘤	2	
·颅脑损伤、骨髓抑制、加护病患［生理学和健康状况（acute physiology and chronic health evaluation, APACHE）评定＞10分］	3	
合计		
三、营养状态		
营养状况指标（单选）	分数	若"是"请打钩
·正常营养状态	0	
·3个月内体重减轻＞5% 或最近1个星期进食量（与需要量相比）减少20% ~ 50%	1	
·2个月内体重减轻＞5% 或 BMI 为 18.5 ~ 20.5 或最近1个星期进食量（与需要量相比）减少50% ~ 75%	2	
·1个月内体重减轻＞5%（或3个月内体重减轻＞15%）或 BMI＜18.5（或人血清白蛋白＜35g/L）或最近1个星期进食量（与需要量相比）减少70% ~ 100%	3	
合计		
四、年龄		
年龄≥70岁加算1分	1	
五、营养风险筛查评估结果		
筛查总分		
处理		
□总分≥3.0：患者有营养不良的风险，需要营养支持治疗		
□总分＜3.0：若患者将接受重大手术，则每周重新评估其营养状况		
执行者：	时间：	

8. 深静脉血栓危险因素评估量表（表 3-3-12）

表 3-3-12　深静脉血栓危险因素评估量表

评分内容计分标准	年龄（岁）	体重指数 BMI（kg/m²）	活动能力	特殊风险	创伤风险	手术	内科疾病
0	10 ~ 30	16 ~ 19					

续表

评分内容 计分标准	年龄 （岁）	体重指数 BMI （kg/m²）	活动能力	特殊风险	创伤风险	手术	内科疾病
1	31～40	20～25	借助辅助物活动	服用避孕药20~35年	头部创伤胸部创伤	小手术<30min	溃疡引起的结肠炎
2	41～50	26～30	需要人协助	服用避孕药35年以上	头胸部创伤，脊柱创伤	大手术	贫血症
3	51～60	31～40	坐椅子：不能步行活动	怀孕或产褥期	骨盆创伤	急症大手术：骨盆手术、胸部手术、腹部手术	慢性心脏病
4	60岁以上	41及以上	完全卧床		下肢创伤	脊柱损伤（腰部以下）	心肌梗死
5							恶性肿瘤
6							静脉曲张
7							曾患深静脉血栓或脑血管损伤
得分							
总得分：							

【附】评分风险

①无危险：总得分≤6分。

②低风险：7分≤总得分＜10分。

③中风险：10分≤总得分≤14分。

④高风险：总得分≥15分（高风险患者需要每周二、周五各评估一次）。

（六）护理评价表（表3-3-13）

表3-3-13　护理评价表

姓名　　　　　　　　　　　　　　　　　　　　　　　　　　　　　　　　　　**病案号**_____

护理问题	
护理预期目标	

续表

护理措施	

护士　　　年　月　日

（七）出院指导

内容详见健康教育记录表（表3-3-2）的最后栏及护理记录表（表3-3-5）。

（八）出院随访（表3-3-14）

表3-3-14　出院随访表

××医院出院患者随访记录表

_____科　　　年　月　日

姓名：　　　　　　性别：　　　　　　年龄：　　　　　　病案号：
入院日期　　年　　月　　日　　　出院日期　　年　　月　　日　　　联系电话：
家庭住址：　　　　　　　　　　　　　　　　Email 或 QQ——
临床诊断：_____ （第一诊断　第二诊断：与本次疾病特别相关　第三诊断：视情况而写）
出院护理评估 1. 障碍情况：□肢体（左侧、右侧、双侧、单个肢体_____　　截肢_____） □吞咽　□语言　□认知　□感觉　□共济失调　□其他 2. 饮食、睡眠：饮食_____　　　睡眠_____ 　　　　　　　　　　（具体写清楚）　　　（质量、时间） 3. 自理情况：ADL评分：**出院时评分** 不能自理项目：□进食　□清洁　□更衣　□如厕　□转移　□上下楼梯　□步行　□其他 4. 留置管路：□导尿管　□胃管　□PICC置管及时间_____年　月　日　□气切　□T管　□其他 造口：□无　□有_____ （胃造瘘　膀胱造瘘等） 5. 排泄：□尿失禁　间歇导尿：□否　□是；　　次/日，　　ml/次 大便：__次/__日　介助：□开塞露　□口服润肠剂　□其他 6. 药物治疗：长期口服□无　□有_____ （按类写：降血压、降血糖、抗癫痫等） 长期注射□无　□有_____ （同上）
7. 现存并发症：□无　□有_____ （具体写清楚，如：肩关节半脱位，程度半横指或一横指……） 8. 专科护理问题：   9. 疼痛评估：评分_____（暂骨科、外科病房用） 10. 其他： ［例：患者有高血压或糖尿病。出院时血压：　　　血糖：　　　（写具体数值）］

第一次随访	随访方式：□电话随访　□网络随访　□其他；随访对象：□患者　□家属　□护工 （针对出院评估存在的问题进行随访，建议反问式询问对方，方可了解病人情况，再给予指导和提出护理措施。除此之外，若有新的护理问题发生，再给予新的指导和提出新的护理措施） 建议：按条写，一条说明一个问题，如： 1. 2. 3. 　　　　　　　　　　　　　　年　　月　　日　　随访护士：
第二次随访	随访方式：□电话随访　□网络随访　□其他；随访对象：□患者　□家属　□护工 （针对第一次随访情况，反映患者的动态变化） 　　　　　　　　　　　　　　年　　月　　日　　随访护士：
第三次随访	随访方式：□电话随访　□网络随访　□其他；随访对象：□患者　□家属　□护工 （针对第二次随访情况，反映患者的动态变化） 　　　　　　　　　　　　　　年　　月　　日　　随访护士：

（九）病历书写注意事项

1. 护理文书的书写应做到客观、真实、准确、及时、完整。

2. 护士应使用蓝或黑色签字笔书写护理文书。

3. 护理文书的内容应为中文或医学术语。通用的外文缩写或无正式中文译名的症状、体征、疾病名称等，可以使用外文。

4. 护理文书的纸张规格与医疗记录的纸张规格相一致，页码用阿拉伯数字表示。

5. 护士在书写各类护理记录时应在右下角签全名，字迹应清晰易辨。上级护士在审核签名时应在署名护士的左侧签名，并用斜线相隔。

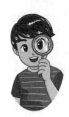

测试题

一、名词解释

康复护理

二、填空题

康复评价是完成康复流程的重要记录，康复评价分为（　　　）、（　　　）及（　　　）。

三、判断题

护理评估是有计划、有目的、系统地收集病人资料的过程。根据收集到的资料信息，对护理对象和相关事物作出大概的护理评估和推断，从而为护理活动提供基本依据。（　　　）

四、简答题

简述康复护理与一般护理的区别。

第四章 脊髓损伤中西医结合康复护理

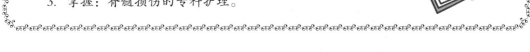

学习目标
1. 了解：脊髓损伤的急救处理。
2. 熟悉：脊髓损伤的中医康复护理。
3. 掌握：脊髓损伤的专科护理。

脊髓损伤所致的瘫痪是一种严重的伤残，无论对患者的日常生活自理能力还是心理承受能力都产生了极大影响。康复护理的理念应贯彻脊髓损伤患者的全病程，包括急救现场。开展早期康复，可以使患者在尽可能短的时间内，用较少的治疗费用，得到最大限度的功能康复。加强脊髓损伤患者的专科护理及安全护理，可以提高患者的生活质量，减轻患者的家庭负担、社会负担，为患者继续创造社会价值提供有利条件。脊髓损伤患者的护理目标是：预防继发性损害及并发症的发生，减轻并发症对机体的损害，提高患者日常生活自理能力，提高生存质量。

第一节 急救处理

脊髓损伤急救阶段的处理对患者来说至关重要，急救措施正确与否在一定程度上影响着患者的功能恢复、预后或终身残疾程度。不完全性脊髓损伤的患者因急救处理不当，可能会变为完全性脊髓损伤；完全性脊髓损伤的患者因急救处理不当，可能会造成脊髓损伤水平升高。因此，医护人员应加强对脊髓损伤患者的院前急救处理，这样能减少因院前急救不当而导致的继发性损伤。

一、院前急救处理

（一）初步诊断

第一步是确定有无脊柱、脊髓损伤。对无明确诊断的患者，不宜轻易搬动；对有伤口的患者，应紧急包扎；对有脑脊液漏的患者，应加压包扎；对呼吸困难和昏迷的患者，应及时清理口腔分泌物，保持呼吸道通畅。

（二）制动稳定

脊柱、脊髓损伤的患者，除非在事发现场有生命危险的情况下需要立即被转移，否则均应制动固定后再被转移。制动位置有两种，一种是保持受伤后的体位，这种体位可避免移动时再次损伤脊髓；另一种是中立位制动。急救人员在将患者变换到中立位时应观察患者有无不适感（如疼痛等），若患者诉有不适，则不要强行改变体位。急救人员使用硬平板转运患者，并用固定布带将患者的头、颈、胸、腹部牢固地固定在硬板上，固定时用毛巾填充木板与背部之间的空隙，以免搬运过程中出现脊柱移位。

（三）安全转运

在急救搬运过程中，必须注意的是，患者的头颈部和躯干保持伸直，避免脊柱屈曲和扭转。对颈椎损伤的患者，急救人员更应小心搬运，患者不可抬起头部、躯干或坐起。路途较长时，急救人员应取出患者衣服中的硬物等，以防压迫而发生压疮，还应观察患者的呼吸道是否有阻塞，若有，及时将阻塞物排出，随时检查患者的呼吸、心率和血压等变化。（图 4-1-1）

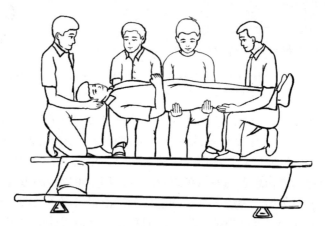

图 4-1-1　脊髓损伤患者的正确搬运方法

二、院后急救处理

在患者到达医院后，医护人员应在保持脊柱稳定性的原则下转移患者。在急诊的诊疗中，医护人员应准确记录患者骨折的部位、类型，脊髓损伤的水平、程度等，并协助各种诊断检查、检验、急救治疗等各项护理。

（一）药物治疗

药物包括激素、利尿剂等，临床常用药物包括神经节苷脂（ganglioside）、神经生长因子（nerve growth factor，NGF）等，药物治疗效果取决于脊髓损伤的病理变化过程。

（二）手术治疗

手术治疗的主要目标是在促使脊柱骨折的复位、重建脊柱稳定性、进行有效的椎管减压的基础上为开展早期康复治疗创造有利条件。

第二节　康复护理

一、基础护理

（一）入院护理

内容包括：患者办理入院手续后，相关护士向患者介绍病房环境、作息时间及科室规章制度，介绍责任护士、主管医生、护士长及科主任，让患者尽快熟悉本科室的情况，以便于后续康复治疗的开展；检查患者的生命体征，询问患者主要病史、既往史、过敏史。

（二）晨间护理

内容包括：根据患者损伤程度的不同，协助患者完成洗漱；采用湿扫法清洁病房并整理床单元，必要时更换床单元、病号服；询问患者夜间睡眠、疼痛、通气等情况。

（三）晚间护理

内容包括：给予各种管路相关护理；对不能自理的患者进行口腔护理，睡前进行排便护理；告知患者次日检查、治疗的时间。

（四）饮食护理

内容包括：指导患者清淡饮食，协助患者打饭。

（五）排泄护理

内容包括：做好失禁患者的护理，及时为患者更换潮湿的衣物，保持患者的皮肤清洁、干燥。

（六）卧位护理

内容包括：根据病情，协助患者选择合适的卧位；指导并协助患者进行床上活动和肢体的功能锻炼；按患者需要帮助患者翻身、拍背、排痰，必要时给予吸痰，指导有效咳嗽；加强巡视，预防压疮，防止患者坠床、跌倒。

（七）舒适护理

内容包括：为完全性颈髓损伤的患者每周剪指、趾甲 1 次，并协助其更换衣物；经常开窗通风，保持空气新鲜；保持病室安静、光线适宜；操作要尽量集中，以保证患者睡眠良好。

（八）安全护理

内容包括：患者卧位时为其拉好床栏，乘坐轮椅时为其系好安全带，轮椅转移时嘱其刹好闸，外出时由家属或护工应陪同。

（九）出院护理

内容包括：给予患者出院指导，告知患者及家属如何办理出院及结账手续；给予患者带药、饮食及功能锻炼指导；让患者填写满意度调查表并听取患者及家属的意见和建议；认真填写患者出院随访记录；对出院患者的床单元进行终末消毒。

二、专科护理

专科护理指护士应用临床各专科特有的基础护理知识和技术，专门针对脊髓损伤患者进行的护理。主要内容如下：

（一）早期康复护理

1. 急性不稳定期（卧床期）的康复护理　患者在伤后立即发生全身多系统功能障碍，早期康复干预对预防各种早期并发症及对患者的预后有积极意义。早期的含义指伤后 24 小时内。伤后 6 小时内的治疗则是关键时期，如果患者能在伤后 6 ~ 12 小时内得到有效的治疗，部分脊髓损伤仍是可逆的。只要患者病情稳定、无其他合并损伤，康复治疗应与临床治疗同时进行。在病情允许的情况下，护士应指导患者进行一些主动活动，以防止失用性肌萎缩，对患者进行康复治疗的同时，应对患者及家属进行康复宣教，争取让患者及家属积极配合康复训练。

　　早期康复阶段包括卧床期和轮椅活动期，后期康复是建立在早期康复训练效果的基础上，有可能恢复步行的患者应进行站立和步行训练，不能恢复步行的患者则应加强残存肌力、全身耐力及熟练掌握各项生活技巧的训练及护理。当然早期活动不允许范围太大，更不应影响手术效果。

　　（1）床上体位变换训练　护士帮助患者变换体位时注意使其轴向翻身（图4-2-1），保持脊柱的稳定性，避免继发性损害。

　　①体位变换时应遵循的原则　患者定时变换体位，每2小时变换体位1次，使用气垫床的患者也应进行体位转换。

　　变换体位需要由2~3人协助完成，1人固定颈椎，剩下的人员协助翻身。在协助患者变换体位时护士应避免出现拖、拉、拽等动作，以防止患者的皮肤受损。若恢复期的患者还不能完全自主完成翻身动作，应有人协助其完成体位转换动作。（图4-2-1）

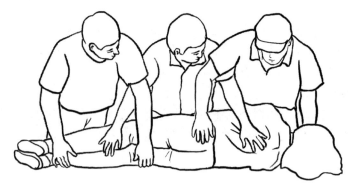

图4-2-1　轴向翻身

　　②体位变换时的注意事项　在体位变换前，护士向患者说明目的和要求，以取得患者的配合与合作，并对其全身皮肤进行检查，包括有无管路、潮红、破损等其他征象。

　　体位转换时动作要轻柔，护士不可采取拖、拉、拽等动作，尽可能使患者发挥残余的能力进行体位变换，同时给予必要的协助和指导。

　　体位转换应符合人体力学的要求，其目的是降低关节的压力和活动限制，维持肢体的功能位置，避免关节和肌肉挛缩。

　　（2）功能位的摆放　脊髓损伤后的肢体功能障碍，导致患者长期卧床，这给患者带来了一系列问题。卧床时的正确体位及正确的体位变换可以预防各种并发症（压伤、肢体畸形、ROM障碍等）。颈髓损伤的患者平卧时在头下放置薄枕，头两侧应固定（需要保持颈部伸展位时，在颈部垫上软枕）；侧卧时应佩戴颈围来保持脊柱稳定。

　　2. 急性稳定期（轮椅期）的康复护理　在不稳定期后至伤后8周左右，患者应加强康复训练，每天康复训练的时间应在2小时左右。在强化急性不稳定期的有关训练的基础上，患者增加体位变换与平衡训练、转移或移乘训练、轮椅训练等。此期患者需要佩戴颈围、腰围等保护性支具进行训练。由于每个患者的年龄及体质不同、损伤程度不同，因此训练的内容、强度应有区别，患者应在专业康复治疗师或康复护理师的指导下进行训练。

（1）肢体被动运动　在主动运动能力基本恢复之前，瘫痪肢体应进行被动关节活动训练，以防止关节挛缩和畸形。每天每一个关节在 ROM 范围内做轻柔、缓慢、有节奏的被动活动（注意避免诱发牵张反射）。为避免损伤内收肌群，髋关节外展不要大于 45°，膝关节不要过度屈曲。下胸段或腰椎骨折的患者，在屈髋、屈膝时不可造成腰椎活动，活动强度控制在无痛范围内；患者禁止同时屈曲腕关节和指关节，以免拉伤伸肌肌腱。腰椎平面以上损伤的患者，只有在膝关节伸直、髋关节屈曲 ≥ 90°时才有可能独立坐起，这是各种转移训练的基础。每次关节活动 15 ~ 20 分钟，每天活动 2 ~ 3 次。痉挛严重者可以反复进行被动运动，以降低肌张力；跟腱挛缩与下肢内收肌挛缩者，应加强跟腱牵伸，促使下肢外展，使两膝分开，以利于日后的站立与行走训练。软瘫期的患者进行被动活动时，ROM 范围应 < 85%，避免过度拉伤。

（2）床上 ROM 训练　入院后在不影响病情的情况下患者即可开始床上 ROM 训练，这样有助于保持 ROM，防止关节畸形及肌肉挛缩，促进肢体血液循环，同时可预防因挛缩引起的关节痛、异常体位、压伤和生活自理困难等。该训练从脊髓损伤急性休克期开始，至患者能主动进行全部关节运动为止。训练频率为：每天 2 次，每侧肢体从近端到远端关节的活动时间应在 10 分钟以上。在训练中可能影响脊柱稳定性的肩、髋关节活动应被限制。对颈椎不稳定者，肩关节外展应 < 90°；对胸、腰椎不稳定者，髋关节屈曲应 < 90°。在脊柱不稳定时如果活动角度超过了上述角度，则可能会对脊椎、脊髓造成继发性损伤。另外由于患者感觉障碍，训练应避免过度、过猛，以防止关节软组织的过度牵张而导致损伤。

（3）床上肌力增强训练　在保持脊柱稳定的原则下，所有能主动运动的肌肉都应进行训练，使肌肉在急性期期间不发生萎缩或肌力下降。

①肌力抗阻训练　如屈腕、伸腕抗阻训练。（图 4-2-2）

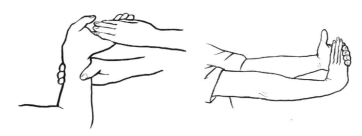

图 4-2-2　屈腕、伸腕抗阻训练

②自我床上肌力增强训练　双手、双腿进行抗阻训练，即患者将弹力带放在脚部，双手向上拉动弹力带，脚向前下方用力，做牵伸动作。训练时间与频率根据患者的情况而定，原则上是逐步增加训练时间与频率。此动作既锻炼了患者的手部肌力及下肢肌力，又锻炼了患者的耐力；脚部完成了牵伸动作，同时又完成了泵式运动，所以该训练可预防下肢深静脉血栓。弹力带应选择宽度较宽、质地较软的类型，弹力带的宽度太窄或质地太硬都可能会损伤局部皮肤。（图 4-2-3）

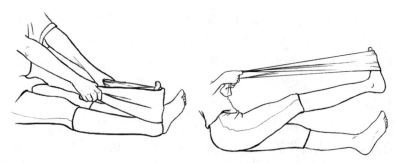

图 4-2-3　自我床上肌力增强训练

（4）翻身技能训练　护士指导患者进行主动运动，即如何在床上借用巧力翻身。

①床上平行移动身体　向左或向右平行移动时，患者用双手或肘部来支撑床面，前臂或手掌旋后，将臀部抬起，身体向左或向右移动。

②借助辅助用具进行翻身　辅助用具主要是床栏或固定带。护士固定好两侧床栏，患者在翻向左侧卧位时，将左手放在同侧床栏处；在翻向右侧卧位时，将右手放在同侧床栏处，然后以床栏为支点，一侧上肢固定于转向侧，另一侧上肢向转向侧摆，头、躯干协同摆动，即可实现翻身。使用固定带翻身的原理与借助床栏翻身的原理一样。患者在进行体位转换时应注意安全，床栏与固定带均应保持完好、稳固，应有人在旁看护。

③不借助辅助用具进行翻身　双上肢伸直，头、躯干协同向两侧摇摆，患者在摇摆幅度足够大时向转向侧再用力摆动，借着惯性翻向转向侧，即可实现翻身。患者在翻身时注意安全，防止坠床，应有人在旁看护。（图 4-2-4）

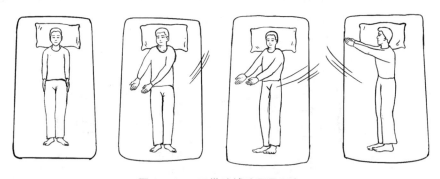

图 4-2-4　不借助辅助用具翻身

（5）坐位训练　坐位是患者最容易完成的动作之一，可预防直立性低血压，也是患者站立行走和日常生活活动所必需的姿势。该训练按靠坐、扶坐、自坐的顺序依次进行，循序渐进。患者在病情允许的情况下应尽早坐起。患者在首次取坐时不宜马上取直立（90°）坐位，应采取逐步摇高床头的方法，以逐步适应，减少不良反应。该训练从升高患者床头15°开始，逐步增加到30°、45°、60°、90°；坐位时间由5分钟开始，逐步过渡到15分钟、30分钟、60分钟。若患者无不良反应，护士可将患者床头每2天升高15°，直至正常坐位80°~90°。（图 4-2-5）

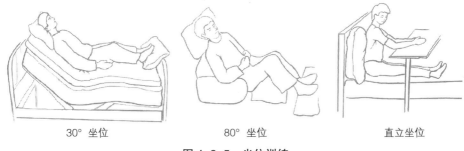

30° 坐位　　　　　　　80° 坐位　　　　　　　直立坐位

图 4-2-5　坐位训练

（6）体位转移训练　目的是使患者在被动或主动状态下能完成日常生活中所需的体位转换及身体移动。前面的 ROM 训练改善了患者的关节活动范围，髋、膝关节的活动范围正常，是进行转移训练的前提。坐位训练让患者体会了坐位的感觉，学会了在坐位状态下做前后、左右方向的重心改变，即左右交替抬臀负重训练。患者在坐位状态下做上肢和躯干的各种动作，如向不同方向取物（动态平衡训练），这训练了患者的坐位平衡能力，也为体位转移训练打下了良好的基础。

①仰卧位至坐位训练　患者先转成侧卧位，头和上半身向上抬起，两侧肘关节交替屈曲，以支撑身体，使身体逐渐转成坐位。（图 4-2-6）

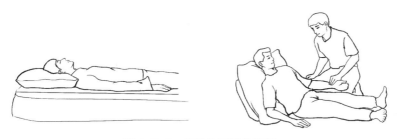

图 4-2-6　仰卧位至坐位训练

②从床上坐位→床边坐位转换　患者坐在床上，逐步将双腿挪至床边。患者在体位转移时注意安全，应有人在旁保护，以防患者跌倒。（图 4-2-7）

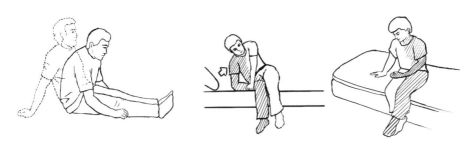

图 4-2-7　床上坐位→床边坐位转换

③床→轮椅转移　患者坐在床上，先将身体转移至床边，护士将轮椅移至床边，使之与床成 30°夹角，并将轮椅制动；患者一手撑于轮椅上，一手撑于床上，两手同时用力将身体撑起，使臀部在抬离床面的同时将身体转移到轮椅上，最后用手将双脚放在轮椅的脚踏板上。患者在体位转移时应注意安全，护士在转移前应检查轮椅的制动性是否良好，应

有人在旁保护，以防患者跌倒。（图 4-2-8）

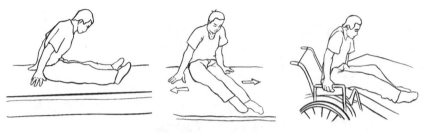

图 4-2-8　床→轮椅转移

（7）坐位减压训练　长期卧床可能导致压伤，坐位时间过长也会导致压伤。如果患者坐轮椅的时间较长，应注意定时进行减压，避免压伤。

①患者自身坐位减压法　患者将双手放在两侧轮椅把手上，然后双手用力撑起身体，使臀部抬离轮椅。持续时间视个体差异，一般为 3 ～ 8 秒，抬离动作和频率亦存在差异，患者每 2 小时进行 1 次坐位减压。（图 4-2-9）

②协助坐位减压法　当患者恢复不理想，无法进行自身坐位减压时，也可由他人协助其进行坐位减压。协助者双手环抱患者，用力将患者抬离轮椅 2 ～ 3 秒，每轮进行 5 ～ 8 次，以协助患者减压。（图 4-2-10）

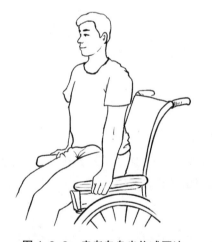
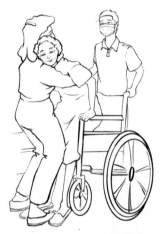

图 4-2-9　患者自身坐位减压法　　　　图 4-2-10　协助坐位减压法

（8）坐位平衡训练　患者能够完成独立坐位是进行转移、轮椅和步行训练的前提。坐位可分为长坐位（膝关节伸直）和短坐位（膝关节屈曲），患者能完成长坐位是进行床上转移训练和穿裤、袜、鞋训练的基础。

①长坐位训练　患者伸直膝关节，长坐于垫上，护士在患者的面前放一面大镜子，并在其身后保护。患者平坐，先将一手抬起至水平位，调整至长坐位后另一手也抬起至水平位，然后继续保持长坐位。患者在完成长坐位静态平衡训练后进行动态平衡训练，即双手上下移动，移动的频率应缓慢，最后由动态平衡训练过渡到长坐位传球训练。训练之间应逐步过渡，从双手支撑到单手支撑，从静态平衡训练到动态平衡训练。

②长坐位增加阻力平衡训练　患者坐于垫上，双手握哑铃，向前平举 5～10 秒，然后双手上下移动 5～10 秒，最后做扩胸动作 5～10 秒。该训练可增加肌力和耐力，因此训练的频率与哑铃的质量根据患者功能情况进行调整，患者在进行该功能训练时注意安全，应有人从旁保护，避免患者跌倒。

③轮椅上的平衡训练　患者转移至轮椅坐位，首先其背部靠着轮椅靠背，系好安全带，在其适应后将安全带解开，然后背部离开轮椅靠背并伸直，身体保持直立坐位。患者逐步过渡到在背部离开轮椅靠背的前提下将身体向前、向后移动。患者在进行轮椅上的平衡训练时注意安全，应有人从旁保护，避免患者跌倒。

④床上肌力、耐力训练　护士将支撑架放在床上，患者的双手握紧支撑架，撑起身体并保持 2～3 分钟，每次训练 10 组。患者在训练时应注意安全，最好在坐垫上训练，应有人从旁保护，避免患者跌倒。

（9）呼吸功能训练　呼吸系统的并发症是脊髓损伤患者常见而危险的并发症。呼吸功能训练可以改善肺循环，提高膈肌肌力，增加肺活量，提高心肺功能耐受力，从而减少呼吸系统并发症的发生。呼吸功能训练包括：胸式呼吸（胸腰段损伤）训练、腹式呼吸（颈段损伤）训练、缩唇呼吸训练、有效咳嗽与体位排痰训练、胸廓被动运动训练等。

①腹式呼吸训练　患者取仰卧位，全身放松，护士观察患者自然呼吸一段时间，然后将右手放在患者的腹部，左手放在患者的胸部，嘱患者由鼻慢慢吸气并鼓起腹部，患者在吸气后屏息 1～3 秒，再经口慢慢呼气。患者每分钟呼吸 4～6 次，在吸气时最大限度地鼓起腹部，胸部保持不动；在呼气时，最大限度地收缩腹部，胸部保持不动；保持每一次呼吸的节奏一致。护士将右手放在患者腹部，感受患者腹部的一起一落，以判断患者的动作是否标准；也可以指导患者将双手放在腹部，双手随着呼、吸动作而上下起伏，则说明动作标准。患者在完成非抗阻呼吸训练的基础上，护士可以在其腹部上放沙袋，以增加压力，沙袋的重量为 1～2Kg，可根据患者的耐力增减。腹式呼吸训练的注意事项：呼吸应深长而缓慢，患者用鼻吸气，用口呼气，一吸一呼大概用时 10～15 秒，即深吸气 3～5 秒，屏息 1～3 秒，然后慢呼气 3～5 秒，屏息 1～3 秒；每天练习 1～2 组，每组用时 5~10 分钟，患者根据自己的病情可适当增加训练次数和时间，取病情许可的体位进行练习。

②缩唇呼吸训练　患者取仰卧位，全身放松，均匀呼吸 3 分钟；护士将一只手放在患者的前胸，另一只手放在患者的腹部，嘱患者合上双唇，患者经鼻吸入气体，然后将嘴唇缩成吹口哨样再缓慢呼气，不要用力，在呼气完毕后由鼻孔吸气，重新开始下一个轮回。吸气时间与呼气时间为 1：2～1：5，呼吸频率小于 20 次／分，每天锻炼两组，每组用时约 10 分钟，患者根据自己的病情可适当增加训练次数和时间，取病情许可的体位进行练习。

③有效咳嗽与体位排痰训练

·有效咳嗽方法：患者根据病情取坐位或仰卧位，进行数次深而缓慢的腹式呼吸。患者在深吸一口气后屏气 1～3 秒，同时将身体前倾，从胸腔进行 2～3 次短促而有力地咳嗽，张口咳出痰液；在咳嗽时收缩腹肌，或用自己的手按压上腹部，以帮助咳嗽。

·胸部叩击法：患者取侧卧位，护士将自己的手掌侧成杯状，用手腕的力量，从患者的肺底自下而上、由外向内、迅速而有节律地叩击其胸壁，在叩击时避开患者的乳房、心脏和骨突等部位。每次叩击的时间为 3～5 分钟，护士在叩击动作完成后再指导患者做有效咳嗽动作，以将痰液咳出。患者每天训练 2 组，每组做 3 次，应在餐后 2 小时或餐前 30 分钟完成该训练。

·体位引流：患者应根据病变部位采取适当体位，原则上是病变部位处于高位，引流管的开口向下，痰液便借重力顺体位引流至管道中被排出。若痰液较稠，患者在引流前应先雾化吸入，以湿化气道、稀释痰液。患者在间歇做深呼吸后用力将痰液咳出，同时护士轻拍其背部，以利于引出痰液。患者应在饭前进行引流，每天引流 2 ~ 4 次，每次 5 ~ 10 分钟；患者在引流后应清洁口腔，以减少感染机会。但呼吸功能不全、有明显呼吸困难、发绀者及近 1 ~ 2 周内曾有大咯血史者禁止行体位引流。

（10）膀胱功能训练　膀胱功能训练的目的是：尽可能恢复膀胱的正常容量；增加膀胱的顺应性，恢复低压储尿功能，减少膀胱输尿管反流，保护上尿路；尽可能恢复排尿控制能力，减少尿失禁；减少或避免尿路感染和结石形成等并发症。

①定时排尿　留置导尿管的患者，每隔 2 ~ 3 小时开放导尿管 1 次，每次开放时间为 3 ~ 5 分钟，具体时间根据每天输液量、饮水量及患者尿意感决定，在开放导尿管的同时，患者做正常排尿动作。

②盆底肌锻炼　患者根据病情取立位、坐位或卧位，先紧缩尿道及肛门附近的肌肉，在有阻止尿液排出感时维持 5 秒，然后放松，休息 5 秒后再重复，每天至少练习 5 组，每组练 10 次，训练以不觉疲乏为宜。患者同时训练间断排尿，在每次排尿时稍作停顿或减缓尿流，在尿失禁诱发动作（如咳嗽等）之前收缩盆底肌，从而抑制不稳定的膀胱收缩，以减轻排尿紧迫感程度和减少尿失禁的频率。

③间歇导尿

·实行饮水计划：根据患者的生活习惯、补液量和活动时间，护士有计划地安排患者每天的饮水量、饮水时间，每天饮水量应控制在 2000ml 以内。

·定期测量残余尿量：护士根据残余尿量的变化来确认患者膀胱功能的恢复情况，从而调整间歇导尿的时间及次数。在测量前患者饮水 300 ~ 500mL，待膀胱充盈后，采用膀胱训练方法进行排尿，护士记录排出尿量，并在排尿后立即为患者导尿，导出的尿量即是残余尿量。残余尿量大于 150mL，则显示膀胱功能差；残余尿量小于 80mL，则显示膀胱功能满意；残余尿量在 80 ~ 150mL 之间，则显示膀胱功能一般。

（11）直肠功能训练　脊髓损伤的患者因失去大脑的知觉控制，排便功能受到破坏，所以必须利用进食时间控制及辅助技巧训练，来建立习惯性排便。

①食物选择与液体量摄取　患者在均衡饮食的基础上增加纤维与水分的摄入，每天摄入液体 2000 ~ 2500mL，以增加粪便量及粪便含水量。

②时间控制　胃结肠蠕动反射通常在饭后 1 小时内发生，持续 15 分钟左右，早餐后蠕动最佳，此时为训练的最佳时机，因此排便训练的时间安排在餐后为佳。

③运动辅助　运动（撑起、起坐弯腰、辅助站立等）可增加排便肌力，促使肠蠕动，促进粪便排出体外等。

④大便训练　患者在饭后 30 分钟坐于马桶或半卧于床上，将手掌心平放于肚子上，微微施压按摩，顺序为由肚子的右下方开始，然后慢慢往上，再转到左边，最后再向下顺着大肠走向做环形运动 15 分钟。若患者仍未解便，则由患者自己或旁人以手指涂润滑剂，

伸入肛门约 3cm，轻柔、快速地做环状运动（2 ~ 3 分钟），至肛门放松为止，肛门松弛者应采用挖便的方法（旁人协助）。

（12）防止关节挛缩　躯干和四肢的正确体位有助于预防关节挛缩。肩关节应处于外展位，以减少后期发生挛缩和疼痛；腕关节用夹板固定于功能位，手指应处于微屈位。髋、膝关节每天进行被动屈伸、外展、内旋活动 5 ~ 6 组，每组 15 分钟。

（13）预防肌肉萎缩　患者在脊髓损伤后，部分肌肉丧失活动能力，这时患者必须用残存的肌肉力量或在旁人的协助下完成生活自理动作，达到生活自理的目的。这有别于以前的生活方式，因此患者需要通过肌力锻炼，使残存的肌肉力量更强、肌肉的柔韧性更好、ROM 更大。选择性牵拉特定肌群，对脊髓损伤的患者完成功能性作业至关重要，如牵拉腘绳肌（仰卧位直腿抬高与躯干接近 120°）有利于患者进行转移性活动和穿袜、裤、鞋等活动；牵拉胸前肌使肩关节充分后伸，有利于床上转移运动和轮椅上的作业。

（14）ADL 训练　患者可通过 ADL 训练或借助特殊的辅助器具，达到日常生活基本自理的目的。

①颈髓不完全损伤　患者可独立完成平地驱动轮椅，通过小障碍物，坐位臀部减压，使用辅助器具吃饭、刷牙等自理动作。

②胸、腰髓不完全损伤　患者的上肢功能完好，下肢瘫痪，躯干无控制力，患者可以独立完成床上活动、生活自理的基本动作、轮椅转移等，应及早用哑铃、拉力器、沙袋等各种器械进行训练，以增强上、下肢肌力和改善手功能，同时注意肌肉耐力的训练。

（15）手功能训练　四肢瘫痪者应尽早、长时间地训练手功能，通过健身球或主动抓握笔来训练抓握能力和手指屈曲的灵活性。不能主动伸腕的患者可使用夹板来保持 ROM，或由旁人帮助患者被动地伸腕关节。

（二）后期康复护理

脊髓损伤患者的后期护理以避免并发症、提高日常生活自理能力、增强患者重新回归社会的信心为目标，其主要内容是加强患者回归社会前的各项功能训练。肢体功能训练应以保障患者安全为前提，避免其跌倒、碰伤，同时患者勿过度训练，每天训练程度以不引起第二天感觉疲劳为度。不可能行走的截瘫患者应加强床→轮椅、轮椅→床转移方法与技巧的训练，以增强其上肢肌力。训练平衡、协调能力，为患者重返社会提供最基本的途径；双上肢不全瘫者应加强练习握、提、捏等动作，逐渐过渡到练习进食、洗漱、穿衣袜、拿东西等动作，动作由简到繁，逐步由患者独立完成。

1. 站立训练　患者必须在有经验的康复治疗师的指导下进行早期站立训练。斜床站立训练一般从 30° 开始，患者每天训练两组，每组 30 分钟，角度每 3 天增加 15°，至正常站立位 90°。患者在进行斜床站立训练时，护士在患者前面放一面镜子，让患者能看见自己的站姿，以增加患者对功能恢复的信心。在完成斜床站立阶段后，患者若无不良反应，可以逐步过渡到扶床站立→靠墙站立→扶人、扶拐站立训练。

2. 行走训练　脊髓损伤平面不同，康复目标也不同。

（1）减重支撑步行　若患者不具备行走能力，可进行减重支撑步行训练，该训练将步行的负重、迈步、平衡三要素有机结合，使患者建立正常步态，提高协调、平衡能力及增强残存肌力。在训练时，患者的双侧髋、膝关节应伸直并能支撑身体的重量，避免患者坐在减重吊带中。患者手握扶手，在康复治疗师的指导下练习正确的站立姿势，并借助镜子进行反馈；患者在正确站立 15 分钟后转入平板步行训练，平板设定的初始速度为 0.05m/s，坡度为 0，步行时间为每组 3 分钟，患者可先进行 3 组，以后根据自己的体力和步行能力逐渐调整速度、坡度、每组时间和组数。患者在练习过程中由康复治疗师指导并矫正异常步态，控制膝、踝关节，防止膝过伸或膝支撑不足。

（2）治疗性步行　患者仅能用步行器或双拐做短暂步行，无实用性。治疗性步行主要是给患者心理支持，让患者体会走的感觉，避免或减缓并发症（如压疮、肌萎缩、骨质疏松症等）发生。患者在进行治疗性步行训练前应学会使用各种辅助器具。

（3）功能性步行　功能性步行根据患者的步行能力分为社区功能性步行和家庭功能性步行。有能力在家庭周围活动、能终日佩戴矫形器、每次至少连续行走 900m 以上者，能达到社区功能性步行；能独立上下楼梯、每次行走达不到 900m 者，能达到家庭功能性步行。

3. 耐力训练　耐力训练包括心、肺系统的耐力训练和残留肌力的耐力训练两个方面。心、肺系统的耐力训练要求最大摄氧量达 75% 以上；对四肢瘫痪的患者，其心率应达 110 ～ 120 次 / 分，且达此心率的时间不宜小于 10 分钟，一般每次训练时间为 10 ～ 40分钟。

4. 肌力增强训练　不完全性瘫痪者应着重训练残存肌力，以提高生活自理的能力；完全性瘫痪者应着重训练肩部、背部和上肢的肌肉。

（1）患者徒手或利用重力拉固定于墙上的拉力器来训练背阔肌、肩胛肌和上肢肌肉；仰卧起坐及背飞式训练来增强腹、背肌力量。

（2）轮椅上的支撑动作训练　双手支撑轮椅扶手，躯干保持直立，然后用力将臀部抬起。

（3）坐垫上的支撑动作训练　患者坐于垫上，保持长坐位，双手支撑于坐垫上，躯干保持直立，然后用力将臀部抬高。

知识链接：4-2-1

　　气管切开的护理

　　具体护理措施包括：床边应备有氧气、吸引器、气管切开器械、导尿管及急救药品；保持套管通畅，每隔 4 ～ 6 小时清洗内套管 1 次；保持室内温度 22℃左右、湿度 90% 以上；防止伤口感染，每日换药 1 次，保持伤口清洁；定时检查套管是否在气管内，防止套管脱出。

三、心理护理

脊髓损伤大多数是由于交通事故导致的，突如其来的意外事件给患者本人和家属带来了巨大的心理伤害。另外，脊髓损伤康复的高额费用和预后的极不乐观性增加了对脊髓损伤患者心理护理的难度和复杂性。

（一）心理变化分期

根据脊髓损伤患者致残后在认知、情绪和行为等方面的心理变化特点，本节将伤残后的心理变化分为六个期，分别是无知期、震惊期、否认期、抑郁期、反对独立期（承认期）、适应期。

1. 无知期　指患者在受伤后对自己的真实病情不了解、不知道，不关心具体治疗的细节，因而患者表现出来的异常情绪和行为与残疾程度无关的心理状态。此期持续时间从伤后至三个月不等，但对于一些认知水平低的患者，如儿童和老年人，无知期持续的时间可能会更长。但并不是每个患者都会经历无知期。

2. 震惊期　指患者在听到或意识到自己伤病的严重程度后，即刻出现情感上的麻木或休克的心理状态。此前患者对病情的严重性毫无准备，当突然面对巨大打击时，在心理上出现原始的应激反应，以回避现实的具体问题。震惊期一般持续几秒到数天的时间。

3. 否认期　指患者在经过震惊期的打击后，为避免出现更大的精神痛苦，很快对已经发生的事实采取一种否认态度的心理状态。此时患者并不认为自己已经残疾了，在心理上也不感到十分痛苦。否认期一般持续数周或数月的时间。

4. 抑郁期　指患者意识到自己病情的严重性和后果，心理防线彻底瓦解，从而出现消极情绪的心理状态。随着时间一天天过去，病情未出现明显的好转，患者开始考虑将要面临的残疾及以后生活的问题，心理越来越紧张，焦虑、压抑的情绪加重，患者对自己的生活彻底失去信心，当其认识到自己所受的创伤会造成长期或终身残疾时，抑郁反应就出现了。抑郁期可持续数月或更长时间。

5. 反对独立期　指患者经过了抑郁期，情绪已趋于稳定，但行为出现了倒退，患者缺乏积极、独立的谋生心态和行为的心理状态。患者表现为能被动地接受自己的疾病和残疾，但在生活上过多地依赖他人，以自我为中心，缺乏自信，有明显的社交恐惧，无回归社会的愿望，心理自卑等。反对独立期可持续数月到数年不等。

6. 适应期　指患者在经过上述几个阶段后不仅能在心理上接受残疾，而且能很好地适应残疾，并以一种积极的心态对待家庭和社会，建立起新的社会适应性行为的心理状态。经过家人和医生的帮助及自我调整，患者逐渐发现自己的生存价值，认识到残疾并不可怕，渐渐适应自己的残疾生活，愿意继续工作和生活。

（二）不同分期的心理护理

1. 无知期的心理护理

（1）建立良好的护患关系　心理护理的前提是良好的护患关系，由于人交往中的首因效应的缘故，医护人员与患者的最初接触很重要，要尽可能给患者留下良好的印象，才能取得他们的信任和认同，为下一步深化心理护理做准备。

（2）不必过早涉及真实病情　意外创伤会给伤残患者造成巨大的心理打击，且在受伤早期，伤口的剧痛和长时间卧床，也容易使患者的情绪和行为发生异常。此时过早谈及真实病情，必定会引起患者强烈的情绪反应，增加患者的心理负担，这不利于康复治疗。如果患者在治疗过程中询问病情，医护人员应巧妙回答，必要时对患者的病情做出有条件的、积极的保证。

（3）以缓解患者的负面情绪为首要目的　此期心理护理的重点并不是要求患者面对实际受伤的事实，而是让他们有机会谈及心理上的困惑，充分释放心理上的压力，以缓解压抑的心理状况，以及紧张、焦虑和恐惧的情绪。

（4）经常与患者的家属进行沟通　家属对患者的心理状况比较清楚，护士应经常与患者的家属进行沟通，这不仅能够更加全面、准确、及时地发现患者的心理问题，而且还能争取家属对心理护理工作的支持和理解。另外，由于患者经历了突发的意外事件，家庭生活发生了巨大的变化，这给整个家庭带来了各方面的压力，再加上家属整日辛苦地照顾患者，家属也可能存在严重的心理问题，并时刻影响着患者的心理变化。因此，护士应经常与家属进行沟通，协助家属调整好心态，从而以积极乐观的情绪去感染患者。

2. 震惊期的心理护理

（1）提供更多的关怀　此期患者情感麻木、行为被动，因此，提供更多的关怀对此期患者显得尤为重要。护士应用更关切和友好的语言与患者交流，使患者获得更大的支持和安慰。

（2）合理运用心理防御机制　心理防御机制指个体处在挫折与冲突、紧张的情境时，内心自觉和不自觉地解脱烦恼和不安，以恢复情绪平衡与稳定的一种适应倾向。此期可以采用心理防御机制的方法，护士根据具体情况，收集一些对患者病情恢复有利的信息，让患者认识到恢复病情仍有希望，从而缓解对残疾的恐惧。

3. 否认期的心理护理

（1）尊重患者，避免争执　此期患者由于害怕残疾，往往坚信自己的病能治好，经常向医护人员表达类似的想法，并且不愿意听相反的意见。因此，医护人员要尊重患者，认真倾听，不要批判患者，不要把自己的意见强加给对方，避免与患者发生争执。

（2）逐步透露真实病情　在良好护患关系的基础上，且在患者的情绪相对平稳后，护士可有计划、有策略地向患者渗透病情，使患者在不知不觉中逐步接受自己的病情和残疾。

（3）劝导患者接受康复训练　由于此期患者相信自己的病能治好，往往只相信或关注药物治疗、手术治疗及家传秘方等，而严重忽视了康复训练，甚至拒绝进行康复训练。因此，护士应耐心地给患者讲解相关康复训练的知识，强调早期、积极、全面的康复训练对他们尽早回归家庭和社会的重要性，并让他们认识到康复与病情恢复的一致性，劝导他们从心理上积极接受康复训练。

4. 抑郁期的心理护理

（1）多采用共情方法与患者沟通　由于此期患者抑郁，对生活绝望，行为被动，多数患者往往不爱说话、不愿意与人接触，因此，护士主要采用共情的方法来帮助患者疏导抑郁的情绪。

（2）及时发现患者的不良情绪　大部分患者在此期会有自杀倾向，有的患者表现出轻松的状态，但内心可能对自杀已有准备；有的患者处在抑郁的心理状态下，身体上的疼痛和家庭的矛盾都可能导致情绪上的剧烈变化而出现自杀行为。因此，预防自杀应是此期心理护理的重点，护士及陪护人员应随时陪伴患者，及时发现患者的情绪变化，确保患者的生命安全。

（3）增强患者对残疾生活的信心　此期患者通常很自卑、态度消极，往往看不到自己的价值，对残疾生活过分悲观。因此，护士应指导患者正确面对残疾的现实，积极、客观、合理地评价面临的残疾问题，帮助患者发现自我存在的价值和优势，增强患者生活的信心。

（4）必要时配合药物治疗　抑郁是由于患者突然经历了巨大的创伤，心理长时间紧张、压抑而引起的。此时，患者不仅存在心理和精神方面的问题，还伴随着生理和躯体方面的异常反应。因此，患者仅靠心理护理或自身调整是不够的，必须配合使用抗抑郁药物。

5. 承认期的心理护理

（1）发现患者积极的心理变化　任何心理问题的护理效果，是在心理护理的过程和患者的生活中逐步体现出来的，患者能够进入承认期，这说明在心理方面一定有某些积极的变化。因此，护士在与患者交往和治疗、护理的过程中，要有意识地去发现患者在认知、情绪和行为等方面的积极变化，并及时反馈给患者。这样不仅能强化患者积极的想法，塑造正面行为，而且可以更好地巩固心理护理的效果。

（2）帮助患者建立合理的认知模式　随着患者心理状态的改善和良好护患关系的建立，患者已经比较愿意讨论自己的残疾和以后生活中面临的困难，希望能够得到合理的建议。因此，护士应根据患者的实际情况，帮助患者建立一个比较合理的认知模式，让他们学会如何应对生活中的各种问题。这样不仅有利于调整患者的心理状态，而且也可以提高他们适应环境的能力。

（3）消除患者的自卑心理　患者经过了抑郁期，虽然负面情绪得到了很大改善，但多数患者仍存在很强的自卑心理。他们觉得自己的形象见不得人，整天需要别人照顾，不能回报亲人和社会，总认为自己是一个没用的人。因此，患者心里感到很内疚、自责，不愿出门，不愿面对社会生活；所以，及时消除患者的自卑心理，对帮助他们早日适应残疾、回归家庭和社会至关重要。

6. 适应期的心理护理

（1）帮助患者掌握人际交往的技巧　患者带着伤残重新面对家庭和社会，在人际交往的过程中，仍然不够自信，行为比较被动；也有的患者以自我为中心，不顾别人的感受，因而严重影响人际关系的和谐发展。因此，护士要帮助患者掌握一些人际交往和应对特殊情况的方法和技巧，以使患者更好地适应家庭和社会生活。

（2）对回归后的生活给予支持和指导　残疾患者虽然康复出院，但在出院后坚持康复训练对保持和提高已获得的日常生活自理能力非常重要。另外，由于家庭和社会缺乏足够的支持系统，这会给患者的生活和工作带来一定的困难，也会严重影响残疾患者参与家庭和社会生活的积极性。因此，患者在出院后坚持康复训练，是他们能够顺利回归家庭和社会的基础；对残疾患者的生活和工作环境进行适当改造，将为他们回归家庭和社会提供保障。

（3）鼓励患者参与社会生活　每个人都应该融入社会中，自我封闭对个人的身心发展都是不利的。对残疾患者来说，参与社会活动不仅能够促进他们的身心健康发展，而且可以充分发挥他们的才智和潜能。因此，当患者的心理进入适应期后，护士应帮助患者认识到参与社会生活的重要性，并且鼓励他们走出家门，积极参与社会生活，以乐观开朗的心态面对家庭和社会。

四、安全护理

脊髓损伤患者的安全护理主要是详细评估跌倒坠床、压伤、管路滑脱、深静脉血栓、营养等方面的风险程度，并针对性地给予患者有效的护理措施；同时防止患者烫伤、自杀等意外事件也是安全护理的重点。

（一）防止跌倒坠床

1. 护理评估　患者在入院后使用"Morse 跌倒风险评估量表"进行评估（详见第三章第三节中的 Morse 跌倒风险评估量表，即表 3-3-7）。

2. 悬挂标识　对评估为中度风险以上的患者（评分 ≥ 25 分），护士应在其床头悬挂"预防跌倒"与"预防坠床"的警示标识。

3. 健康宣教　护士给予患者及陪护人员相关的健康宣教。主要内容包括：患者在卧床时，拉好床栏并固定好床闸；在乘坐轮椅时系好安全带；在轮椅转移时及时刹闸；在康复训练时穿硬底防滑鞋，避开潮湿的地面；陪护人员随时在旁保护，以免其坠床、跌倒；积极防治体位性低血压，尤其是康复早期进行体位改变的训练时；对并发糖尿病的患者做好低血糖的防护工作；患者回归家庭后的环境需要被改造，环境中的危险源应被移除，室内家具定位放置，尽量设置无障碍空间，常用的物品尽量放置在手能拿及的位置，楼梯、浴室等处应装置扶手，扶手的高度应适当。

4. 监督管理　责任护士定期考核患者及陪护人员对宣教内容的掌握情况。各班护士做好交接工作，注意观察，及时发现患者不正确的行为，并给予纠正。护士应鼓励同病房的病友及其他陪护人员相互监督，必要时以实例讲解，告知跌倒、坠床后的严重后果，增加患者及陪护人员的依从性。

（二）防止压伤

1. 护理评估　患者在入院后使用"Braden 压疮高危因素评估量表"进行评估（详见第三章第三节中的 Braden 压疮高危因素评估量表，即表 3-3-6）。

2. 悬挂标识　对评估为中度危险以上的患者（评分 ≤ 14 分），护士应在其床头悬挂"预防压伤"的警示标识。

3. 健康宣教　主要内容包括：保持床单位及轮椅坐垫平整、无渣屑、无皱褶；保持皮肤清洁、干燥；患者在卧床时每 2 小时翻身 1 次，在乘坐轮椅时每 30 分钟除压 1 次；预防性使用气垫床及皮肤保护敷料；防止摩擦力和剪切力损伤皮肤，为患者更换床单和内衣时一定要抬高患者躯体并避免拖、拉、拽等动作；患者在半卧位时，足底部应垫一坚实的体位垫，髋关节屈曲 30°，膝下垫软枕，防止身体下滑而摩擦皮肤；对留置管路的患者，注意观察管路放置处皮肤的情况，防止皮肤和黏膜压伤；每日检查患者的全身皮肤情况，如有异常及时处理。

4. 监督管理　责任护士定期考核患者及陪护人员对健康宣教内容的掌握情况。各班护士做好交接工作，注意观察，及时发现患者不正确的行为，并给予纠正。护士应鼓励同病房的病友及其他陪护人员相互监督，必要时以实例讲解，告知皮肤压伤后的严重后果，增加患者及陪护人员的依从性。

（三）防止管路滑脱

1. 护理评估　护士评估患者全身留置管路的情况，并确保管路的标识清晰完好（详见第三章第三节中的住院患者管路滑脱危险度评估量表，即表 3-3-10）。

2. 悬挂标识　对评估后存在管路滑脱风险的患者，护士应在其床头悬挂"预防管路滑脱"的警示标识。

3. 健康宣教　主要内容包括：告知患者及陪护人员管路滑脱会严重影响患者的治疗，同时增加再置管的痛苦；患者在训练时注意保护管路，避免管路扭曲、牵拉、打折，确保管路通畅；患者及陪护人员配合护士定期做好管路的维护，必要时护士给予患者适当约束。

4. 监督管理　责任护士定期考核患者及陪护人员对健康宣教内容的掌握情况。各班护士做好交接工作，注意观察，及时发现患者不正确的行为，并给予纠正。护士应鼓励同病房的病友及其他陪护人员相互监督，必要时以实例讲解，告知管路滑脱给患者带来的严重后果，增加患者及陪护人员的依从性。

（四）预防深静脉血栓

1. 护理评估　患者在入院后使用"深静脉血栓危险因素评估量表"进行评估（详见第三章第三节中的深静脉血栓危险因素评估量表，即表 3-3-12）。

2. 悬挂标识　对评估后存在深静脉血栓危险的患者，护士应在其床头悬挂"深静脉血栓危险"的警示标识。

3. 健康宣教　主要内容包括：指导患者使用抗血栓弹力袜、空气压力血液循环助动仪来促进血液循环；患者在卧床及乘坐轮椅时不要长时间保持一个姿势，每天主动、被动活动双下肢 2 小时。

4. 监督管理　责任护士定期考核患者及陪护人员对健康宣教内容的掌握情况。护士定时巡视病房，密切观察患者的神志、生命体征，下肢皮肤的颜色、温度，足背动脉搏动，下肢肿胀程度等情况，每日测量下肢腿围，记录并对照。患者注意下肢保暖，防止冷刺激引起静脉痉挛及血液淤积；尽量避免做下肢静脉穿刺，尤其减少不必要的股静脉穿刺；如必须穿刺，医护人员应尽量保证操作一次成功，避免在同一静脉多次穿刺，尽量缩短扎止血带的时间，以减少对局部和远端血管的损害。

（五）营养筛查

1. 护理评估　患者在入院后使用"住院患者营养风险筛查 NRS-2002 评估表"进行评估（详见第三章第三节中的住院患者营养风险筛查 NRS-2002 评估表，即表 3-3-11）。

2. 悬挂标识　对评估后存在营养障碍的患者，护士应在其床头悬挂"营养风险"的警示标识。

3. 健康宣教　由于在脊髓损伤后患者的活动度下降，基础代谢率也下降，相对地所需消耗的热量也不多。一般而言，对四肢瘫痪的患者，所需的热量约为每天每公斤 23kcal；但对双下肢瘫痪的患者，由于活动度较高，故热量约为每天每公斤 28kcal。患者应多食高纤维、低脂肪、低胆固醇的食物，以期望减少血液中的甘油三酯，达到控制体重的同时维持长期康复治疗所需的能量消耗的目的。患者应避免摄入高热量的食物，如油炸食品、肥肉、甜点、蛋糕、冰激凌、饮料等；应避免食用猪油，应少食蛋黄、内脏、海鲜等高胆固醇类的食物，还要保证摄取足够的水分。

4. 监督管理　责任护士定期考核患者及陪护人员对健康宣教内容的掌握情况。专业医师、营养师及护理师定期对患者的营养状况进评估；患者避免体重过度增加，维持营养均衡，避免由于高胆固醇及甘油三酯的过多摄入所导致的心血管疾病，保持良好的饮食习惯。

（六）预防意外烫伤

1. 护理评估　护士评估患者全身皮肤的感觉情况。

2. 悬挂标识　对评估后存在感觉障碍的患者，护士应在其床头悬挂"预防意外烫伤"的警示标识。

3. 健康宣教　主要内容包括：告知患者及陪护人员预防意外烫伤的重要性，让患者及陪护人员引起足够重视；患者在使用热水袋时应外裹毛巾，并有人在旁看护；患者在用热水泡脚时应先由感觉正常的陪护人员测试水温，确保温度适宜；避免感觉障碍的肢体长时间接触热源而引发意外烫伤，如：将不隔热的水杯或长时间发热的笔记本电脑直接放于感觉障碍者的双腿上，这将会引起严重的意外烫伤。

4. 监督管理　责任护士定期考核患者及陪护人员对健康宣教内容的掌握情况。各班护士做好交接工作，注意观察，及时发现患者不正确的行为，并给予纠正。护士应鼓励同病房的病友及其他陪护人员相互监督，必要时以实例讲解，告知感觉障碍患者发生意外烫伤的严重后果，增加患者及陪护人员的依从性。

（七）防止自杀

1. 护理评估　护士评估患者的心理状况。

2. 悬挂标识　对评估后有自杀倾向的患者，护士应在护士站的指定位置悬挂约定俗成的特殊警示标识，从而引起所有医护人员的高度重视。

3. 健康宣教　主要内容包括：告知陪护人员患者有自杀倾向；陪护人员保管好手边的尖锐物品，在患者每次服药时看着其服下，避免患者私藏药品；亲人多多陪伴患者，倾听患者的感受；陪护人员及时发现患者的不良情绪，并给予疏导，必要时通知医护人员；陪护人员随时陪同患者，以免发生意外。

4. 监督管理　责任护士定期考核陪护人员对健康宣教内容的掌握情况。各班护士做好交接工作，注意观察，及时发现患者的不良情绪，并给予疏导。

五、用药护理

（一）护理评估

护士评估患者的用药情况。

（二）悬挂标识

若患者有特殊用药，如降糖药、降压药、抗癫痫药及精神类药品，护士应在服药指导卡上特别标注，从而引起所有医护人员的重视。

（三）健康宣教

护士告知患者、陪护人员服药时间及方法。患者应在餐前服用健胃药、降糖药；在饭后服用胃疼药；一定要用温开水送服口服药，不能用茶水、豆浆、牛奶及饮料等送服。

（四）监督管理

护士指导患者遵医嘱，按时、按剂量服用药物，注意用药时间，保证患者服药到口，避免患者积攒药物，观察患者在用药后有无不良反应。

第三节　中医康复护理

一、辨证施护

中医辨证施护是以中医理论为基础，通过望、闻、问、切四诊，以整体观念和辨证论治为核心的护理技术。辨证的过程也是护理评估、诊断和提出问题的过程，是决定护理的前提和依据；施护则是以辨证为依据对疾病进行针对性护理，同时也是检验辨证是否正确的手段。辨证内容包括：形体特征、常见表现、心理特征、环境适应。施护内容包括：生活起居护理、饮食护理、情志护理、自我调理。

脊髓损伤患者常见的中医体质有：阳虚质、阴虚质及气机紊乱（督脉外伤，阴阳失调）等。下面按照不同体质进行辨证施护。

（一）阴虚质辨证施护（表4-3-1）

表4-3-1　阴虚质辨证施护

辨证		施护	
特征形体	多瘦长	生活起居护理	避免熬夜、剧烈运动和在高温酷暑下工作；宜节制房事；只适合做中小强度、间断性的身体锻炼，可选择太极拳、太极剑等；锻炼时要控制出汗量，及时补充水分；不适合蒸桑拿
常见表现	经常感觉身体、脸上发热，皮肤偏干燥，易生皱纹，经常感到手心、脚心发热，口干咽燥、眼睛干涩、鼻干唇燥，面颊潮红或偏红，喜冷饮而不解渴，容易失眠，经常大便干结及便秘，尿黄、短少等。舌红少苔或无苔，少津液，脉细	饮食护理	多吃甘凉滋润的食物，比如瘦肉、鸭肉、甲鱼、绿豆、冬瓜、芝麻、梨、百合、银耳、木瓜、菠菜、无花果、冰糖、茼蒿等甘凉滋润的食物；少食羊肉、狗肉、韭菜、辣椒、葱、蒜、葵花子等性温燥烈的食物
心理特征	性情急躁，外向好动，活泼	情志护理	平时宜克制情绪，遇事要冷静；正确对待顺境和逆境；可以用练书法、下棋来怡情悦性，用旅游来寄情山水、陶冶情操；平时多听一些曲调舒缓、轻柔、抒情的音乐，止恼怒
环境适应	平素耐受冬季的寒冷而耐受不了夏天的暑热，不能适应热、燥的气候	自我调理	自行按摩曲池、承光等穴位

（二）阳虚质辨证施护（表4-3-2）

表4-3-2　阳虚质辨证施护

辨证		施护	
形体特征	多白胖，肌肉不壮	生活起居护理	在秋冬注意保暖，尤其是足部、背部、下腹部的防寒保暖；在夏季避免吹空调、电扇，可做一些舒缓柔和的运动，如慢跑、散步、打太极拳、做广播操等；可适当蒸桑拿、沐温泉浴
常见表现	平时手脚发凉，腹部、腰部或膝部怕冷，比别人穿得多，冬天耐受不了寒冷，夏天耐受不了空调冷气，喜欢安静和进食热烫食物，吃（喝）凉的东西总会感到不舒服，大便稀溏，小便色清量多，精神不振，睡眠偏多。舌质暗淡，舌苔白	饮食护理	可多食甘温益气的食物，比如牛肉、羊肉、狗肉、葱、姜、花椒、鳝鱼、韭菜、辣椒、胡椒等；少食生冷寒凉的食物，如冰激凌、黄瓜、藕、梨、西瓜等
心理特征	性格多沉静、内向	情志护理	注意温阳补气，多晒太阳；要善于调节自己的情绪，去忧悲，防惊恐和喜怒，消除不良情绪的影响，不熬夜
环境适应	不耐受寒邪，易感湿邪	自我调理	自行按摩足三里、涌泉、气海、百会等穴位

（三）气机紊乱辨证施护（表4-3-3）

表4-3-3　气机紊乱辨证施护

辨证		施护	
形体特征	胖瘦均见	生活起居护理	多做益心脏血脉的活动，如太极拳、八段锦、保健按摩等，各部分都要活动，以助气血运行
常见表现	壮热恶热、躁扰不宁、面红烦渴、便干尿黄，或四肢厥冷、恶寒喜暖、脘腹冷痛，或泄泻水肿、蜷卧少动、口淡不渴、痰液清稀。苔白，脉迟	饮食护理	饮食宜富含蛋白质、维生素、碳水化合物及微量元素，可多食高蛋白、高热能、补益肝肾的食物，如鸡肉、兔肉、鸡蛋等
心理特征	性格多沉静、内向	情志护理	主动调畅情志，常看喜剧、励志剧，听相声，勿看悲苦剧；多听轻松开朗的音乐，多进行社交活动
环境适应	避寒就温，在春夏培补阳气，多沐日光浴，注意足下、背部及丹田部位的保暖	自我调理	自行按摩涌泉、气海、关元、大椎、足三里等穴位

二、证候观察

护士根据脊髓损伤患者的证候特点，对患者进行全面而周密的观察，了解患者的病情变化及护理效果，根据评价内容，及时修订患者的辨证施护计划，并要及时准确地记录，以保持护理计划的实施有连贯性。

第四节　典型病例分析

一、病例介绍

患者李 ×，男性，32 岁。2016 年 1 月 21 日患者发生车祸，当时意识清醒，自觉双下肢不能活动，被急送至当地医院，被诊断为"颈 4 完全性脊髓损伤"。在经过对症治疗后病情逐渐平稳，患者于 2016 年 3 月 1 日收入我科，目前患者双下肢运动、感觉功能障碍，骶尾部皮肤有一 2cm×2cm 水泡。小便留置导尿管，大便秘结，需要用开塞露辅助排出，饮食、睡眠正常。

二、入院评估

（一）入院宣教（表 4-4-1）

表 4-4-1　入院宣教表

姓名：李 ×　　　　　　　　　　　　　　　　　　　　　　　　病案号：103

入院宣教
1.☑介绍入院须知并签名
2.☑病区及病室环境
3.☑安全教育
4.☑介绍责任护士
5.☑其他_____
2016 年 3 月 1 日　　　　　指导护士：× ×

（二）评估（表 4-4-2 及表 4-4-3）

表 4-4-2　护理评估表

科室：× × 科　　床号：2　　姓名：李 ×　　性别：☑男□女　　年龄：32 岁　　病案号：103

入院日期 2016 年 3 月 1 日　　　入院方式 □步行 □扶行 □轮椅 ☑平车 □担架
入院诊断 颈 4 完全性脊髓损伤
既往史 无_____；过敏史 ☑无 □有：□药物 □食物 □其他
一、一般护理评估
生命体征：T36℃ P76 次 / 分 R18 次 / 分 BP125 / 75 mmHg；气管切开：☑无 □有 切开日期 _/_
意识状态：☑清醒 □嗜睡 □意识模糊 □谵妄 □昏迷 □植物状态；瞳孔☑正常 □异常 _/_ mm
饮食：☑正常 □禁食 □鼻饲 □胃造瘘 □肠外营养；睡眠：☑正常 □异常 □依赖药物

静脉输液：☑无　□有　□表浅静脉　□套管针　□深静脉置管　□ PICC 置管日期 ＿/＿ 置管部位 ＿/＿

排尿：□正常　□间歇导尿　□膀胱造瘘　□失禁　☑留置导尿管　末次置管日期 2016-2-27

排便：□正常规律 ＿/＿ 日 ＿/＿ 次　☑便秘　□失禁　☑依赖药物

皮肤：□正常　☑压疮　部位 骶尾部　　　　面积 2cm×2cm

二、日常生活能力 Brathel 指数评分

项目 日期	大便	小便	修饰	如厕	进食	转移	活动	穿衣	上下楼梯	洗澡	总分	护士签名
3月1日	0	0	0	0	0	0	0	0	0	0	0	××
月 日												
月 日												
月 日												

三、Braden 压疮高危评估

项目 日期	对压力感知能力	皮肤潮湿	活动能力	移动能力	营养摄取能力	摩擦力和剪切力	总分	护士签名
3月1日	2	3	1	1	2	1	10	××
月 日								
月 日								
月 日								

危险分级：轻度危险 15~18 分；中度危险 13~14 分；高度危险 10~12 分；极高危≤9 分

患者状态：□病危　□瘫痪　☑卧床　□营养不良　□年龄＞65 岁　　压疮来源：□院内　☑院外

四、Morse 跌倒风险评估

项目 日期	年龄	近3个月跌倒史	超过1个医疗诊断	行走使用辅助用具	是否接受药物治疗	步态/移动	认知状态	总分	护士签名
3月1日	0	0	15	0	20	0	0	35	××
月 日									
月 日									
月 日									

危险程度：高度危险≥45 分；中度危险 25~45 分；低度危险 0~24 分

表 4-4-3　中医护理入院评估表

中医护理入院评估表

科别 ××科　床号 2　病案号 103　入院日期 2016 年 3 月 1 日

姓名 李×　性别 男　年龄 32　职业 工人　民族 汉

文化程度 高中

婚姻状况：未婚、已婚、丧偶　宗教信仰：无、有 ／　过敏史：无、有

入院方式：步行、扶行、轮椅、平车、担架、背入、其他

入院诊断：中医 瘫证　　　　　　　　　　　　　西医 颈 4 完全性脊髓损伤

一、生命体征：T36℃ P76 次 / 分 R18 次 / 分 BP125/75 mmHg

二、四诊内容：

（一）望诊

1. 神志：有神、倦怠、烦躁、嗜睡、谵妄、昏迷、其他　／

2. 面色：如常、红润、两颧潮红、苍白、萎黄、晦暗、无光泽、其他　／

3. 形态：自如、半身不遂、步履艰难、不得平卧、双下肢活动受限、其他

4. 皮肤：正常、黄染、苍白、发绀、褥疮、潮红、溃烂、其他　／

5. 舌象：（1）舌质：淡红、淡白、红、红绛、紫暗、其他　／

　　　　　（2）舌苔：薄白、薄黄、黄厚、燥裂、腐、腻、其他　／

（二）闻诊

1. 语言：清楚、语音低微、失语、呻吟、其他　／

2. 呼吸：如常、气促、呼吸缓慢、喘息气促、其他　／

3. 咳嗽：无、有；有痰、无痰；色（白、黄、铁锈色、血痰）；质（清稀、黏稠）；其他　／

4. 嗅气味：无异味；有（臭、腥臭、酸臭、腐臭）；其他　／

（三）问诊

1. 饮食：正常、纳呆、多食易饥、饥不择食、留置胃管、恶心呕吐、禁食、其他　／

2. 口渴：正常、口不渴、口渴欲饮、渴不欲饮、其他　／

3. 听力：正常、下降、耳聋、其他　／

4. 视力：正常、下降、失明（左、右）、其他　／

5. 睡眠：正常、难入寐、易醒、彻夜不眠、多梦、早醒、辅助用药 ／ 其他　／

6. 大便：正常、便秘、秘结、柏油便、便溏、泄泻、失禁、造瘘口、其他　／

7. 小便：正常、频数、癃闭、尿少、失禁、留置导尿管、造瘘、血尿、混浊、其他　／

8. 嗜好：无特殊、吸烟、饮酒、酸、甜、辣、肥甘、其他

（四）切诊

1. 脉象：正常、浮、沉、迟、数、弦、滑、涩、洪、细、结代、其他　／

2. 脘腹：正常、胀满、腹痛喜按、腹痛拒按、其他　／

三、心理社会评估

1. 情志：平和、开朗、易怒、忧郁、焦虑、恐惧、内向、其他　／

2. 对疾病：了解、部分了解、不了解

3. 家庭关系：和睦、紧张、其他　／

4. 经济状况：公费、医保、自费、其他　／

5. 自理能力：自理、需协助、不能自理　／

6. 生活起居：合住、独居、其他　／

责任护士 ××　护士长 ××　审阅日期 2016 年 3 月 1 日

（三）健康教育记录，此内容贯穿患者入院到出院（表 4-4-4）

表 4-4-4　健康教育记录表

姓名：李 ×　　　　　　　　　　　　　　　　　　　　　　　　　病案号：103

预防压疮护理措施实施情况： ☑ 定时翻身　☑ 检查身体受压部位　□ 卧位护理　☑ 皮肤护理　□ 床单位清洁　□ 预防压疮知识宣教 ☑ 使用保护性敷料　□ 使用气垫床　□ 正确使用海绵垫、软枕等 □ 其他＿＿＿＿＿＿／＿＿＿＿＿＿
预防跌倒坠床护理措施实施情况： ☑ 警示标志　☑ 安置床栏　□ 安全宣教　□ 保护性约束　□ 辅助器具使用指导　□ 高风险患者需有陪护 □ 使用轮椅注意事项　☑ 使用平车注意事项　☑ 呼叫器及常用物品合理放置　□ 勿穿拖鞋　□ 嘱使用 镇静、安眠药的患者卧床并拉好床栏　□ 对使用降压药的患者观察血压变化 □ 对使用降糖药的患者观察有无低血糖反应 □ 其他＿＿＿＿＿＿／＿＿＿＿＿＿
预防管路滑脱护理措施实施情况： ☑ 观察管路位置及固定情况　□ 定时对管路通畅及固定情况进行评估　□ 发现管路异常及时处理 ☑ 检查置管长度　☑ 检查管路衔接处　□ 患者翻身、排便、转运时的管路保护指导　□ 谵妄、躁动患 者需要专人陪护　□ 保护性约束　□ 使用机械通气时注意气囊压力　□ 对出现躁动的患者遵医嘱给予 镇静剂 □ 其他＿＿＿＿＿＿／＿＿＿＿＿＿

（四）康复评价（表 4-4-5）

表 4-4-5　脊髓损伤患者康复护理评价表

姓名 李 ×	性别 男		年龄 32	职业 工人		病案号 103
入院时间 2016-3-1	发病时间 2016-1-21			出院时间		
ADL 评价 0 分		第一次		第二次		第三次
诊断 颈 4 完全性脊髓损伤				病因 车祸		
截瘫水平：C T L S						
肢体活动：正常、活动受限　部位：四肢						
关节活动：正常、痉挛、震颤、足下垂、膝关节屈曲痉挛、其他						
呼吸系统：正常、呼吸困难、有气管切开						
排尿方式：间歇导尿、集尿器、留置导尿管、压迫排尿、溢尿						
排尿功能：正常、失禁、部分失禁						
排便情况：正常、便秘、失禁、其他						

续表

皮肤情况：正常、潮红、水肿、硬结、挫伤、压疮或烫伤：骶尾部 2cm×2cm 水泡
神志观察：神清合作、理解力下降、痴呆、其他
心理状态：情绪稳定（2016-3-1 至
康复目标：近期
康复目标：远期
护士：×× 时间：2016 年 3 月 1 日

（五）专科护理安全告知及健康指导（表 4-4-6）

表 4-4-6　专科护理安全告知及健康指导表

科室：×× 科　　　　　姓名：李 ×　　　　　床号：2　　　　　病案号：103

患者可能出现的安全问题及防范措施

安全问题：

□跌倒　☑坠床　☑皮肤损伤（压疮 擦伤）　☑管路滑脱

□意外事件（走失 烫伤 冻伤）

其他_____/_____

防范措施：

☑有针对性地实施安全教育	☑放置安全标识	□患者不可擅自离开病房
□不要自行取下腕带	□实施保护性约束	□不要擅自松解约束带
□洗漱时注意安全	□如厕时不要锁门	☑穿合适的防滑鞋、衣裤
☑安置床栏	□慎用热水袋	□感觉障碍者禁止用热水泡脚
☑定时翻身	☑保持正确体位	☑保持床单位及皮肤清洁干燥
□使用气垫床	☑给予皮肤保护贴膜	☑翻身时，注意管路保护

其他_____/_____

专科护理健康教育

☑**截瘫患者**

☑饮食指导	□排尿指导	□排便指导	□清洁指导
☑轴向翻身	☑体位垫使用	□轮椅使用及减压方法	□移乘方法
□膀胱训练方法	□尿路感染的预防	□肾积水的预防	□肺部感染的预防
□自主神经过反射的预防	□深静脉血栓的预防	□骨质疏松症的预防	□异位骨化的预防
□相关并发症的预防			

其他_____/_____

（六）护理记录（表4-4-7）

表4-4-7 护理记录表

姓名：李 ×　　　　　性别：男　　　　　年龄：32　　　　　床号：2　　　　　病案号：103

日期	时间	护理记录	签名
2016-3-1	10：00	T 36℃ P 76次/分 R 18次/分 BP 125/75mmhg	× ×
		患者男性，32岁，主因"四肢运动、感觉、功能障碍伴大小便功	
		能障碍1月余"，为行康复训练由门诊平车收入我科，诊断为：颈	
		4完全性脊髓损伤。现患者神志清楚，四肢运动、感觉功能障碍，	
		小便留置导尿管，固定好，通畅，尿色淡黄。大便秘结，需借助开	
		塞露辅助排出，每2~3天1次。患者骶尾部皮肤有一2cm×2cm	
		的水泡，在无菌操作下抽出水泡内液体，并给予康惠尔泡沫敷料覆	
		盖。嘱患者保持敷料清洁、干燥，避免局部受压。患者ADL初次印	
		象分为0分，压疮高危评估为10分，跌倒风险评估为35分。遵医	
		嘱给予截瘫病人护理常规，ADL借助Ⅱ级护理，普食。	× ×
2016-3-1	14：00	患者压疮高危评估为10分，属于高度危险，护理措施包括：给患	
		者讲解预防压疮的知识；帮助患者定时更换体位，每2小时翻身1	
		次，翻身时避免拖、拉、拽等物理刺激；保持患者皮肤及床单位	
		的清洁、干燥。患者跌倒风险评估为35分，属于中度危险，护理	
		措施包括：给患者讲解相关的安全知识；在床头挂警示标识；拉	
		床栏。	× ×

三、康复护理评价

（一）初期评价（2016年3月8日）

1. 评估

（1）护理评估（表4-4-8）

表4-4-8 护理评估表

科室：×× 科　　　床号：2　　　姓名：李 ×　　　性别☑男 □女　　　年龄：32岁　　　病案号：103

入院日期 2016年3月1日　　　　入院方式 □步行 □扶行 □轮椅 ☑平车 □担架
入院诊断 颈4完全性脊髓损伤
既往史 无　　　　　　　　　；过敏史 ☑无 □有：□药物 □食物 □其他

续表

三、一般护理评估

生命体征：T36℃ P76 次 / 分 R18 次 / 分 BP125/75 mmHg；气管切开：☑无 □有 切开日期 /

意识状态：☑清醒 □嗜睡 □意识模糊 □谵妄 □昏迷 □植物状态；瞳孔☑正常 □异常 / mm

饮食：☑正常 □禁食 □鼻饲 □胃造瘘 □肠外营养；睡眠：☑正常 □异常 □依赖药物

静脉输液：☑无 □有 □表浅静脉 □套管针 □深静脉置管 □PICC 置管日期 / 置管部位 /

排尿：□正常 □间歇导尿 □膀胱造瘘 □失禁 ☑留置导尿管 末次置管日期 2016-2-27

排便：□正常规律 / 日 / 次 ☑便秘 □失禁 ☑依赖药物

皮肤：□正常 ☑压疮 部位 骶尾部 面积 2cm×2cm

二、日常生活能力 Brathel 指数评分

日期\项目	大便	小便	修饰	如厕	进食	转移	活动	穿衣	上下楼梯	洗澡	总分	护士签名
3月1日	0	0	0	0	0	0	0	0	0	0	0	××
3月8日	0	0	0	0	0	0	0	0	0	0	0	××
月 日												
月 日												

三、Braden 压疮高危评估

日期\项目	对压力感知能力	皮肤潮湿	活动能力	移动能力	营养摄取能力	摩擦力和剪切力	总分	护士签名
3月1日	2	3	1	1	2	1	10	××
3月8日	2	3	1	1	2	1	10	××
月 日								
月 日								

危险分级：轻度危险 15~18 分；中度危险 13~14 分；高度危险 10~12 分；极高危 ≤ 9 分

患者状态：□病危 ☑瘫痪 ☑卧床 □营养不良 □年龄 > 65 岁 压疮来源：□院内 ☑院外

四、Morse 跌倒风险评估

日期\项目	年龄	近 3 个月跌倒史	超过 1 个医疗诊断	行走使用辅助用具	是否接受药物治疗	步态 / 移动	认知状态	总分	护士签名
3月1日	0	0	15	0	20	0	0	35	××
3月8日	0	0	15	0	20	0	0	35	××
月 日									
月 日									

危险程度：高度危险 ≥ 45 分；中度危险 25~45 分；低度危险 0~24 分

（2）其他评估（表4-4-9）

表4-4-9 其他评估表

姓名：李 ×   病案号：103

项目 程度 分数 日期	心理状态、情绪评估	管路评估	营养评估	深静脉血栓评估	护士签名
3月8日	情绪稳定	4分 导管滑脱Ⅰ度风险	1分 轻度	6分 潜在风险	×××
月 日					
月 日					

2. 健康教育记录（表4-4-10）

表4-4-10 健康教育记录表

姓名：李 ×   病案号：103

预防压疮护理措施实施情况：
☑定时翻身 ☑检查身体受压部位 ☑卧位护理 ☑皮肤护理 ☑床单位清洁 □预防压疮知识宣教 ☑使用保护性敷料 □使用气垫床 □正确使用海绵垫、软枕等 □其他　　　　　　/
预防跌倒坠床护理措施实施情况： ☑警示标志 ☑安置床栏 ☑安全宣教 □保护性约束 □辅助器具使用指导 ☑高风险患者需有陪护 □使用轮椅注意事项 ☑使用平车注意事项 ☑呼叫器及常用物品合理放置 □勿穿拖鞋 □嘱使用镇静、安眠药的患者卧床并拉好床栏 □对使用降压药的患者观察血压变化 □对使用降糖药的患者观察有无低血糖反应 □其他　　　　　　/
预防管路滑脱护理措施实施情况： ☑观察管路位置及固定情况 ☑定时对管路通畅及固定情况进行评估 □发现管路异常及时处理 ☑检查置管长度 ☑检查管路衔接处 ☑患者翻身、排便、转运时的管路保护指导 □谵妄、躁动患者需要专人陪护 □保护性约束 □使用机械通气时注意气囊压力 □对出现躁动的患者遵医嘱给予镇静剂 □其他　　　　　　/

3．康复评价

（1）脊髓损伤患者康复护理评价（表 4-4-11）

表 4-4-11 脊髓损伤患者康复护理评价表

姓名 李×	性别 男	年龄 32	职业 工人	病案号 103
入院时间 2016-3-1	发病时间 2016-1-21		出院时间	
ADL 评价 0 分	第一次 0 分	第二次		第三次
诊断 颈 4 完全性脊髓损伤		病因 车祸		
截瘫水平：Č T L S				
肢体活动：正常、活动受限 部位：四肢				
关节活动：正常、痉挛、震颤、足下垂、膝关节屈曲痉挛、其他				
呼吸系统：正常、呼吸困难、有气管切开				
排尿方式：间歇导尿、集尿器、留置导尿管、压迫排尿、溢尿				
排尿功能：正常、失禁、部分失禁				
排便情况：正常、便秘、失禁、其他				
皮肤情况：正常、潮红、水肿、硬结、挫伤、压疮或烫伤：骶尾部 2cm×2cm 水泡				
神志观察：神清合作、理解力下降、痴呆、其他				
心理状态：情绪稳定（2016-3-1 至 2016-3-8）情绪稳定（2016-3-8 至				
康复目标：近期： 1. 在下次评价前皮肤完全愈合及患者掌握预防皮肤完整性受损的相关知识。 2. 在下次评价前患者掌握预防便秘的相关知识，大便频率由 2～3 天 1 次减至 1～2 天 1 次，并养成定时排便的习惯。				
康复目标：远期：回归家庭、回归社会。				
			护士：×× 时间：2016 年 3 月 8 日	

（2）脊髓损伤患者护理评价（表 4-4-12）

表 4-4-12 脊髓损伤患者护理评价表

姓名：李× 病案号：103

护理问题	一、现存皮肤完整性受损：患者骶尾部皮肤有一 2cm×2cm 水泡，这与脊髓损伤所致的四肢运动功能障碍导致皮肤长时间受压有关。 二、便秘：与脊髓损伤所致的排便功能障碍及活动量减少有关。

续表

护理预期目标	一、在下次评价前皮肤完全愈合及患者掌握预防皮肤完整性受损的相关知识。（2016 年 4 月 8 日前完成） 二、在下次评价前患者掌握预防便秘的相关知识，大便频率由 2 ~ 3 天 1 次减至 1 ~ 2 天 1 次，并养成定时排便的习惯。（2016 年 4 月 8 日前完成）
护理措施	一、现存皮肤完整性受损： 1. 遵医嘱给患者换药，保持局部敷料清洁、干燥，敷料如有渗液、潮湿，则需要及时更换。 2. 向患者及家属讲解引起和加重压伤的相关因素，定时帮助患者更换体位，每 2 小时翻身 1 次，翻身时动作轻柔，避免拖、拉、拽等动作。 3. 指导患者保持床单位清洁、干燥、无渣屑、无皱褶，局部皮肤避免继续受压；保持患者皮肤清洁、干燥，出汗及大小便后及时清理，避免污染创面及周围皮肤。 4. 指导患者补充营养，如多食富含蛋白质的食物，以改善机体营养状况、提高皮肤抵抗力、提高皮下脂肪含量。 5. 保持室内整洁，空气新鲜流通，温度、湿度适宜。 二、便秘： 1. 向患者讲解引起便秘的原因，嘱患者保持生活规律，为患者提供舒适隐蔽的排便环境，指导患者每日空腹饮白开水 200mL，以增加肠蠕动。 2. 患者养成定时排便的习惯，在排便前 20 分钟顺时针按摩腹部，以促进肠蠕动，排便取蹲位或坐位为佳，因蹲位或坐位可使肛门直肠角度变大、伸直，可达到有效排便的目的。 3. 遵医嘱给予患者开塞露，指导患者掌握正确使用开塞露的方法。 4. 患者清淡饮食，多食新鲜蔬菜、水果及含纤维素多的食物，少食易产气的食物，进食要有规律，忌食辛辣等刺激性食物。

护士 ××   2016 年 3 月 8 日

4. 专科护理安全告知及健康指导（表 4-4-13）

表 4-4-13　专科护理安全告知及健康指导表

科室：×× 科　　　　　　姓名：李 ×　　　　　　床号：2　　　　　　病案号：103

患者可能出现的安全问题及防范措施

安全问题：

☐跌倒　☑坠床　☑皮肤损伤（压疮 擦伤）☑管路滑脱

☑意外事件（走失 烫伤 冻伤）

其他 _____/_____

防范措施：

☑有针对性地实施安全教育	☑放置安全标识	☐患者不可擅自离开病房
☐不要自行取下腕带	☐实施保护性约束	☐不要擅自松解约束带
☐洗漱时注意安全	☐如厕时不要锁门	☐穿合适的防滑鞋、衣裤
☑安置床栏	☑慎用热水袋	☑感觉障碍者禁止用热水泡脚
☑定时翻身	☑保持正确体位	☑保持床单位及皮肤清洁干燥
☑使用气垫床	☑给予皮肤保护贴膜	☑翻身时，注意管路保护

其他 _____/_____

专科护理健康教育

☑ **截瘫患者**

☑ 饮食指导	☑ 排尿指导	☑ 排便指导	☑ 清洁指导
☑ 轴向翻身	☑ 体位垫使用	□ 轮椅使用及减压方法	□ 移乘方法
□ 膀胱训练方法	□ 尿路感染的预防	□ 肾积水的预防	□ 肺部感染的预防
□ 自主神经过反射的预防	□ 深静脉血栓的预防	□ 骨质疏松症的预防	□ 异位骨化的预防
□ 相关并发症的预防			

其他_____/_____

5. 中医辨证施护（表 4-4-14）

表 4-4-14　中医辨证施护表

姓名：李 ×　　　　　　　　　　　　　　　　　　病案号：103

望闻问切	（一）望诊
	1. 神志：有神、倦怠、烦躁、嗜睡、谵妄、昏迷、其他_____/_____
	2. 面色：如常、红润、两颧潮红、苍白、萎黄、晦暗、无光泽、其他_____/_____
	3. 形态：自如、半身不遂、步履艰难、不得平卧、双下肢活动受限、其他_____/_____
	4. 皮肤：正常、黄染、苍白、发绀、褥疮、潮红、溃烂、其他_____/_____
	5. 舌象：（1）舌质：淡红、淡白、红、红绛、紫暗、其他_____/_____
	（2）舌苔：薄白、薄黄、黄厚、燥裂、腐、腻、无苔、其他_____/_____
	（二）闻诊
	1. 语言：清楚、语音低微、失语、呻吟、其他_____/_____
	2. 呼吸：如常、气促、呼吸缓慢、喘息气促、其他_____/_____
望闻问切	3. 咳嗽：无、有；有痰、无痰、色（白、黄、铁锈色、血痰）；质（清稀、黏稠）；其他_____/_____
	4. 嗅气味：无异味；有（臭、腥臭、酸臭、腐臭）；其他_____/_____
	（三）问诊
	1. 饮食：正常、纳呆、多食易饥、饥不择食、留置胃管、恶心呕吐、禁食、其他_____/_____
	2. 口渴：正常、口不渴、口渴欲饮、渴不欲饮、其他_____/_____
	3. 听力：正常、下降、耳聋、其他_____/_____
	4. 视力：正常、下降、失明（左、右）、其他_____/_____
	5. 睡眠：正常、难入寐、易醒、彻夜不眠、多梦、早醒、辅助用药_____其他_____/_____
	6. 大便：正常、便秘、秘结、柏油便、便溏、泄泻、失禁、造瘘口、其他_____/_____
	7. 小便：正常、频数、癃闭、尿少、失禁、留置导尿管、造瘘、血尿、混浊、其他_____/_____
	8. 嗜好：无特殊、吸烟、饮酒、酸、甜、辣、肥甘、其他_____/_____
	（四）切诊
	1. 脉象：正常、浮、沉、迟、数、弦、滑、涩、洪、细、结代、其他_____/_____
	2. 脘腹：正常、胀满、腹痛喜按、腹痛拒按、其他_____/_____
中医辨证	中气下陷，阴虚肠燥

续表

中医施护	患者内服补中益气汤，常喝当归、黄芪乌鸡汤，以补益气血、扶正祛邪、增强全身抵抗力；少食具有耗气作用的食物，如槟榔、空心菜、白萝卜等，忌辛辣饮食；遵医嘱使用番泻叶、芪蓉润肠口服液；平时可自行按摩足三里、中脘、关元、天枢、气海、涌泉、天柱、肝俞等穴位。

6. 护理记录（表4-4-15）

表4-4-15　护理记录表

姓名：李×　　　　性别：男　　　　年龄：32　　　　床号：2　　　　病案号：103

日期	时间	护理记录	签名
2016-3-1	10：00	T 36℃ P 76次/分 R 18次/分 BP 125/75mmHg	××
		患者男性，32岁，主因"四肢运动、感觉功能障碍伴大小便功能障碍1月余"，为行康复训练由门诊平车收入我科，诊断为：颈4完全性脊髓损伤。现患者神志清楚，四肢运动、感觉功能障碍，小便留置导尿管，导尿管固定好、通畅，尿色淡黄。大便秘结，需要用开塞露辅助排出，每2~3天1次。患者骶尾部皮肤有一2cm×2cm的水泡，在无菌操作下抽出水泡内液体，并给予康惠尔泡沫敷料覆盖。嘱患者保持敷料清洁、干燥，避免局部皮肤受压。患者ADL初次印象分为0分，压疮高危评估为10分，跌倒风险评估为35分。遵医嘱给予截瘫病人护理常规，ADL介助Ⅱ级护理，普食。	××
	14：00	患者压疮高危评估为10分，属于高度危险，护理措施包括：给患者讲解预防压疮的知识；帮助患者定时更换体位，每2小时翻身1次，翻身时避免拖、拉、拽等物理刺激；保持患者皮肤及床单位的清洁、干燥。患者跌倒风险评估为35分，属于中度危险，护理措施包括：给患者讲解相关的安全知识；在床头挂警示标识；拉好床栏。	××
2016-3-8	10：00	患者今日行初期康复评价，ADL评分为0分。目前患者存在的主要护理问题： 1.现存的皮肤完整性受损。护理措施：（1）向患者讲解引起和加重压伤的相关因素。（2）帮助患者定时更换体位，避免局部皮肤继续受压，保持敷料清洁、干燥。（3）保持床单位清洁、干燥、无渣屑。	

日期	时间	护理记录	签名
		（4）嘱患者加强营养，提高皮肤抵抗力。	
		2.便秘。护理措施：（1）向患者讲解引起便秘的原因。（2）指导患	
		者每日空腹饮白开水 200mL，嘱患者在排便前 20 分钟顺时针按摩	
		腹部，以促进肠蠕动，并帮助其养成定时排便的习惯。（3）指导患	
		者掌握正确使用开塞露的方法。（4）患者清淡饮食，多食新鲜蔬	
		菜、水果及含纤维素多的食物，忌食辛辣等刺激性食物。	××

（二）中期评价（2016 年 4 月 8 日）

1. 评估

（1）护理评估（表 4-4-16）

表 4-4-16　护理评估表

科室：××科　　床号：2　　姓名：李×　　性别：☑男□女　　年龄：32 岁　　病案号：103

入院日期 2016 年 3 月 1 日　　　　入院方式 □步行　□扶行　□轮椅　☑平车　□担架

入院诊断 颈 4 完全性脊髓损伤

既往史 无　　　　　；过敏史 ☑无　□有：□药物　□食物　□其他

一、一般护理评估

生命体征：T36℃ P76 次 / 分 R18 次 / 分 BP125/75 mmHg；气管切开：☑无　□有 切开日期 ／

意识状态：☑清醒　□嗜睡　□意识模糊　□谵妄　□昏迷　□植物状态；瞳孔☑正常　□异常　／　mm

饮食：☑正常　□禁食　□鼻饲　□胃造瘘　□肠外营养；睡眠：☑正常　□异常　□依赖药物

静脉输液：☑无　□有　□表浅静脉　□套管针　□深静脉置管　□PICC 置管日期 ／ 置管部位 ／

排尿：□正常　□间歇导尿　□膀胱造瘘　□失禁　☑留置导尿管 末次置管日期 2016-3-27

排便：□正常规律　／　日　／　次　☑便秘　□失禁　☑依赖药物

皮肤：☑正常　□压疮　部位　　／　　面积　　／

二、日常生活能力 Brathel 指数评分

项目 日期	大便	小便	修饰	如厕	进食	转移	活动	穿衣	上下楼梯	洗澡	总分	护士签名
3月1日	0	0	0	0	0	0	0	0	0	0	0	××
3月8日	0	0	0	0	0	0	0	0	0	0	0	××
4月8日	0	0	0	0	0	0	0	0	0	0	0	××
月　日												

续表

三、Braden 压疮高危评估

日期 ＼ 项目	对压力感知能力	皮肤潮湿	活动能力	移动能力	营养摄取能力	摩擦力和剪切力	总分	护士签名
3月1日	2	3	1	1	2	1	10	××
3月8日	2	3	1	1	2	1	10	××
4月8日	2	3	2	1	3	1	12	××
月　日								

危险分级：轻度危险 15~18 分；中度危险 13~14 分；高度危险 10~12 分；极高危 ≤ 9 分

患者状态：□病危　☑瘫痪　☑卧床　□营养不良　□年龄 > 65 岁　　压疮来源：□院内　☑院外

四、Morse 跌倒风险评估

日期 ＼ 项目	年龄	近3个月跌倒史	超过1个医疗诊断	行走使用辅助用具	是否接受药物治疗	步态/移动	认知状态	总分	护士签名
3月1日	0	0	15	0	20	0	0	35	××
3月8日	0	0	15	0	20	0	0	35	××
4月8日	0	0	15	30	20	0	0	65	××
月　日									

危险程度：高度危险 ≥ 45 分；中度危险 25~45 分；低度危险 0~24 分

（2）其他评估（表 4-4-17）

表 4-4-17　其他评估表

姓名：李 ×　　　　　　　　　　　　　　　　　　　　　　　　病案号：103

程度 分数 日期 ＼ 项目	心理状态、情绪评估	管路评估	营养评估	深静脉血栓评估	护士签名
3月8日	情绪稳定	4分 导管滑脱Ⅰ度风险	1分 轻度	6分 潜在风险	×××
4月8日	情绪稳定	4分 导管滑脱Ⅰ度风险	0分 正常	6分 潜在风险	×××
月　日					

2．健康教育记录（表 4-4-18）

表 4-4-18　健康教育记录表

姓名：李 ×　　　　　　　　　　　　　　　　　　　　　　**住院号：103**

预防压疮护理措施实施情况：
☑定时翻身　☑检查身体受压部位　☑卧位护理　☑皮肤护理　☑床单位清洁　☑预防压疮知识宣教
☑使用保护性敷料　☑使用气垫床　☑正确使用海绵垫、软枕等
□其他＿＿＿＿＿＿＿／＿＿＿＿＿＿＿

预防跌倒坠床护理措施实施情况：
☑警示标志　☑安置床栏　☑安全宣教　□保护性约束　□辅助器具使用指导　☑高风险患者需有陪护
☑使用轮椅注意事项　□使用平车注意事项　☑呼叫器及常用物品合理放置　☑勿穿拖鞋　□嘱使用
镇静、安眠药的患者卧床并拉好床栏　□对使用降压药的患者观察血压变化　□对使用降糖药的患者
观察有无低血糖反应
□其他＿＿＿＿＿＿＿／＿＿＿＿＿＿＿

预防管路滑脱护理措施实施情况：
☑观察管路位置及固定情况　☑定时对管路通畅及固定情况进行评估　☑发现管路异常及时处理
☑检查置管长度　☑检查管路衔接处　☑患者翻身、排便、转运时的管路保护指导　□谵妄、躁动患
者需要专人陪护　□保护性约束　□使用机械通气时注意气囊压力　□对出现躁动的患者遵医嘱给予
镇静剂
□其他＿＿＿＿＿＿＿／＿＿＿＿＿＿＿

3．康复评价
（1）脊髓损伤患者康复护理评价（表 4-4-19）

表 4-4-19　脊髓损伤患者康复护理评价表

姓名 李 ×	性别 男	年龄 32	职业 工人	病案号 103
入院时间 2016-3-1	发病时间 2016-1-21		出院时间	
ADL 评价 0 分	第一次 0 分	第二次 0 分		第三次
诊断　颈 4 完全性脊髓损伤		病因　车祸		

截瘫水平：C T L S

肢体活动：正常、活动受限　部位：四肢

关节活动：正常、痉挛、震颤、足下垂、膝关节屈曲痉挛、其他

呼吸系统：正常、呼吸困难、有气管切开

排尿方式：间歇导尿、集尿器、留置导尿管、压迫排尿、溢尿

排尿功能：正常、失禁、部分失禁

排便情况：正常、便秘、失禁、其他	
皮肤情况：正常、潮红、水肿、硬结、挫伤、压疮或烫伤：骶尾部 2cm×2cm 水泡	
神志观察：神清合作、理解力下降、痴呆、其他	
心理状态：情绪稳定（2016-3-1 至 2016-3-8）情绪稳定（2016-3-8 至 2016-4-8）情绪稳定（2016-4-8 至	
康复目标：近期： 1. 在下次评价前皮肤完全愈合及患者掌握预防皮肤完整性受损的相关知识。 2. 在下次评价前患者掌握预防便秘的相关知识，大便频率由 2～3 天 1 次减至 1～2 天 1次，并养成定时排便的习惯。 3. 在下次评价前患者及家属能够掌握预防意外伤害的相关知识，并避免发生意外。 4. 在下次评价前患者能够掌握预防尿路感染的相关知识，并避免发生尿路感染。	
康复目标：远期：回归家庭、回归社会。	
	护士：×× 时间：2016 年 4 月 8 日

（2）脊髓损伤患者护理评价（表 4-4-20）

表 4-4-20　脊髓损伤患者护理评价表

姓名：李 ×　　　　　　　　　　　　　　　　　　　　　　　　　　　　病案号：103

护理问题	一、有受伤的可能：与脊髓损伤所致的四肢活动不利、感觉障碍及患者和家属缺乏安全意识有关。 二、潜在并发症——尿路感染：与患者长期留置导尿管、脊髓损伤所致的排尿功能障碍及局部不清洁有关。
护理预期目标	一、患者及家属在下次评价前能够掌握预防意外伤害的相关知识，并避免发生意外。（2016 年 5 月 8 日前完成） 二、患者在下次评价前能够掌握预防尿路感染的相关知识，并避免发生尿路感染。（2016 年 5 月 8 日前完成）
护理措施	一、有受伤的可能： 1. 告知患者及家属脊髓损伤会导致四肢活动不利、感觉差，有受伤的可能性及注意事项。 2. 患者在卧床时拉好两侧的床栏，在乘坐轮椅时系好安全带。 3. 患者在洗澡时注意水温，防止烫伤。 二、潜在的尿路感染： 1. 向患者及家属讲解引起和加重尿路感染的相关因素，嘱患者积极治疗并消除留置导尿管的易感因素。 2. 保持留置导尿管通畅，妥善固定导尿管，防止导尿管及连接管扭曲、折叠，观察尿液引流情况，及时放出集尿袋中的尿液，观察尿液的性状及量。 3. 患者多饮水，保持会阴部清洁、干燥，每日清洗会阴部 2 次，勤洗澡、勤换内衣裤，污染的尿垫、尿裤不得重复使用。

护士 ××　　　2016 年 4 月 8 日

4. 专科护理安全告知及健康指导（表4-4-21）

表4-4-21　专科护理安全告知及健康指导表

科室：××科　　　　　　姓名：李×　　　　　　床号：2　　　　　　病案号：103

患者可能出现的安全问题及防范措施

安全问题：

☑跌倒　☑坠床　☑皮肤损伤（压疮　擦伤）　☑管路滑脱

☑意外事件（走失　烫伤　冻伤）

其他＿＿＿＿＿/＿＿＿＿＿

防范措施：

☑有针对性地实施安全教育	☑放置安全标识	□患者不可擅自离开病房
☑不要自行取下腕带	□实施保护性约束	□不要擅自松解约束带
☑洗漱时注意安全	□如厕时不要锁门	□穿合适的防滑鞋、衣裤
☑安置床栏	☑慎用热水袋	☑感觉障碍者禁止用热水泡脚
☑定时翻身	☑保持正确体位	☑保持床单位及皮肤清洁干燥
☑使用气垫床	☑给予皮肤保护贴膜	☑翻身时，注意管路保护

其他＿＿＿＿＿/＿＿＿＿＿

专科护理健康教育

☑截瘫患者

☑饮食指导	☑排尿指导	☑排便指导	☑清洁指导
☑轴向翻身	☑体位垫使用	☑轮椅使用及减压方法	☑移乘方法
☑膀胱训练方法	☑尿路感染的预防	☑肾积水的预防	☑肺部感染的预防
☑自主神经过反射的预防	□深静脉血栓的预防	□骨质疏松症的预防	□异位骨化的预防
□相关并发症的预防			

其他＿＿＿＿＿/＿＿＿＿＿

5. 中医辨证施护（表4-4-22）

表4-4-22　中医辨证施护表

姓名：李×　　　　　　　　　　　　　　　　　　　　　病案号：103

望闻问切	（一）望诊 1. 神志：有神、倦怠、烦躁、嗜睡、谵妄、昏迷、其他＿＿＿＿/＿＿＿＿ 2. 面色：如常、红润、两颧潮红、苍白、萎黄、晦暗、无光泽、其他＿＿＿/＿＿＿ 3. 形态：自如、半身不遂、步履艰难、不得平卧、双下肢活动受限、其他＿＿＿/＿＿＿ 4. 皮肤：正常、黄染、苍白、发绀、褥疮、潮红、溃烂、其他＿＿＿/＿＿＿ 5. 舌象：（1）舌质：淡红、淡白、红、红绛、紫暗、其他＿＿＿/＿＿＿ 　　　　　（2）舌苔：薄白、薄黄、黄厚、燥裂、腐、腻、其他＿＿＿/＿＿＿ （二）闻诊 1. 语言：清楚、语音低微、失语、呻吟、其他＿＿＿/＿＿＿ 2. 呼吸：如常、气促、呼吸缓慢、喘息气促、其他＿＿＿/＿＿＿ 3. 咳嗽：无、有；有痰、无痰；色（白、黄、铁锈色、血痰）；质（清稀、黏稠）；其他＿＿/＿＿ 4. 嗅气味：无异味；有（臭、腥臭、酸臭、腐臭）；其他＿＿＿/＿＿＿

续表

望闻问切	（三）问诊 1. 饮食：正常、纳呆、多食易饥、饥不择食、留置胃管、恶心呕吐、禁食、其他___/___ 2. 口渴：正常、口不渴、口渴欲饮、渴不欲饮、其他___/___ 3. 听力：正常、下降、耳聋、其他___/___ 4. 视力：正常、下降、失明（左、右）、其他___/___ 5. 睡眠：正常、难入寐、易醒、彻夜不眠、多梦、早醒、辅助用药___其他___/___ 6. 大便：正常、便秘、秘结、柏油便、便溏、泄泻、失禁、造瘘口、其他___/___ 7. 小便：正常、频数、癃闭、尿少、失禁、留置导尿管、造瘘、血尿、混浊、其他___/___ 8. 嗜好：无特殊、吸烟、饮酒、酸、甜、辣、肥甘、其他___/___ （四）切诊 1. 脉象：正常、浮、沉、迟、数、弦、滑、涩、洪、细、结代、其他___/___ 2. 脘腹：正常、胀满、腹痛喜按、腹痛拒按、其他___/___
中医辨证	膀胱湿热
中医施护	患者保持二便通畅，防止湿热聚集，避免过于劳累；在盛夏暑湿较重的季节，减少户外活动时间；保持充足而有规律的睡眠；可多食赤小豆、绿豆、芹菜、黄瓜、藕等甘寒、甘平的食物，少食羊肉、韭菜、生姜、辣椒、胡椒、花椒等辛温助热的食物；可自行按摩肾俞、膀胱俞、三阴交、阳陵泉等穴位，耳穴压豆取肾、输尿管、交感、神门等穴位，每日按压10余次。

6. 护理记录（表4-4-23）

表4-4-23 护理记录表

姓名：李×　　　　性别：男　　　　年龄：32　　　　床号：2　　　　病案号：103

日期	时间	护理记录	签名
2016-3-1	10：00	T 36℃ P 76次/分 R 18次/分 BP 125/75mmHg	××
		患者男性，32岁，主因"四肢运动、感觉功能障碍伴大小便功能障	
		碍1月余"，为行康复训练由门诊平车收入我科，诊断为：颈4完全	
		性脊髓损伤。现患者神志清楚，四肢运动、感觉功能障碍，小便留	
		置导尿管，导尿管固定好、通畅，尿色淡黄。大便秘结，需要用开	
		塞露辅助排出，每2~3天1次。患者骶尾部皮肤有一2cm×2cm的	
		水泡，在无菌操作下抽出水泡内液体，并给予康惠尔泡沫敷料覆盖。	
		嘱患者保持敷料清洁、干燥，避免局部皮肤受压。患者ADL初次印象	
		分为0分，压疮高危评估为10分，跌倒风险评估为35分。遵医嘱	
		给予截瘫病人护理常规，ADL介助Ⅱ级护理，普食。	××

日期	时间	护理记录	签名
	14：00	患者压疮高危评估为10分，属于高度危险，护理措施包括：给患者讲解预防压疮的知识；帮助患者定时更换体位，每2小时翻身1次，翻身时避免拖、拉、拽等物理刺激；保持患者皮肤及床单位的清洁、干燥。患者跌倒风险评估为35分，属于中度危险，护理措施包括：给患者讲解相关的安全知识；在床头挂警示标识；拉好床栏。	××
2016-3-8	10：00	患者今日行初期康复评价，ADL评分为0分。目前患者存在的主要护理问题： 1. 现存的皮肤完整性受损。护理措施：（1）向患者讲解引起和加重压伤的相关因素。（2）帮助患者定时更换体位，避免局部皮肤继续受压，保持敷料清洁、干燥。（3）保持床单位清洁、干燥、无渣屑。 （4）嘱患者加强营养，提高皮肤抵抗力。 2. 便秘。护理措施：（1）向患者讲解引起便秘的原因。（2）指导患者每日空腹饮白开水200mL，嘱患者在排便前20分钟顺时针按摩腹部，以促进肠蠕动，并帮助其养成定时排便的习惯。（3）指导患者掌握正确使用开塞露的方法。（4）患者清淡饮食，多食新鲜蔬菜、水果等含纤维素多的食物，忌食辛辣等刺激性食物。	××
2016-3-15	10：00	患者骶尾部压伤已结痂。告知家属待痂皮自行脱落，勿强行撕下。	××
2016-3-22	14：00	患者骶尾部压伤已愈合。再次给患者讲解预防压伤的相关知识，嘱患者在乘坐轮椅时要定时除压，每30分钟除压1次，每次30秒。	××
2016-3-29	14：00	患者日间精神、饮食可，已开始行康复训练，注意安全。	××
2016-4-5	14：00	患者日间精神、饮食可，继续行康复训练，注意劳逸结合。	××
2016-4-8	14：00	患者今日行中期康复评价。ADL评分为0分。目前患者存在的主要护理问题： 1. 有受伤的可能。护理措施：（1）告知患者及家属受伤的可能性及注意事项。（2）嘱患者在卧床时拉好两侧的床栏，在乘坐轮椅时系好安全带。（3）患者在洗澡时注意水温，防止烫伤。 2. 潜在的尿路感染。护理措施：（1）向患者及家属讲解引起和加	

日期	时间	护理记录	签名
		重尿路感染的相关因素，嘱患者积极治疗并消除留置导尿管的易	
		感因素。（2）患者每日清洗会阴部2次，勤洗澡、勤换内衣裤，污	
		染的尿垫、尿裤不得重复使用，保持会阴部清洁、干燥。（3）保持	
		留置导尿管通畅，妥善固定导尿管；患者多饮水，养成观察尿液颜、	
		色气味的习惯。	××

（三）末期评价（2016年5月8日）

1. 评估

（1）护理评估（表4-4-24）

表4-4-24 护理评估表

科室：××科　　床号：2　　姓名：李×　　性别：☑男□女　　年龄：32岁　　病案号：103

入院日期 2016年3月1日　　入院方式 □步行 □扶行 □轮椅 ☑平车 □担架
入院诊断 颈4完全性脊髓损伤
既往史 无　　　　　；过敏史 ☑无 □有：□药物 □食物 □其他

一、一般护理评估

生命体征：T36℃ P76次/分 R18次/分 BP125/75 mmHg；气管切开：☑无 □有 切开日期 /
意识状态：☑清醒 □嗜睡 □意识模糊 □谵妄 □昏迷 □植物状态；瞳孔☑正常 □异常 / mm
饮食：☑正常 □禁食 □鼻饲 □胃造瘘 □肠外营养；睡眠：☑正常 □异常 □依赖药物
静脉输液：☑无 □有 □表浅静脉 □套管针 □深静脉置管 □PICC 置管日期 / 置管部位 /
排尿：□正常 ☑间歇导尿 □膀胱造瘘 □失禁 □留置导尿管 末次置管日期 /
排便：□正常规律 / 日 / 次 ☑便秘 □失禁 ☑依赖药物
皮肤：☑正常 □压疮 部位 / 面积 /

二、日常生活能力 Brathel 指数评分

日期\项目	大便	小便	修饰	如厕	进食	转移	活动	穿衣	上下楼梯	洗澡	总分	护士签名
3月1日	0	0	0	0	0	0	0	0	0	0	0	××
3月8日	0	0	0	0	0	0	0	0	0	0	0	××
4月8日	0	0	0	0	0	0	0	0	0	0	0	××
5月8日	0	0	0	0	2	0	0	0	0	0	2	××

三、Braden 压疮高危评估

日期 \ 项目	对压力感知能力	皮肤潮湿	活动能力	移动能力	营养摄取能力	摩擦力和剪切力	总分	护士签名
3月1日	2	3	1	1	2	1	10	××
3月8日	2	3	1	1	2	1	10	××
4月8日	2	3	2	1	3	1	12	××
5月8日	2	3	2	1	3	1	12	××

危险分级：轻度危险 15~18 分；中度危险 13~14 分；高度危险 10~12 分；极高危 ≤ 9 分

患者状态：□病危　☑瘫痪　☑卧床　□营养不良　□年龄 > 65 岁　　压疮来源：□院内　☑院外

四、Morse 跌倒风险评估

日期 \ 项目	年龄	近3个月跌倒史	超过1个医疗诊断	行走使用辅助用具	是否接受药物治疗	步态/移动	认知状态	总分	护士签名
3月1日	0	0	15	0	20	0	0	35	××
3月8日	0	0	15	0	20	0	0	35	××
4月8日	0	0	15	30	20	0	0	65	××
5月8日	0	0	15	30	20	0	0	65	××

危险程度：高度危险 ≥ 45 分；中度危险 25~45 分；低度危险 0~24 分

（2）其他评估（表 4-4-25）

表 4-4-25　其他评估表

姓名：李 ×　　　　　　　　　　　　　　　　　　　　　　　　　病案号：103

程度 分数 日期 \ 项目	心理状态、情绪评估	管路评估	营养评估	深静脉血栓评估	护士签名
3月8日	情绪稳定	4分 导管滑脱 I 度风险	1分 轻度	6分 潜在风险	×××
4月8日	情绪稳定	4分 导管滑脱 I 度风险	0分 正常	6分 潜在风险	×××
5月8日	情绪稳定	无管路	0分 正常	6分 潜在风险	×××

2. 健康教育记录（表4-4-26）

表4-4-26 健康教育记录表

姓名：李× 住院号：103

预防压疮护理措施实施情况：
☑定时翻身 ☑检查身体受压部位 ☑卧位护理 ☑皮肤护理 ☑床单位清洁 ☑预防压疮知识宣教
☑使用保护性敷料 ☑使用气垫床 ☑正确使用海绵垫、软枕等
□其他＿＿＿＿＿／＿＿＿＿＿

预防跌倒坠床护理措施实施情况：
☑警示标志 ☑安置床栏 ☑安全宣教 □保护性约束 ☑辅助器具使用指导 ☑高风险患者需有陪护
☑使用轮椅注意事项 □使用平车注意事项 ☑呼叫器及常用物品合理放置 ☑勿穿拖鞋 □嘱使用
镇静、安眠药的患者卧床并拉好床栏 □对使用降压药的患者观察血压变化
□对使用降糖药的患者观察有无低血糖反应
□其他＿＿＿＿＿／＿＿＿＿＿

预防管路滑脱护理措施实施情况：
☑观察管路位置及固定情况 ☑定时对管路通畅及固定情况进行评估 ☑发现管路异常及时处理
☑检查置管长度 ☑检查管路衔接处 ☑患者翻身、排便、转运时的管路保护指导 □谵妄、躁动患
者需要专人陪护 □保护性约束 □使用机械通气时注意气囊压力 □对出现躁动的患者遵医嘱给予
镇静剂
☑其他 遵医嘱于2016-4-20给予拔除留置导尿管＿＿＿＿＿

3. 康复评价

（1）脊髓损伤患者康复护理评价（表4-4-27）

表4-4-27 脊髓损伤患者康复护理评价表

姓名 李×	性别 男	年龄32	职业 工人		病案号103
入院时间 2016-3-1		发病时间 2016-1-21		出院时间	
ADL评价0分	第一次0分		第二次0分		第三次2分
诊断 颈4完全性脊髓损伤			病因 车祸		
截瘫水平：C T L S					
肢体活动：正常、活动受限 部位：四肢					
关节活动：正常、痉挛、震颤、足下垂、膝关节屈曲痉挛、其他					
呼吸系统：正常、呼吸困难、有气管切开					
排尿方式：间歇导尿、集尿器、留置导尿管、压迫排尿、溢尿					
排尿功能：正常、失禁、部分失禁					

排便情况：正常、便秘、失禁、其他
皮肤情况：正常、潮红、水肿、硬结、挫伤、压疮或烫伤
神志观察：神清合作、理解力下降、痴呆、其他
心理状态：情绪稳定（2016-3-1 至 2016-3-8）情绪稳定（2016-3-8 至 2016-4-8）情绪稳定（2016-4-8 至 2016-5-8）情绪稳定（2016-5-8 至
康复目标：近期： 1. 在下次评价前皮肤完全愈合及患者掌握预防皮肤完整性受损的相关知识。 2. 在下次评价前患者掌握预防便秘的相关知识，大便频率由 2-3 天 1 次减至 1-2 天 1 次，并养成定时排便的习惯。 3. 在下次评价前患者及家属能够掌握预防意外伤害的相关知识，并避免发生意外。 4. 在下次评价前患者能够掌握预防尿路感染的相关知识，并避免发生尿路感染。 5. 在下次评价前患者掌握预防下肢深静脉血栓的相关知识，并避免发生下肢深静脉血栓。 6. 在下次评价前患者掌握预防骨质疏松症的相关知识，并避免发生骨质疏松症。
康复目标：远期：回归家庭、回归社会。
护士：×× 时间：2016 年 5 月 8 日

（2）脊髓损伤患者护理评价（表 4-4-28）

表 4-4-28 脊髓损伤患者护理评价表

姓名：李 ×   病案号：103

护理问题	一、潜在并发症——下肢深静脉血栓：与患者四肢运动、感觉功能障碍及缺乏预防下肢深静脉血栓的相关知识有关。 二、潜在并发症——骨质疏松症：与患者四肢运动、感觉功能障碍及缺乏预防骨质疏松症的相关知识有关。
护理预期目标	一、患者在下次评价前掌握预防下肢深静脉血栓的相关知识，并避免发生下肢深静脉血栓。（2016 年 5 月 20 日前完成） 二、患者在下次评价前掌握预防骨质疏松症的相关知识，并避免发生骨质疏松症。（2016 年 5 月 20 日前完成）
护理措施	一、预防下肢深静脉血栓： 1. 向患者讲解引起深静脉血栓的原因，长期卧床引起深静脉血流缓慢而导致下肢深静脉血栓形成。 2. 指导患者使用抗血栓医用弹力袜、空气压力血液循环助动仪，以促进血液循环。 3. 嘱患者卧床及乘坐轮椅时不要长时间保持一个姿势，患者每天主动、被动活动双下肢 2 小时。 4. 患者学会预防下肢深静脉血栓的康复知识。

护理措施	二、预防骨质疏松症： 1. 向患者讲解引起骨质疏松症的原因。 2. 患者多食富含钙质的食物，如牛奶、豆腐、虾皮、紫菜等，避免过多摄入食盐、糖、浓茶、咖啡、酒等刺激性食物。 3. 患者多进行户外活动，增加日照时间，促进钙吸收；每日主动、被动活动2小时，在活动时注意力度，避免骨折。 4. 患者定期复查骨密度，必要时服用促进钙吸收的药物，学会预防骨质疏松症的康复知识。

护士×× 2016 年 5 月 8 日

4. 专科护理安全告知及健康指导（表 4-4-29）

表 4-4-29 专科护理安全告知及健康指导表

科室：×× 科 姓名：李 × 床号：2 病案号：103

患者可能出现的安全问题及防范措施

安全问题：

☑跌倒 ☑坠床 ☑皮肤损伤（压疮 擦伤） ☑管路滑脱

☑意外事件（走失 烫伤 冻伤）

其他_____/_____

防范措施：

☑有针对性地实施安全教育	☑放置安全标识	□患者不可擅自离开病房
☑不要自行取下腕带	□实施保护性约束	□不要擅自松解约束带
☑洗漱时注意安全	□如厕时不要锁门	☑穿合适的防滑鞋、衣裤
☑安置床栏	☑慎用热水袋	☑感觉障碍者禁止用热水泡脚
☑定时翻身	☑保持正确体位	☑保持床单位及皮肤清洁干燥
☑使用气垫床	☑给予皮肤保护贴膜	☑翻身时，注意管路保护

其他_____/_____

专科护理健康教育

☑截瘫患者

☑饮食指导	☑排尿指导	☑排便指导	☑清洁指导
☑轴向翻身	☑体位垫使用	☑轮椅使用及减压方法	☑移乘方法
☑膀胱训练方法	☑尿路感染的预防	☑肾积水的预防	□肺部感染的预防
☑自主神经过反射的预防	☑深静脉血栓的预防	☑骨质疏松症的预防	□异位骨化的预防
☑相关并发症的预防			

其他_____/_____

5．中医辨证施护（表 4-4-30）

表 4-4-30　中医辨证施护表

姓名：李 ×　　　　　　　　　　　　　　　　　　　　　　　　　　病案号：103

望闻问切	（一）望诊 1. 神志：有神、倦怠、烦躁、嗜睡、谵妄、昏迷、其他＿＿＿＿＿＿＿＿／＿＿＿＿＿＿ 2. 面色：如常、红润、两颧潮红、苍白、萎黄、晦暗、无光泽、其他＿＿＿＿＿／＿＿＿ 3. 形态：自如、半身不遂、步履艰难、不得平卧、双下肢活动受限、其他＿＿／＿＿ 4. 皮肤：正常、黄染、苍白、发绀、褥疮、潮红、溃烂、其他＿＿＿＿＿／＿＿＿＿ 5. 舌象：（1）舌质：淡红、淡白、红、红绛、紫暗、其他＿＿＿＿＿／＿＿＿＿ 　　　　　（2）舌苔：薄白、薄黄、黄厚、燥裂、腐、腻、其他＿＿＿＿／＿＿＿ （二）闻诊 1. 语言：清楚、语音低微、失语、呻吟、其他＿＿＿＿＿＿／＿＿＿＿＿＿ 2. 呼吸：如常、气促、呼吸缓慢、喘息气促、其他＿＿＿＿＿／＿＿＿＿＿ 3. 咳嗽：无、有；有痰、无痰；色（白、黄、铁锈色、血痰）；质（清稀、黏稠）；其他＿＿／ 4. 嗅气味：无异味；有（臭、腥臭、酸臭、腐臭）；其他＿＿＿＿＿／＿＿＿＿＿ （三）问诊 1. 饮食：正常、纳呆、多食易饥、饥不择食、留置胃管、恶心呕吐、禁食、其他＿＿＿／＿ 2. 口渴：正常、口不渴、口渴欲饮、渴不欲饮、其他＿＿＿＿＿／＿＿＿＿＿ 3. 听力：正常、下降、耳聋、其他＿＿＿＿＿＿／＿＿＿＿＿＿ 4. 视力：正常、下降、失明（左、右）、其他＿＿＿＿＿／＿＿＿＿＿ 5. 睡眠：正常、难入寐、易醒、彻夜不眠、多梦、早醒、辅助用药＿＿＿＿其他＿＿＿／＿ 6. 大便：正常、便秘、秘结、柏油便、便溏、泄泻、失禁、造瘘口、其他＿＿＿／＿ 7. 小便：正常、频数、癃闭、尿少、失禁、留置导尿管、造瘘、血尿、混浊、其他＿＿＿间 歇导尿＿＿＿＿＿ 8. 嗜好：无特殊、吸烟、饮酒、酸、甜、辣、肥甘、其他＿＿＿＿＿／＿＿＿＿＿ （四）切诊 1. 脉象：正常、浮、沉、迟、数、弦、滑、涩、洪、细、结代、其他＿＿＿＿＿／＿＿＿＿＿ 2. 脘腹：正常、胀满、腹痛喜按、腹痛拒按、其他＿＿＿＿＿／＿＿＿＿＿
中医辨证	肝郁气滞
中医施护	患者宜进食清淡、低盐、低脂、富含纤维素的食物，多食蔬菜、冬瓜、绿豆、薏米、鲫鱼，以保持大便通畅，避免因便秘造成腹压增高而影响下肢静脉血液回流；要善于调节自己的情绪，减少烦躁，消除不良情绪的影响；可自行按摩太冲、内关、十宣等穴位。

6. 护理记录（表 4-4-31）

表 4-4-31 护理记录表

姓名：李 ×　　　　　性别：男　　　　　年龄：32　　　　　床号：2　　　　　病案号：103

日期	时间	护理记录	签名
2016-3-1	10：00	T 36℃ P 76 次 / 分 R 18 次 / 分 BP 125/75mmhg	× ×
		患者男性，32 岁，主因"四肢运动、感觉功能障碍伴大小便功能障	
		碍 1 月余"，为行康复训练由门诊平车收入我科，诊断为：颈 4 完全	
		性脊髓损伤。现患者神志清楚，四肢运动、感觉功能障碍，小便留	
		置导尿管，导尿管固定好、通畅，尿色淡黄。大便秘结，需要用开	
		塞露辅助排出，每 2 ~ 3 天 1 次。患者骶尾部皮肤有一 2cm×2cm 的	
		水泡，在无菌操作下抽出水泡内液体，并给予康惠尔泡沫敷料覆盖。	
		嘱患者保持敷料清洁、干燥，避免局部皮肤受压。患者 ADL 初次印象	
		分为 0 分，压疮高危评估为 10 分，跌倒风险评估为 35 分。遵医嘱	
		给予截瘫病人护理常规，ADL 介助Ⅱ级护理，普食。	× ×
	14：00	患者压疮高危评估为 10 分，属于高度危险，护理措施包括：给患者	
		讲解预防压疮的知识；帮助患者定时更换体位，每 2 小时翻身	
		1 次，翻身时避免拖、拉、拽等物理刺激；保持患者皮肤及床单位	
		的清洁、干燥。患者跌倒风险评估为 35 分，属于中度危险，护理措施	
		包括：给患者讲解相关的安全知识；在床头挂警示标识；拉好床栏。	× ×
2016-3-8	10：00	患者今日行初期康复评价，ADL 评分为 0 分。目前患者存在的主要	
		护理问题：	
		1. 现存的皮肤完整性受损。护理措施：（1）向患者讲解引起和加重	
		压伤的相关因素。（2）帮助患者定时更换体位，避免局部皮肤继	
		续受压，保持敷料清洁、干燥。（3）保持床单位清洁、干燥、无渣屑。	
		（4）嘱患者加强营养，提高皮肤抵抗力。	
		2. 便秘。护理措施：（1）向患者讲解引起便秘的原因。（2）指导患者	
		每日空腹饮白开水 200mL，嘱患者在排便前 20 分钟顺时针按摩腹部，	
		以促进肠蠕动，并帮助其养成定时排便的习惯。（3）指导患者掌握	
		正确使用开塞露的方法。（4）患者清淡饮食，多食新鲜蔬菜、水果	
		及含纤维素多的食物，忌食辛辣等刺激性食物。	× ×

续表

日期	时间	护理记录	签名
2016-3-15	10：00	患者骶尾部压伤已结痂。告知家属待痂皮自行脱落，勿强行撕下。	××
2016-3-22	14：00	患者骶尾部压伤已愈合。再次给患者讲解预防压伤的相关知识，嘱患者在乘坐轮椅时要定时除压，每30分钟除压1次，每次30秒。	××
2016-3-29	14：00	患者日间精神、饮食可，已开始行康复训练，注意安全。	××
2016-4-5	14：00	患者日间精神、饮食可，继续行康复训练，注意劳逸结合。	××
2016-4-8	14：00	患者今日行中期康复评价。ADL评分为0分。目前患者存在的主要护理问题：	
		1.有受伤的可能。护理措施：（1）告知患者及家属受伤的可能性及注意事项。（2）嘱患者在卧床时拉好两侧的床栏，在乘坐轮椅时系好安全带。（3）患者在洗澡时注意水温，防止烫伤。	
		2.潜在的尿路感染。护理措施：（1）向患者及家属讲解引起和加重尿路感染的相关因素，嘱患者积极治疗并消除留置导尿管的易感因素。（2）患者每日清洗会阴部2次，勤洗澡、勤换内衣裤，污染的尿垫、尿裤不得重复使用，保持会阴部清洁、干燥。（3）保持留置导尿管通畅，妥善固定导尿管；患者多饮水，养成观察尿液颜色、气味的习惯。	××
2016-4-15	14：00	患者留置导尿管，导尿管固定好、通畅，尿色黄。指导患者多饮水，开放导尿管，给患者讲解预防肾积水的相关知识。	××
2016-4-20	10：00	患者日间精神、饮食可。遵医嘱停留置导尿，给予间歇导尿Q6h，指导患者限制饮水量，每日饮水量在2000mL左右，避免短时间内大量饮水而导致膀胱过度膨胀。	××
2016-4-27	14：00	患者日间精神、饮食可。给患者讲解自主神经过反射的相关知识及预防措施。	××
2016-5-4	14：00	患者日间精神可。鼓励患者多行站立训练，每次30分钟，嘱其在训练中注意安全。	××
2016-5-8	14：00	患者今日行末期评价。ADL评分为2分。目前患者存在的主要护理问题：	

续表

日期	时间	护理记录	签名
		1.潜在的下肢深静脉血栓。护理措施：（1）向患者讲解引起深静脉	
		血栓的原因。（2）指导患者使用抗血栓医用弹力袜、空气压力血液	
		循环助动仪，以促进血液循环。（3）嘱患者在卧床及乘坐轮椅时不	
		要长时间保持一个姿势，患者每天主动、被动活动双下肢 2 小时。	
		2.缺乏预防骨质疏松症的知识。护理措施：（1）向患者讲解引起骨	
		质疏松症的原因。（2）患者多食富含钙质的食物，避免过多摄入刺	
		激性食物。（3）患者多进行户外活动，增加日照时间，促进钙质吸	
		收，每日主动、被动活动 2 小时。	× ×

四、出院指导

（一）出院指导（表 4-4-32）

表 4-4-32　出院指导表

姓名：李 ×　　　　　　　　　　　　　　　　　　　　　　　　　　　**病案号：103**

出院指导
1. ☑ 手续办理
2. ☑ 用药指导
3. ☑ 饮食指导
4. ☑ 运动指导或康复护理指导
5. ☑ 专科护理指导
6. ☑ 复诊指导
7. ☑ 随访指导
8. □ 其他　　　　　　　/　　　　　　　　　　　　　　　　　　　

出院日期 2016 年 5 月 20 日　　指导护士签名 × ×

（二）脊髓损伤患者康复护理评价（表 4-4-33）

表 4-4-33　脊髓损伤患者康复护理评价表

姓名 李 ×	性别 男	年龄 32	职业 工人	病案号 103
入院时间 2016-3-1	发病时间 2016-1-21		出院时间 2016-5-20	
ADL 评价 0 分	第一次 0 分	第二次 0 分		第三次 2 分
诊断　颈 4 完全性脊髓损伤	病因　车祸			
截瘫水平: C T L S				

续表

肢体活动：正常、活动受限 部位：四肢	
关节活动：正常、痉挛、震颤、足下垂、膝关节屈曲痉挛、其他	
呼吸系统：正常、呼吸困难、有气管切开	
排尿方式：间歇导尿、集尿器、留置导尿管、压迫排尿、溢尿	
排尿功能：正常、失禁、部分失禁	
排便情况：正常、便秘、失禁、其他	
皮肤情况：正常、潮红、水肿、硬结、挫伤、压疮或烫伤	
神志观察：神清合作、理解力下降、痴呆、其他	
心理状态：情绪稳定（2016-3-1 至 2016-3-8）情绪稳定（2016-3-8 至 2016-4-8）情绪稳定（2016-4-8 至 2016-5-8）情绪稳定（2016-5-8 至 2016-5-20）	
康复目标：近期： 1. 在下次评价前皮肤完全愈合及患者掌握预防皮肤完整性受损的相关知识。 2. 在下次评价前患者掌握预防便秘的相关知识，大便频率由 2～3 天 1 次减至 1～2 天 1次，并养成定时排便的习惯。 3. 在下次评价前患者及家属能够掌握预防意外伤害的相关知识，并避免发生意外。 4. 在下次评价前患者能够掌握预防尿路感染的相关知识，并避免发生尿路感染。 5. 在下次评价前患者掌握预防下肢深静脉血栓的相关知识，并避免发生下肢深静脉血栓。 6. 在下次评价前患者掌握预防骨质疏松症的相关知识，并避免发生骨质疏松症。	
康复目标：远期：回归家庭、回归社会。	

护士：×× 时间：2016 年 5 月 20 日

（三）护理记录（表 4-4-34）

表 4-4-34 护理记录表

姓名：李 × 性别：男 年龄：32 床号：2 病案号：103

日期	时间	护理记录	签名
2016-3-1	10：00	T 36℃ P 76 次 / 分 R 18 次 / 分 BP 125/75mmHg	××
		患者男性，32 岁，主因"四肢运动、感觉功能障碍伴大小便功能障	
		碍 1 月余"，为行康复训练由门诊平车收入我科，诊断为：颈 4 完全	
		性脊髓损伤。现患者神志清楚，四肢运动、感觉功能障碍，小便留	
		置导尿管，导尿管固定好、通畅，尿色淡黄。大便秘结，需要用开	
		塞露辅助排出，每 2～3 天 1 次。患者骶尾部皮肤有一 2cm×2cm 的	
		水泡，在无菌操作下抽出水泡内液体，并给予康惠尔泡沫敷料覆盖。	

续表

日期	时间	护理记录	签名
		嘱患者保持敷料清洁、干燥，避免局部皮肤受压。患者 ADL 初次印象分为 0 分，压疮高危评估为 10 分，跌倒风险评估为 35 分。遵医嘱给予截瘫病人护理常规，ADL 介助Ⅱ级护理，普食。	× ×
	14：00	患者压疮高危评估为 10 分，属于高度危险，护理措施包括：给患者讲解预防压疮的知识；帮助患者定时更换体位，每 2 小时翻身 1 次，翻身时避免拖、拉、拽等物理刺激；保持患者皮肤及床单位的清洁干燥。患者跌倒风险评估为 35 分，属于中度危险，护理措施包括：给患者讲解相关的安全知识；在床头挂警示标识；拉好床栏。	× ×
2016-3-8	10：00	患者今日行初期康复评价，ADL 评分为 0 分。目前患者存在的主要护理问题： 1. 现存的皮肤完整性受损。护理措施：（1）向患者讲解引起和加重压伤的相关因素。（2）帮助患者定时更换体位，避免局部皮肤继续受压，保持敷料清洁、干燥。（3）保持床单位清洁、干燥、无渣屑。（4）嘱患者加强营养，提高皮肤抵抗力。 2. 便秘。护理措施：（1）向患者讲解引起便秘的原因。（2）指导患者每日空腹饮白开水 200mL，嘱患者在排便前 20 分钟顺时针按摩腹部，以促进肠蠕动，并帮助其养成定时排便的习惯。（3）指导患者掌握正确使用开塞露的方法。（4）患者清淡饮食，多食新鲜蔬菜、水果等含纤维素多的食物，忌食辛辣等刺激性食物。	× ×
2016-3-15	10：00	患者骶尾部压伤已结痂。告知家属待痂皮自行脱落，勿强行撕下。	× ×
2016-3-22	14：00	患者骶尾部压伤已愈合。再次给患者讲解预防压伤的相关知识，嘱患者在乘坐轮椅时要定时除压，每 30 分钟除压 1 次，每次 30 秒。	× ×
2016-3-29	14：00	患者日间精神、饮食可，已开始行康复训练，注意安全。	× ×
2016-4-5	14：00	患者日间精神、饮食可，继续行康复训练，注意劳逸结合。	× ×
2016-4-8	14：00	患者今日行中期康复评价。ADL 评分为 0 分。目前患者存在的主要护理问题： 1. 有受伤的可能。护理措施：（1）告知患者及家属受伤的可能性及注意事项。（2）嘱患者在卧床时拉好两侧的床栏，在乘坐轮椅时系	

续表

日期	时间	护理记录	签名
		好安全带。（3）患者在洗澡时注意水温，防止烫伤。	
		2. 潜在的尿路感染。护理措施：（1）向患者及家属讲解引起和加	
		重尿路感染的相关因素，嘱患者积极治疗并消除留置导尿管的易	
		感因素。（2）患者每日清洗会阴部 2 次，勤洗澡、勤换内衣裤，污	
		染的尿垫、尿裤不得重复使用，保持会阴部清洁、干燥。（3）保持	
		留置导尿管通畅，妥善固定导尿管；患者多饮水，养成观察尿液颜	
		色、气味的习惯。	××
2016-4-15	14：00	患者留置导尿管，导尿管固定好、通畅，尿色黄。指导患者多饮水，	
		开放导尿管，给患者讲解预防肾积水的相关知识。	××
2016-4-20	10：00	患者日间精神、饮食可。遵医嘱停留置导尿，给予间歇导尿 Q6h，	
		指导患者限制饮水量，每日饮水量在 2000mL 左右，以避免短时间	
		内大量饮水而导致膀胱过度膨胀。	××
2016-4-27	14：00	患者日间精神、饮食可。给患者讲解自主神经过反射的相关知识及	
		预防措施。	××
2016-5-4	14：00	患者日间精神可。鼓励患者多行站立训练，每次 30 分钟，嘱其在训	
		练中注意安全。	××
2016-5-8	14：00	患者今日行末期评价。ADL 评分为 2 分。目前患者存在的主要护理	
		问题：	
		1. 潜在的下肢深静脉血栓。护理措施：（1）向患者讲解引起深静脉	
		血栓的原因。（2）指导患者使用抗血栓医用弹力袜、空气压力血液	
		循环助动仪，以促进血液循环。（3）嘱患者在卧床及乘坐轮椅时不	
		要长时间保持一个姿势，患者每天主动、被动活动双下肢 2 小时。	
		2. 缺乏预防骨质疏松症的知识。护理措施：（1）向患者讲解引起骨	
		质疏松症的原因。（2）患者多食富含钙质的食物，避免过多摄入刺	
		激性食物。（3）患者多进行户外活动，增加日照时间，促进钙质吸	
		收，每日主动、被动活动 2 小时。	××
2016-5-15	14：00	患者日间精神、饮食可。给患者及家属讲解并发症的相关知识及预	

续表

日期	时间	护理记录	签名
		防措施。	××
2016-5-20	10：00	患者遵医嘱于今日出院，出院指导如下：	
		1. 保持心情愉悦，生活作息有规律。	
		2. 多食新鲜蔬菜、水果等富含粗纤维的食物，勤按摩腹部，以改善	
		便秘；多摄入含钙质丰富的食物，多晒太阳，以促进钙吸收，预防	
		骨质疏松症。	
		3. 继续加强肢体功能训练，在训练中注意安全，劳逸结合。	
		4. 定期复查，如有不适及时到医院就诊。	××

五、出院随访

（一）出院随访记录（表4-4-35）

表4-4-35　出院随访记录表

姓名：李×　　性别：男　　年龄：32　　病案号：103　　科室：××科

入院日期2016年3月1日　出院日期2016年5月20日　联系电话：136××××

家庭住址：北京市×区×街道×号

临床诊断：颈4完全性脊髓损伤

出院护理评估

1. 障碍情况：☑肢体（左侧、右侧、双侧、截肢_____）□吞咽 □语言 □认知 □感觉 □共济失调 ☑其他：四肢

2. 饮食、睡眠：饮食 正常　睡眠 正常

3. 自理情况：ADL评分：2分

不能自理项目：☑进食 ☑清洁 ☑更衣 ☑如厕 ☑转移 ☑上下楼梯 ☑步行 □其他

4. 留置管路：□导尿管 □胃管 □PICC置管及时间__年 月 日 □气切 □T管 □其他

造口：☑无 □有_____/_____

5. 排泄：□尿失禁　间歇导尿：□否 ☑是；4次/日，200mL/次

大便：1次/2-3日　介助：☑开塞露 □口服润肠剂 □其他

6. 药物治疗：长期口服☑无 □有_____/_____

长期注射☑无 □有_____/_____

7. 现存并发症：☑无 □有_____/_____

8. 专科护理问题：

（1）便秘

（2）潜在的皮肤完整性受损

（3）潜在的尿路感染

9. 疼痛评估：评分_____/_____

第 一 次 随 访	随访方式：☑电话随访 □网络随访 □其他；随访对象：□患者 ☑家属 □护工 随访内容：患者基本情况，患者依存性情况。 信息反馈：家属诉患者小便深黄有异味，大便 1～2 天 1 次，仍需要用开塞露辅助排出。
第 一 次 随 访	量化指标：ADL 评分 2 分。 健康指导：1.患者便秘情况较前改善，继续多食新鲜蔬菜、水果等含粗纤维丰富的食物，勤按 　　　　　　摩腹部。 　　　　　　2.患者尿液深黄有异味，应到医院复查尿常规，适量饮水，避免短时间内大量饮水， 　　　　　　定时导尿，每次尿量不超过 500mL。 　　　　　　3.患者继续轮椅除压，避免皮肤完整性受损。 　　　　　　　　　　　　　　　　　　　　　　　　　2016 年 5 月 27 日　随访护士：××
第 二 次 随 访	随访方式：☑电话随访 □网络随访 □其他；随访对象：□患者 ☑家属 □护工 随访内容：患者基本情况，患者依存性情况。 信息反馈：家属诉患者大便 1～2 天 1 次，偶尔需要用开塞露辅助排出。 量化指标：ADL 评分 2 分。 健康指导：1.患者便秘情况较前改善，继续多食新鲜蔬菜、水果等含粗纤维丰富的食物，勤按 　　　　　　摩腹部。 　　　　　　2.患者继续适量饮水，避免短时间内大量饮水，每日饮水量不超过 2000mL，定时导 　　　　　　尿，每次尿量不超过 500mL。 　　　　　　3.患者继续轮椅除压，避免皮肤完整性受损。 　　　　　　　　　　　　　　　　　　　　　　　　　2016 年 6 月 27 日　随访护士：××
第 三 次 随 访	随访方式：☑电话随访 □网络随访 □其他；随访对象：□患者 ☑家属 □护工 随访内容：患者基本情况，患者依存性情况。 信息反馈：家属诉患者病情平稳。 量化指标：ADL 评分 2 分。 健康指导：1.患者便秘情况较前改善，继续多食新鲜蔬菜、水果等含粗纤维丰富的食物，勤按 　　　　　　摩腹部。 　　　　　　2.患者继续适量饮水，避免短时间内大量饮水，每日饮水量不超过 2000mL，定时导 　　　　　　尿，每次尿量不超过 500mL。 　　　　　　3.患者继续轮椅除压，避免皮肤完整性受损。 　　　　　　　　　　　　　　　　　　　　　　　　　2016 年 7 月 27 日　随访护士：××

注：初期康复评价字体颜色□；中期康复评价字体颜色□；末期康复评价字体颜色□；出院指导字体颜色□。

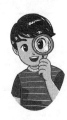

测试题

一、名词解释

中医辨证施护

二、填空题

根据脊髓损伤患者致残后在认知、情绪、行为等方面心理变化的特点，我们将伤残后的心理变化分为六期，分别是（　　　）、（　　　）、（　　　）、（　　　）、（　　　）、（　　　）。

三、判断题

脊髓损伤患者需要定时变换体位，每2小时变换体位1次，使用气垫床的患者可代替体位转换。（　　　）

四、简答题

简述脊髓损伤患者的护理目标。

第五章　脊髓损伤相关并发症的中西医结合康复护理

第一节　尿路感染

脊髓损伤伴截瘫患者因长期卧床，临床上常出现排尿功能障碍，加之脊髓损伤平面以下免疫功能低下，所以尿路感染是脊髓损伤患者的主要并发症之一。尿路感染是由于多种原因使细菌进入泌尿系统引起的炎症反应，常发生在全身性疾病之后或因尿道黏膜受损、尿液不畅、泌尿系结石等疾病而引发。本病发病率高，又不易彻底治愈，反复发作又可加重原发病，对患者生命威胁很大，因此医护人员必须力求预防并慎重处理本病，通过积极有效的护理措施，取得良好的治疗、预防效果。

一、定义与诊断

（一）定义

尿路感染又称泌尿系感染，是细菌侵入尿路上皮导致的炎症反应，常伴随有菌尿或脓尿，尿路内有大量病原微生物繁殖。

（二）诊断

1. 在临床诊断的基础上，符合以下四个条件之一：

（1）清洁中段尿或导尿留取尿液培养革兰氏阳性球菌菌数 ≥ 10^4CUF/mL，革兰氏阴性杆菌菌数 ≥ 10^5CUF/mL。

（2）新鲜标本经离心后用相差显微镜检查，结果显示在每30个视野中有半数视野见到细菌。

（3）无症状性菌尿的患者虽无临床症状，但在近期（通常为1周内）有内镜检查或留置导尿史，尿液培养革兰氏阳性球菌菌数 ≥ 10^4CUF/mL、革兰氏阴性杆菌菌数 ≥ 10^5CUF/mL，应视为尿路感染。

（4）耻骨上穿刺抽吸的尿液，来进行细菌培养，结果只要发现细菌即可诊断尿路感染。常见细菌有：大肠埃希菌、铜绿假单胞菌、金黄色葡萄球菌、表皮葡萄球菌、肠球菌。

2. 患者入院即做尿常规（每 3 天做 1 次），留置导尿者做尿培养（每 7 天做 1 次）。实验室检查为阳性（新鲜尿液中白细胞计数 > 5 个，高倍视野或尿培养菌落数 > 10^5/mL），并同时出现以下症状中至少 2 个：发热、膀胱过度充盈、下腹痛、尿失禁症状加重、膀胱痉挛症状加重、自主反射亢进、出汗、感觉不适、尿液混浊伴异味、肾区不适或叩痛、全身乏力不适，则视为尿路感染。

二、病因

（一）尿潴留引起感染

尿液是泌尿道细菌的良好培养基，细菌能在潴留的尿液中大量、迅速地繁殖。因此，各种原因导致的尿潴留均易引起尿路感染。

（二）导尿操作直接引起尿路感染

导尿管的插入常导致属无菌环境的尿道黏膜损伤，破坏了尿道黏膜屏障。气囊导尿管插入深度不够，会引起尿道黏膜撕裂伤、尿道出血，甚至尿道断裂。选择导尿管不当也是导致尿路感染的因素之一。研究证明，橡胶导尿管引发尿路感染约占 22%，而硅胶导尿管约占 2%，乳胶导尿管易致磷酸钙沉积以致引流不畅，也易造成尿路感染。导尿管太粗，增加了对尿道及膀胱的刺激；导尿管过细，易导致漏尿，且易脱管。护士操作动作粗暴，反复插管，均会引起尿道黏膜损伤、水肿、出血。导尿时护士无菌观念不强，导尿方法不熟练，都可使细菌通过导尿管直接侵袭膀胱。

（三）留置导尿的腔外感染途径

留置导尿的腔外感染途径的主要环节是尿道口的污染。一般尿道口内 1 ~ 2cm 处有少量细菌，且临近肛门，易受粪便、分泌物污染，同时与内衣裤、被褥的接触，均可能污染尿道口及导尿管。长期留置导尿者易在耻骨前弯和耻骨下弯形成压伤，并发感染后长期不愈，终致尿道瘘。其原因可能是长期留置导尿管使具有抑菌作用的前列腺液流入尿道受阻，致尿道黏膜的免疫力下降。

（四）留置导尿的腔内感染途径

留置导尿的腔内感染途径多来自集尿系统。导尿管连接处反复被打开，细菌可经管腔进入膀胱而引起菌尿。频繁更换尿袋，造成导尿管末端与尿袋连接处污染，这与感染有密切关系。使用开放式引流，易导致腔内感染的发生；使用密闭式留置导尿，但放尿时不注意无菌操作，会导致放尿口污染而使细菌进入腔内。留置导尿后，膀胱内抗菌溶液冲洗并不能防止或降低尿路感染的发生，常规密闭式膀胱冲洗会增加发生肾功能异常的概率。

（五）其他因素引起的感染

其他部位感染或全身性疾病均易诱发尿路感染，生殖系统的感染（如前列腺炎）最易引起尿路感染。泌尿系结石、液体摄入不足致尿液浓缩等，也是引起尿路感染不可忽视的因素。

三、临床表现与治疗

（一）临床表现

尿路感染常分为上尿路感染和下尿路感染。上尿路感染包括输尿管炎和急、慢性肾盂肾炎；下尿路感染包括尿道炎和膀胱炎。

1. 急性膀胱炎　较多见，占尿路感染总数的 50%～70%。临床症状可见：排尿时尿路有烧灼感或疼痛，常伴有尿频、尿急、尿失禁、夜尿和膀胱区不适；无全身症状，偶可有腰痛、低热、神志不清；体检常有耻骨弓上压痛，尿液可有臭味且混浊，约 30% 的患者可发生肉眼血尿。脊髓损伤患者因感觉障碍可能不出现尿痛。

2. 急性肾盂肾炎　急性肾盂肾炎的主要临床表现为突然发生一侧或两侧腰痛，可放射到髂窝或耻骨弓上部位。约 30% 的患者合并膀胱炎，可有排尿困难等膀胱刺激征。寒战、高热、恶心、呕吐等全身症状明显。本病可伴随败血症及低血压，患者通常在脊柱肋缘角有触痛。尿液混浊，尿蛋白微量或 +，尿沉渣镜检结果可有脓（白）细胞、红细胞、上皮细胞和微生物，可见白细胞管型，可有暂时性尿浓缩功能减退。若本病伴随发生急性肾乳头坏死（少有），患者的尿液中可检测出脱落的肾乳头，可导致急性肾衰竭，这种情况特别容易发生在糖尿病及有尿路梗阻的患者中。

3. 慢性肾盂肾炎　约半数患者以前可有类似急性肾盂肾炎样表现，起病时症状较轻微，不易被发现。多数人反复发作尿频、尿急、尿痛。亦有部分患者既无全身症状又无明显的尿路刺激症状，仅有面色萎黄、疲倦乏力、食欲不振、低热、腰痛、体重减轻等症状。该病的临床表现复杂多样。

4. 无症状型尿路感染　尿路感染可无临床症状，仅表现为无症状性菌尿，这在有原发病（尤其是糖尿病和脑血管病）、泌尿生殖道生理或结构异常及留置导尿的患者中特别多见。

（二）治疗

1. 无症状性尿路感染的治疗

（1）常规治疗　加强营养、利尿、酸化尿液、定期更换或尽早拔除导尿管、降低膀胱内压、避免输尿管返流、减少残余尿。

（2）一般不需要抗菌药物治疗。

（3）特殊情况下根据药敏结果适当治疗　病区内特殊微生物造成的院内感染，应控制性治疗；具有出现严重并发症风险的患者，如免疫功能缺陷、需要进行泌尿系手术的患者等，应控制性治疗。

2. 症状性尿路感染的治疗

（1）常规治疗，抗菌治疗；症状轻者选择口服用药，发热者选择静脉用药；轻症者通常治疗 7 天，重症者一般治疗 14 天。

（2）无逼尿肌过度活动的情况下，每次导尿时膀胱容积不要超过尿流动力学检查确定的膀胱容积（通常 ≤ 400mL），反之应使用药物增大膀胱容积。

（3）感染较重者建议留置导尿管来持续引流，以消除残余尿；复杂性尿路感染者要警惕膀胱压力过高，尿液返流，应定期行尿流动力学检查。

四、中西医结合康复护理

（一）基础护理

1. 皮肤护理　加强患者的皮肤护理，保持患者的皮肤清洁、干燥，如局部有潮湿或不洁，则需要用肥皂和水擦洗并更换尿垫。患者每周换 1 次被服，床铺及衣物保持清洁、干燥。

（二）专科护理

护士随时观察患者尿液的量及性状，发现异常后及时报告医生并有交班记录。

1. 导尿管护理　无菌操作贯穿全程。尿袋应使用密闭抗返流尿袋，并保持引流通畅，尿袋的位置永远低于膀胱，且尿袋外口不许接触地面，尿袋从患者两腿之间通过，不可从患者身上跨过。每 4 ~ 6 小时开放引流 1 次，每月更换 1 次导尿管；一次性尿袋应每天进行更换，密闭抗返流尿袋应每周进行更换。患者尽量缩短留置导尿的时间，尽早采用间歇导尿。

2. 间歇导尿护理　无菌操作贯穿全程。间歇导尿包为一次性用品，不可重复使用。在每次间歇导尿后，患者都应清洗会阴部。

（三）安全护理

1. 患者的床单位、内衣裤应清洁、干燥，被污染后及时进行更换。一次性尿裤、尿垫被污染后及时进行更换，不可重复使用，避免损伤皮肤；留置导尿的患者保持管路通畅、固定良好。

2. 护士指导患者遵医嘱按时、按剂量服药，患者学会观察药效和不良反应，不能随意停药或减量，避免复发。

（四）心理护理

针对患者不同的心理状态，护士应及时与患者沟通，消除其焦虑、紧张、恐惧的心理。护士尽量多解释，让患者了解治疗方案及过程，使患者有充分的思想准备，体贴患者，建立良好的环境，对患者自行排尿给予鼓励，树立患者自行排尿的信心。

（五）中医康复护理

1. 辨证施护　根据中医对尿路感染的认识，本病属于中医学"淋证"的范畴。尿路感染的临床表现，以尿频、尿急、尿痛为主，一般伴有寒战、发烧、腰痛、腹痛等症状。中医认为该病主要是由于下焦湿热，热结膀胱而成。淋证初起时多因膀胱湿热，其病位在膀胱；淋证日久，因湿热伤阴，故易致阴虚，其病位在肾；另外，淋证亦与血瘀有关。中医治疗方法大致为：祛湿热，利尿通淋，活血化瘀。患者体质分为痰湿质、气虚质、血瘀质。

（1）痰湿质辨证施护（表5-1-1）

表5-1-1　痰湿质辨证施护

辨证		施护	
形体特征	肥胖，或素瘦今肥，腹部肥满松软	生活起居护理	不宜居住在潮湿的环境里，在阴雨季节要注意湿邪的侵袭
常见表现	面部皮肤油脂较多，汗多且黏，胸闷，痰多，面色晦暗，眼胞微浮，容易困倦，平素舌体胖大，舌苔白腻或甜，身重不爽，喜食肥甘厚味，大便正常或不成形，小便不多或微混。此种体质者多伴有脾胃功能失调、内分泌失调等	饮食护理	少食肥甘厚味，酒类也不宜多饮，切勿过饮；多食蔬菜、水果，尤其是一些具有健脾利湿、化痰祛湿的食物，如白萝卜、荸荠、紫菜、海蜇、洋葱、枇杷、白果、大枣、扁豆、薏苡仁、红小豆、蚕豆、包菜等
心理特征	性格偏温和、稳重，多善于忍耐	情志护理	宜胸襟开阔，豁达开朗，热爱生活，积极向上。坚持参加体育锻炼，如保健功、太极拳、五禽戏、散步、慢跑、乒乓球等
环境适应能力	不耐受湿邪，避免外感风寒，防止再度复发	自我穴位按摩调理	自行按摩神门、内关、天泉等穴位

（2）气虚质辨证施护（表5-1-2）

表5-1-2　气虚质辨证施护

辨证		施护	
形体特征	肌肉松软不实	生活起居护理	应适当休息，保持睡眠充足。平时注意保暖，避免劳动或激烈运动时出汗受风。不要过于劳作，以免损伤正气，可做一些柔缓的运动，如散步、打太极拳、做操等，并持之以恒。不宜做大负荷运动和大量出汗的运动，忌用猛力或做长久憋气的动作
常见表现	平素语音低弱，气短懒言，容易疲乏，精神不振，易出汗。舌淡红，舌边有齿痕，脉弱	饮食护理	多食具有益气健脾作用的食物，如黄豆、白扁豆、鸡肉、香菇、大枣、桂圆、蜂蜜等；少食具有耗气作用的食物，如空心菜、白萝卜等
心理特征	性格内向，不喜冒险	情志护理	保持情绪稳定，消除顾虑，并注意锻炼身体，做好劳逸结合
环境适应能力	不耐受风、寒、暑、湿邪	自我穴位按摩调理	自行按摩肾俞、三阴交、足三里等穴位

（3）血瘀质辨证施护（表5-1-3）

表 5-1-3　血瘀质辨证施护

辨证		施护	
形体特征	瘦人居多	生活起居护理	注意个人卫生，禁止与他人共用卧具、洗漱用品等；尽量避免使用易引起尿路感染的器械和插管；去除慢性感染因素，患病期间禁止性行为；保持二便通畅，防止湿热聚集；在盛夏暑湿较重的季节，减少户外活动时间；保持充足而有规律的睡眠
常见表现	热淋者的尿色黄赤，血淋者的尿色偏深。尿道口红肿，尿液混浊，尿急、尿频、尿痛，尿道灼热；严重者，尿道黏膜水肿，附近淋巴结红肿、疼痛，女性宫颈充血、触痛，并有脓性分泌物，或有前庭大腺红肿热痛等；可伴有发热等全身症状，可有头、胸、胁、小腹或四肢等处刺痛，口唇青紫或有出血倾向，吐血、黑便等，或腹内有癥瘕积块，妇女痛经、闭经、崩漏等。舌红，苔黄腻，脉滑数	饮食护理	饮食宜清淡，可多食赤小豆、绿豆、芹菜、黄瓜、藕等甘寒、甘平的食物；少食羊肉、韭菜、生姜、辣椒、胡椒、花椒等甘温滋腻的食物
心理特征	精神易于激动，畏热喜凉，性情急躁，心情烦躁，健忘	情志护理	要培养乐观的情绪。精神愉快则气血和畅，营卫流通，有利于改善血瘀体质，反之，苦闷、忧郁则会加重血瘀倾向
环境适应能力	不耐受寒邪、风邪	自我穴位按摩调理	自行按摩肾俞、膀胱俞、三阴交、阳陵泉等穴位；也可给予耳穴压豆，取肾、输尿管、交感、神门等穴位，每日按压10余次，以耳郭发热为宜

2. 证候观察　护士根据脊髓损伤患者尿路感染的证候特点，对患者进行全面而周密的观察，了解患者的病情变化及护理效果，根据评价内容及时修订患者的辨证施护计划，并要及时准确地记录，以保持护理计划的实施有连贯性。

五、典型病例分析

患者男性，36岁，脊髓损伤恢复期。2015年11月21日工作时背部被砸伤，患者当时神志清楚，自觉双下肢感觉丧失，被急送至当地医院，被诊断为"胸12腰1完全性脊髓损伤"，经对症治疗后于2015年12月来我院进行康复治疗。目前患者双下肢运动、感觉功能障碍，可借助下肢支具及助行器行走。小便间歇导尿，4次/日，尿液混浊有絮状物，伴有异味，尿色深黄，患者遵医嘱查尿常规，结果显示白细胞计数＞30个/高倍视野。大便秘结，需要用开塞露辅助排出，饮食、睡眠正常。

（一）评估

1. 护理评估　患者尿液混浊有絮状物，伴有异味，尿色深黄。

2. 中医辨证　血瘀质：舌质暗红，苔黄腻，脉滑数。

（二）护理问题及护理措施

1. 护理问题　现存的尿路感染：与患者脊髓损伤所致的排尿功能障碍及局部不清洁有关。

2. 护理措施

（1）护士指导患者保持会阴部清洁、干燥，帮助患者每日清洗会阴部2次，监督患者勤洗澡、勤换内衣裤，污染的尿垫、尿裤不得重复使用。

（2）护士按时为患者导尿，限制患者的饮水量，每日饮水量控制在2000mL以内，避免短时间内大量饮水而导致膀胱过度膨胀。每次导尿的尿量超过500mL时，需要夹闭导尿管5～10分钟后再次放尿。护士指导患者养成记录尿液颜色、气味的习惯。

（3）患者注意个人卫生，禁止与他人共用卧具、洗漱用品等，去除慢性感染因素；保持二便通畅，防止湿热聚集；在盛夏暑湿较重的季节，减少户外活动时间；保持充足而有规律的睡眠，避免过于劳累。

（4）饮食宜清淡，患者可多食赤小豆、绿豆、芹菜、黄瓜、藕等甘寒、甘平的食物，少食羊肉、韭菜、生姜、辣椒、胡椒、花椒等甘温滋腻的食物。

（5）患者要培养乐观的情绪，精神愉快则气血和畅，营卫流通，这有利于改善血瘀体质；反之，苦闷、忧郁则会加重血瘀倾向。

（6）患者自行按摩肾俞、膀胱俞、三阴交、阳陵泉等穴位；耳穴压豆取肾、输尿管、交感、神门等穴位，每日按压10余次。

（三）健康宣教

护士向患者及家属讲解引起和加重尿路感染的相关因素，嘱患者积极治疗；指导患者保持良好的生活习惯，教会家属及患者正确清洁外阴的方法。患者注意劳逸结合，饮食均衡，以增强机体抵抗力。患者进行站立训练，每日训练2～3次，每次15～30分钟。

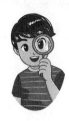

测试题

一、名词解释

尿路感染

二、填空题

留置导尿管患者，导尿管（　　）更换1次，一次性尿袋（　　）更换，抗返流尿袋（　　）更换。

三、判断题

清洁中段尿或导尿留取尿液培养革兰氏阳性球菌菌数 ≥ 10^4CUF/ml，革兰氏阴性杆菌菌数 ≥ 10^5CUF/ml，诊断为尿路感染。（　　）

四、简答题

简述引起尿路感染的原因。

第二节　肺部感染

肺部感染是高位脊髓损伤患者临床常见的严重并发症之一，肺部感染控制不力往往是脊髓损伤患者死亡的主要原因之一。

一、定义与诊断

（一）定义

肺部感染多数由致病菌引起，如肺炎链球菌（肺炎球菌）、金黄色葡萄球菌、甲型溶血性链球菌、肺炎克雷伯杆菌、流感嗜血杆菌、铜绿假单胞菌（绿脓杆菌）、大肠埃希菌等，属于重症感染性疾病之一。

（二）诊断

1. 患者通常有吸入性损伤、气管切开或插管、误吸、肺水肿、肺不张、休克、手术麻醉、创面侵袭性感染、化脓性血栓性静脉炎等病史。

2. 患者通常会出现呼吸困难、体温变化、咳嗽、痰量增多等症状。该病的临床症状与毒血症或败血症的临床症状相似，医师应注意鉴别。

二、病因

吸入性损伤、气管切开或插管、误吸、肺水肿、肺不张、休克、手术麻醉、创面侵袭性感染、化脓性血栓性静脉炎等疾病都可导致肺部感染。

三、临床表现与治疗

（一）临床表现

1. 喘息或气急　肺部感染严重者有支气管痉挛，会出现喘息，常伴有哮鸣音，早期没有气急的现象。若患者反复发作多年，并发阻塞性肺气肿的时候，大多会出现轻重程度不等的气急，先有劳动或活动后气喘，严重的时候动则喘甚，生活不能自理。

2. 咳痰 因为夜间睡眠后支气管管腔内蓄积痰液，在起床后，患者的体位发生变动，造成刺激性排痰，故常以清晨排痰较多，痰液通常都是白色黏液或泡沫性浆液，偶尔会出现带血的情况。

3. 咳嗽 支气管黏膜充血、水肿或分泌物积聚于支气管腔内，都能够造成咳嗽。咳嗽严重程度视病情而定，通常晨间咳嗽较重，白天咳嗽较轻，晚间睡前有阵咳或排痰。

（二）治疗

1. 药物治疗 抗生素治疗：肺炎链球菌感染的患者可选择青霉素类，耐药肺炎链球菌感染的患者可选择头孢曲松、头孢噻肟等药物；非典型病原菌感染的患者可选择大环内酯类、喹诺酮类；超广谱 β-内酰胺酶病原菌感染的患者可选择碳青霉烯类药物；发热或胸痛的患者可选择非甾体消炎药。

2. 非药物治疗 休息、戒烟；加强营养；发热患者多饮水，住院患者需要被监测动脉血氧饱和度，低氧血症患者应进行吸氧治疗。

四、中西医结合康复护理

（一）基础护理

护士应严密观察患者的呼吸情况，观察呼吸深浅度、频率、节律，每4小时评估患者两肺呼吸音1次。呼吸道保持通畅，护士及家属应每隔2小时帮助患者翻身1次。护士可辅助患者排痰，用手掌轻叩患者背部，叩击顺序为由下至上、由两侧向中央，每次叩击5～10分钟；然后让患者做有效咳嗽，嘱患者深吸气后用力将痰咳出，在患者咳嗽时护士将两手固定在患者的胸部并轻度加压，来增加胸廓的运动，这样有利于分泌物排出。

（二）专科护理

1. 深呼吸和咳嗽训练 患者定期进行数次随意的深呼吸（腹式呼吸）。指导有效咳嗽训练，适用于神志清楚尚能咳嗽的患者。患者取舒适体位，先行5～6次深呼吸，然后于深吸气末保持张口状，连续咳嗽数次使痰到咽部附近，再用力咳嗽将痰液排出。

2. 呼吸训练 通过呼吸训练器的使用，可以提高患者的肺通气量。患者根据自身需要每日进行两组训练，每次10～20下，护士及家属记录每次通气量，以便调整训练次数。

3. 叩背与胸壁震荡训练 患者在受伤初期因病情较重，无力排痰，使痰液堆积在肺部，不易咳出。患者应取侧卧位，操作者两手的指关节微屈，手呈杯状，从肺底由外向内、由下向上轻拍患者胸壁，震动气道，边拍边鼓励患者咳嗽，以利于痰液排出；或患者双侧前臂屈曲，两手掌置于锁骨下，咳嗽时以手、前臂同时叩击前胸及侧胸壁，振动气管内的痰液，促使其排出。

4. 体位排痰训练 主要目的是促进排痰，改善日常通气功能，促进肺膨胀，增加肺活量，预防肺部并发症。患者需要经常变换姿势，每2小时翻身1次，利用重力作用使潴留在支气管的痰液排出。压迫排痰：操作者压迫患者上腹部，嘱患者咳嗽，同时用力压，使痰液排出。排痰过程中操作者应注意观察患者的面色、呼吸情况，患者如有不适，则立即停止操作。

5. 湿化呼吸道 这种方法适用于痰液黏稠不易咳出者，常用超声雾化吸入；气管切开者可通过气管套管内给药。患者应加强口腔清洁，在餐前及排痰后应充分漱口，在进食时注意避免食物堵塞支气管而造成窒息。

（三）安全护理

1. 患者在床上做肺部训练时要固定好床栏，在轮椅上做肺部训练时要系好安全带并刹好闸。对于痰液较多不易咳出的患者，护士应遵医嘱在床旁准备吸痰装置。

2. 护士指导患者遵医嘱按时、按剂量服药，患者学会观察药效和不良反应，不可随意停药或减量，避免复发。

（四）心理护理

护士给予患者健康指导，鼓励患者坚持肺康复训练，让患者树立康复的信心。

（五）中医康复护理

1. 辨证施护　根据中医对肺部感染的认识，肺部感染患者的体质多属于气虚质、阴虚质、痰湿质，临床表现多为气短乏力。

（1）气虚质辨证施护（表5-2-1）

表5-2-1　气虚质辨证施护

辨证		施护	
形体特征	胖瘦均有，肌肉软弱	生活起居护理	适宜柔缓运动，不适合做大负荷的运动，忌用猛力和长久憋气，根据天气情况适量增减衣服
临床表现	同样的活动量，气虚质的人容易气喘吁吁。平时喜欢安静，不爱说话，讲话声音低弱，容易出虚汗，经常感到乏力，面色萎黄，食欲不振。舌体胖大，边有齿痕，舌质淡，脉细	饮食护理	多食益气健脾的食物，如鸡肉、香菇、大枣、桂圆；少食耗气的食物，如槟榔、空心菜、白萝卜等
心理特征	性格内向偏软弱，情绪不稳定，胆小	情志护理	气虚的人经常处于情绪低落的状态，要振奋、乐观、豁达、愉快
环境适应能力	寒热耐受力差，尤其不耐风寒，不耐受劳累	自我穴位按摩调理	自行按摩足三里、关元、气海等穴位

（2）痰湿质辨证施护（表5-2-2）

表5-2-2　痰湿质辨证施护

辨证		施护	
形体特征	肥胖，或素瘦今肥	生活起居护理	不宜在潮湿的环境里久留，在阴郁的季节注意避免湿邪的侵袭，嗜睡者应尽量减少睡眠，多到户外活动，让日光使肌肤活跃起来；洗澡应洗热水澡，注意保暖

续表

	辨证		施护
常见表现	面部皮肤油脂多，胸闷，痰多，面部淡黄而暗，眼胞微肿，容易困倦	饮食护理	饮食上应戒除肥甘厚味，戒酒，忌暴饮暴食，多食味淡、性平和的食物，多食蔬菜，如芥菜、韭菜、大头菜、香椿等
心理特征	性格偏温和，稳重，多善于忍耐	情志护理	宜胸襟开阔，豁达开朗，爱生活，积极向上
环境适应能力	不耐受寒凉	自我穴位按摩调理	足三里，丰隆，承山三个穴位配合按摩，能排出人体痰湿之气

（3）阴虚质辨证施护（表5-2-3）

表5-2-3 阴虚质辨证施护

	辨证		施护
形体特征	体瘦	生活起居护理	避开夏日酷暑，安排工作有条不紊，关键在于秋季养肺
常见表现	胃口好，胃火旺，五心烦热，精力旺盛，大便干燥，便秘，小便少而黄，耐冬不耐夏。舌质红，苔少，脉细数	饮食护理	忌食生冷、寒凉、太热性的食物；宜食大枣、西洋参、党参、茯苓、麦冬、百合等
心理特征	性格外向，易于急躁	情志护理	保持情志舒缓
环境适应能力	不耐受夏日酷暑	自我穴位按摩调理	自行按摩照海、太溪、三阴交等穴位

2. 证候观察 护士根据脊髓损伤患者肺部感染的证候特点，对患者进行全面而周密的观察，了解患者的病情变化及效果，根据评价内容及时修改患者的辨证施护计划，并及时准确地记录，以保证护理计划的连贯性。

五、典型病例分析

患者男性，28岁，脊髓损伤恢复期。2015年6月1日发生车祸，当时患者四肢运动、感觉功能障碍，被急送当地医院，被诊断为"颈3完全性脊髓损伤"，经对症治疗后2015年8月来我院行康复治疗。现患者卧床，神志清楚，四肢运动、感觉功能障碍，小便间歇导尿，每日4～6次，大便需要用开塞露辅助排出，痰多，无力咳出，胸部正侧位片提示：左下肺肺炎。饮食、睡眠正常。

（一）评估

1. 护理评估　患者四肢运动、感觉功能障碍，术后一直卧床，有痰，无力咳出。
2. 中医辨证　气虚质：体形微胖，面色正常，胸闷，痰多，舌体胖大，苔白，脉细。

（二）护理问题及护理措施

1. 护理问题　清理呼吸道无效：与患者痰多且无力咳出有关。
2. 护理措施

（1）护士向患者及家属讲解手法排痰的方法，即：患者取侧卧位，操作者给予患者翻身叩背，从肺底由外向内、由下向上地轻叩胸壁，震动气道，边叩边鼓励患者咳嗽，以利于痰液排出。

（2）患者保持口腔清洁，室内空气保持新鲜流通，温度、湿度适宜。护士每日湿扫病房，以避免尘埃和烟雾等刺激患者的气道；鼓励患者大声说话、吹气球、练习呼吸训练器，来提高患者的肺通气量，该训练每日练习 2~3 组、每组练习 10 分钟。

（3）护士及陪护人员为患者更换体位时动作要轻柔、缓慢、不宜过猛。患者不宜做大负荷运动，忌用猛力和长久憋气，根据天气情况适量增减衣服，积极预防呼吸道感染。

（4）患者可多食富含蛋白质、维生素的食物，保证每日正常饮水量，以利于稀释痰液；多食有益气健脾功效的食物，如鸡肉、香菇、大枣、桂圆等；少食耗气的食物，如槟榔、空心菜等。

（5）该患者属气虚证，经常处于情绪低落的状态，护士应给他讲解一些其他患者是如何克服困难、坚持训练、好转出院的例子，使他振奋精神、乐观面对、努力训练，从而树立康复的信心，增加康复效果。

（6）患者平时可自行按摩足三里、关元、气海，丰隆、承山等穴位。

（三）健康宣教

护士向患者讲解发生肺部感染的原因，嘱咐患者平时多饮水，定时帮助患者轴向翻身叩背。患者应多食具有益气健脾功效的食物，如鸡肉、香菇、大枣、桂圆等，平时自行按摩足三里、关元、气海等穴位。患者保持心情舒畅，生活有规律，如有喘息或气急、咳嗽、咳痰等症状，应及时通知医生。

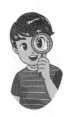

测试题

一、名词解释

肺部感染

二、填空题

协助肺部感染患者进行辅助排痰，用手掌轻叩患者背部，叩击顺序为由（　）至（　）、由（　）向（　），反复进行 5 ~ 10 分钟，然后让患者做有效咳嗽。

三、判断题

压迫排痰：操作者压迫患者上腹部，嘱患者咳嗽，同时用力压，使痰液排出。（　）

四、简答题

简述肺部感染患者的临床表现。

第三节　体位性低血压

体位性低血压是高位脊髓损伤患者临床上常见的一种并发症，是患者康复训练中经常遇到的护理问题。在 T_6 以上的脊髓损伤患者中，发生体位性低血压的概率很高。有统计显示，体位性低血压影响了约 75% 的脊髓损伤患者，严重影响了康复效果，延缓了康复进程。

一、定义与诊断

（一）定义

体位性低血压是由于体位的改变（从平卧位突然转为直立位或长时间站立）而发生的低血压。通常认为，站立后收缩压较平卧位时下降 20mmHg 或舒张压下降 10mmHg，即为体位性低血压。

（二）诊断

目前体位性低血压有两种诊断标准，只要符合其中之一者，即可被确诊为体位性低血压。

1.诊断标准 1　站立 3 分钟内收缩压下降至少 20mmHg 或者舒张压下降至少 10mmHg；或者在直立倾斜试验中保持 60° 的情况下，3 分钟内收缩压下降至少 20mmHg 或者舒张压下降至少 10mmHg。

2.诊断标准 2　站立位时收缩压下降 ≥ 10mmHg 且患者出现眩晕或乏力等症状。

二、病因

（一）神经源性因素

脊髓损伤可造成血管运动中枢与交感神经节前神经元之间的传导通路中断，从而导致正常的中枢神经短期血压调节机制发生障碍。

（二）血管源性因素

可能的机制是脊髓损伤患者由于下肢瘫痪，在发生体位改变时，下肢的血管失去了骨骼肌的挤压作用，导致血液在下肢淤积，使回心血量减少，从而引起体位性低血压。

（三）心源性因素

脊髓损伤患者长期卧床，可造成心脏低做功状态。对长期卧床的患者来说，心脏收缩对血液产生的压力不需要对抗因地心引力产生的静水压，心脏长期处于较低的做功状态，导致心收缩力不断下降，所以当患者重新站立时便产生了低血压症状。

（四）体液因素

体液因素主要与升压激素水平降低有关。在高位脊髓损伤的患者中发现，静止状态下，血浆中的去甲肾上腺素（noradrenaline，NA）水平很低。另外，一种可以使在神经末梢的多巴胺合成去甲肾上腺素的合成酶——多巴胺 β - 羟化酶，在高位脊髓损伤的患者中也处于低水平状态。这些都可影响体位改变时 NA 对血压的调节。

三、临床表现与治疗

（一）临床表现

脊髓损伤后体位性低血压的临床表现可分为有症状型和无症状型两种。

1. 有症状型　体位性低血压的临床症状主要是由于大脑中动脉的血流速度下降导致脑供血不足而引起，因此常见的表现为大脑缺血的症状，例如：头晕目眩、视物模糊、头痛、颈部或头部（枕部）不适、恶心、肌肉无力等。

2. 无症状型　虽然血压有所下降，但是这没有造成脑供血不足的情况，所以患者没有出现相应的症状。

（二）治疗

体位性低血压的治疗方法很多，但无特效的治疗方法。目前，治疗目的主要是改善患者的功能状况，而不是单纯强调将血压升高到某一特定标准。

1. 非药物治疗　临床首选非药物治疗。常用的治疗方法有斜床站立训练、使用腰围和弹力袜、浴疗、手法治疗等。

2. 药物治疗　当非药物治疗不能缓解体位性低血压的症状时，应加用药物治疗，其原则也是以改善症状为主。常用的药物有氟氢可的松、盐酸米多君、盐酸可乐定、吲哚美辛等。

四、中西医结合康复护理

（一）基础护理

1. 患者在体位变换前后需要测量血压，血压即收缩压不低于 80mmHg。

2. 可采用腰围、腹带，亦可用弹力绷带、长筒袜来预防体位性低血压。患者使用腹带或腰围时，必须注意其位置低于肋骨水平，以免影响胸部活动。

3. 陪护人员密切观察患者体位变换后有无低血压症状，如头晕、面色苍白、乏力、视物模糊等。

（二）专科护理

1. 逐步抬高床头训练　患者先从抬高床头约 30° 开始，如果能坚持 30 分钟并且无明显体位性低血压，则可逐渐增大角度，如 45°、60°、90°，并延长时间和增加次数。如果患者能在抬高床头 90° 时坐 30 分钟，则可进行床边坐位训练。

2. 床边坐位训练　患者先摇床坐起 3 ~ 5 分钟，再坐在床边，将两腿悬垂 1 ~ 3 分钟，陪护人员注意保证患者安全，具体时间和次数可视患者的具体情况而定。

3. 斜床站立训练　这是一种渐进性体位刺激方法。患者从 30° 开始，视其适应情况，倾斜角度每日增加 5° ~ 10°，患者每日训练 2 次，每次持续 30 分钟。在训练前及体位改变后 2 分钟，护士分别为患者测量血压，并观察患者有无头晕、恶心、呕吐、眼黑等不适，如患者有不适，则下次训练维持原先角度。

4. 主动运动和被动运动　患者取仰卧位，双手举哑铃，进行肘关节屈伸、上肢前屈、上肢水平内收、外展等动作。没有抓握功能的患者，可进行前臂绑沙袋来对抗自身肢体重量的活动，若仍然不能完成活动，则用助力活动或被动活动代替。自下而上地向心按摩患者的双下肢，这能促进下肢静脉血液回流，增加回心血量，从而改善患者脑部的血流供应情况。

5. 腰围和弹力袜　佩戴腰围和穿弹力袜，可减缓下肢血管扩张，促进下肢静脉血液回流。这是一种最简便的方法，它很少受到条件的限制，容易推广，但要注意佩戴的部位，佩带位置必须位于肋缘以下和腹股沟以上且松紧适宜，弹力袜的长度必须能覆盖到大腿上部。

6. 睡觉时将床头轻度抬高　这样可以保持肾素－血管紧张素系统部分激活的状态。

（三）安全护理

1. 患者出现头晕、面色苍白、乏力、视物模糊等症状时，陪护人员要迅速降低床头，如果患者坐在轮椅上出现这些症状时，陪护人员要立即将轮椅后仰倾斜，并鼓励患者深呼吸，待症状缓解后缓慢地将轮椅恢复原位，如不奏效，立即将患者平卧，并抬高下肢，同时报告医生。

2. 如症状发生时，周围无其他人协助，患者可自行向前屈曲上半身，使头部尽量接近双膝。

（四）心理护理

护士应向患者讲解发生体位性低血压的原因，告知患者体位性低血压的症状及处理方法，使患者学会处理体位性低血压的方法和预防体位性低血压的康复知识，帮助患者树立康复信心。

（五）中医康复护理

1. 辨证施护　根据中医对体位性低血压的认识，体位性低血压患者多属于气虚质、阳虚质、气郁质，临床表现多为气短乏力、头晕眼花、肢体发凉、情绪低落、心情抑郁等。

（1）气虚质辨证施护（表 5-3-1）

表 5-3-1　气虚质辨证施护

辨证		施护	
形体特征	胖瘦均有，肌肉软弱	生活起居护理	适宜柔缓运动，不宜做大负荷运动和出汗较大的运动，忌用猛力和长久憋气；根据气温变化情况及时增减衣物；睡眠要有规律，使其符合自身的生物节律
常见表现	同样的活动量，气虚质的人容易气喘吁吁，平时喜欢安静，不爱说话，讲话声音低弱，容易出虚汗，经常感到乏力，面色萎黄，食欲不振。舌体胖大，边有齿痕，舌质淡	饮食护理	多食具有益气健脾作用的食物，如鸡肉、香菇、大枣、桂圆等；少食具有耗气作用的食物，如槟榔、空心菜、白萝卜等
心理特征	性格内向或偏软弱，情绪不稳定，胆小	情志护理	气虚的人情绪常处于低落状态，要让自己振奋起来，变得乐观、豁达、愉快
环境适应能力	寒热耐受力差，尤其不耐风寒，不耐劳累	自我穴位按摩调理	自行按摩足三里、关元、气海等穴位

（2）阳虚质辨证施护（表 5-3-2）

表 5-3-2　阳虚质辨证施护

辨证		施护	
形体特征	多白胖，肌肉不壮	生活起居护理	在秋冬注意保暖，尤其是足下、背部及下腹部丹田部位的防寒保暖；在夏季避免吹空调、电扇；可做一些舒缓柔和的运动，可适当蒸桑拿、沐温泉浴
常见表现	平时手脚发凉，腹部、腰部或膝部怕冷，衣服比别人穿得多，冬天耐受不了寒冷，夏天耐受不了空调，喜欢安静，喜欢进食热烫食物，吃（喝）凉的东西总会感到不舒服，大便稀溏，小便色清量多，精神不振，嗜睡。舌质暗淡，舌苔白	饮食护理	可多食甘温益气的食物，比如牛肉、羊肉、狗肉、葱、姜、花椒、鳝鱼、韭菜、辣椒、胡椒等；少食生冷寒凉的食物，如雪糕、黄瓜、藕、梨、西瓜等
心理特征	性格多沉静、内向	情志护理	要善于调节自己的情绪，去忧悲，防惊恐和喜怒，消除不良情绪的影响
环境适应能力	不耐受寒邪，易感湿邪	自我穴位按摩调理	自行按摩足三里、涌泉、气海等穴位

（3）气郁质辨证施护（表 5-3-3）

表 5-3-3　气郁质辨证施护

辨证		施护	
形体特征	瘦者为多	生活起居护理	尽量增加户外活动，活动量可稍大
常见表现	多愁善感、感情脆弱，易受惊吓，心慌、心悸，失眠，常感到胸肋胀痛，胸闷，喉部经常有堵塞感或异物感，常无缘无故地叹气。舌质暗淡，脉弦	饮食护理	多食具有行气、解郁、消食、醒神作用的食物，如小麦、蒿子秆、葱、蒜、海带、海藻、白萝卜、金橘、山楂等；睡前避免饮茶、喝咖啡等
心理特征	性格内向不稳定，忧郁脆弱，敏感多疑	情志护理	多参加集体性的运动，解除自我封闭状态；多结交朋友，及时向朋友倾诉不良情绪
环境适应能力	适应能力较差，不喜欢阴雨天气	自我穴位按摩调理	自行按摩太冲、内关、十宣等穴位

2. 证候观察　护士应根据脊髓损伤患者体位性低血压的证候特点，对患者进行全面而周密的观察，了解患者的病情变化及护理效果，根据评价内容及时修订患者的辨证施护

计划，并要及时准确地记录，以保持护理计划的实施有连贯性。

五、典型病例分析

患者男性，42 岁，脊髓损伤恢复期。2017 年 7 月 1 日患者发生车祸，当时自觉四肢运动、感觉功能丧失，被急送至当地医院，被诊断为"颈 4 不完全性脊髓损伤"，经对症治疗后于 2017 年 9 月来我院进行康复治疗。目前患者双上肢运动、感觉功能差，双下肢运动、感觉功能丧失，体位变换后出现头晕、视物模糊、恶心等不适，血压为 60/40mmHg。小便间歇导尿，4 ~ 6 次 / 日，大便需要用开塞露辅助排出，饮食、睡眠正常。

（一）评估

1．护理评估　患者在体位变换后出现头晕、视物模糊、恶心等不适，血压为60/40mmHg。

2．中医辨证　气血两虚证：形体稍胖，面色正常，舌体胖大，边有齿痕，舌色淡，脉细数。

（二）护理问题及护理措施

1．护理问题　体位性低血压：与患者颈髓损伤后中枢神经受损有关。

2．护理措施

（1）护士向患者及家属讲解发生体位性低血压的原因，使其学会预防体位性低血压的康复知识并掌握处理体位性低血压的方法。

（2）护士指导患者进行抬高床头训练，患者先从 30° 坐位开始，每次耐受 30 分钟，然后逐渐增加训练角度，每次增加 5°，逐渐过渡到 90°。

（3）患者在变换体位前应先测量血压，收缩压不低于 80mmHg 方可采取坐位或乘坐轮椅。在床上坐位时，患者出现低血压症状（如头晕、面色苍白、视物模糊等），陪护人员应立即降低床头。患者乘坐轮椅时应佩戴腰围、穿弹力袜，出现低血压症状时，陪护人员立即将轮椅后仰倾斜。

（4）患者变换体位时动作应缓慢，不宜过猛；康复训练时负荷不宜过大，不建议长久憋气。患者根据气温变化情况及时增减衣物，早睡早起，养成健康的生活习惯。

（5）患者多食具有益气健脾作用的食物，如鸡肉、香菇、大枣、桂圆等；少食具有耗气作用的食物，如槟榔、空心菜、白萝卜等。

（6）护士鼓励患者积极参加各类活动、与病友和睦相处、交流康复经验，使患者树立康复信心，让其变得乐观、豁达。

（7）患者可自行按摩足三里、关元、气海等穴位。

（三）健康宣教

护士应向患者讲解发生体位性低血压的原因，变换体位前为患者测量血压，收缩压不低于 80mmHg 时患者方可采取坐位或乘坐轮椅。如果患者出现头晕、面色苍白、视物模糊等症状，陪护人员应立即降低床头或将轮椅后仰倾斜。患者及家属也应学会预防体位性低血压的康复知识并掌握处理体位性低血压的方法。

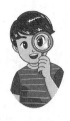

测试题

一、名词解释

体位性低血压

二、填空题

体位性低血压诊断标准，站立3分钟内收缩压下降至少（　　）mmHg 或舒张压下降至少（　　）mmHg；或者在直立倾斜试验中保持60°情况下，3分钟内收缩压下降至少（　　）mmHg 或舒张压下降至少（　　）mmHg。

三、判断题

变换体位前测量血压，收缩压不低于90mmHg 时患者方可采取坐位或乘坐轮椅。（　　）

四、简答题

患者出现体位性低血压的处理措施是什么？

第四节　自主神经过反射

自主神经过反射是 T_6 以上截瘫患者常发生的情况，也是脊髓损伤患者的严重并发症之一。目前认为，自主神经过反射是由于高位（T_6 以上）脊髓损伤患者的损伤平面以下的自主神经系统内部调节失衡所致。

一、定义与诊断

（一）定义

自主神经是脊神经由脊髓发出，主要分布于躯干、四肢，支配运动与感觉。由脑和脊髓发出的内脏神经，主要分布在内脏，控制与协调内脏、血管、腺体等，因不受人意志支配，也称自主神经。自主神经过反射是指 T_6 以上平面的脊髓损伤所引起的以血压阵发性骤然升高为特征的一组临床综合征。

（二）诊断

自主神经过反射的临床表现与交感神经兴奋、肾上腺素类神经递质大量释放有关，临床症状包括：血压升高、脉搏变慢、剧烈头痛、颜面潮红、鼻黏膜充血堵塞、损伤平面以上出汗、寒战、发冷、焦虑不安、恶心、有尿意、亦可有短暂的视物模糊、口腔有金属味、头晕、惊厥及脑出血等。诊断自主神经过反射最客观的指标是血压升高，但血压到底上升多少才是自主神经过反射发作，对这一问题仍有争论。建议的诊断标准：

1. 收缩压上升大于原来正常值的 20%。

2. 至少伴有下列 5 项中的 1 项：出汗、寒战、头痛、面部充血、发冷。

二、病因

自主神经过反射是脊髓损伤后的康复中经常遇到的问题。其产生机制为：损伤平面以下的内脏充盈而刺激交感神经，引起神经递质释放，导致血压增高；副交感神经（迷走神经）反射性兴奋，但其引起的冲动难以通过损伤的脊髓传导到损伤平面以下，无法对抗血压升高，这反而引起心率过缓、损伤平面以上的血管扩张（头痛、皮肤发红）和大量出汗。引起自主神经过反射常见的原因有：膀胱扩张、尿路感染、膀胱镜检、尿动力学检查、逼尿肌与括约肌协同失调、附睾炎或阴囊受压、直肠扩张、结石、外科急腹症、痔疮、深静脉血栓和肺动脉栓塞、压伤、皮肤破损、骨折、昆虫叮咬、衣物卡压、异位骨化、疼痛等。

发病机制：损伤平面远侧的脊髓仍然具有活性是发生自主神经过反射的先决条件，正常情况下，所有内脏的血管反射均在脊髓上水平进行整合，维持血压的相对稳定；脊髓损伤后，其损伤平面以下的刺激，经腹下神经（交感）和盆神经（副交感），从脊髓背外侧向上传入，但在脊髓损伤处被阻断，兴奋中间神经元，继之与交感神经的节前神经元发生突触，从而引起交感神经传出纤维的反射性兴奋，激发损伤平面以下的内脏和肢体血管收缩，导致血压上升。因此脊髓损伤的平面将直接影响交感神经兴奋的范围和程度。

三、临床表现与治疗

（一）临床表现

主要表现：血压急剧升高、脉搏变慢、头痛、视物模糊、呼吸困难、出汗、皮疹、神经功能正常部位的皮肤潮红等。由于自主神经过反射发作时症状繁多，又缺乏特异性，使护理观察变得困难，如果医护人员不能正确认识或处理不当，这将导致血压急骤升高并引起蛛网膜下腔出血，患者发生脑卒中甚至死亡。

（二）治疗

脊髓损伤患者平时的血压较低，自主神经过反射引起的血压骤然剧升，这有可能引起蛛网膜下腔出血、视网膜出血、癫痫、心脏衰竭，甚至死亡等严重并发症。自主神经过反射是高危险的神经反射，治疗必须迅速有效。医护人员可按序采取下列措施：

1. 将患者直位坐起，防止血压继续上升。
2. 迅速检查患者，发现并解除可能的激发因素。若发现激发因素是膀胱胀满，应立即为患者导尿或疏通、更换堵塞的导尿管；若发现激发因素是粪便嵌塞，应立即挖出粪便。
3. 如果血压在 1 分钟后仍不下降，或未能发现激发因素，则立即采取降压药物处理。

四、中西医结合康复护理

（一）基础护理

1. 护士告知患者若出现阵发性高血压、出汗、头痛、沉重感、皮肤潮红、脉搏缓慢、起鸡皮疙瘩、鼻塞、胸闷、恶心、呕吐等症状时应及时找出诱因。
2. 护士指导患者取舒适的体位，留置导尿的患者需要定时开放导尿管，间歇导尿的患者需要定时进行导尿，患者每日定时排便。

（二）专科护理

在发生自主神经过反射时，首先的措施是改变患者体位并抬高床头，条件允许的患者可采取端坐位，以减少颅内动脉充血，促进静脉血液回流。其次是去除诱因：膀胱过度充盈者可行导尿术；对因插放导尿管所致膀胱充盈的患者，护士操作时动作注意轻柔，多与患者沟通；对因直肠内粪便刺激所致膀胱充盈的患者，护士应清除粪便，必要时使用温盐水或开塞露为患者灌肠，便秘严重者用利多卡因软膏或利多卡因注射液 2mL，加入石蜡油 20mL 和 0.9% 生理盐水 30mL 混合后灌肠；对因阴道、肛门检查刺激所致膀胱充盈的患者，检查者应立即停止操作，同时给予患者硝苯地平 10mg 舌下含服，以缓解外周血管痉挛，降低外周血管阻力，还应密切监测患者的生命体征，若含服硝苯地平后病情仍不缓解，10 分钟后可再次给药，使用硝苯地平时还应防止患者发生低血压。值得注意的是，一旦患者出现一次自主神经过反射，即应考虑其是否有反复发作的可能。自主神经过反射如果是由于大、小便刺激引起的，可以将其作为一种警报信号加以利用。

（三）安全护理

1. 患者穿着舒适，步行训练时检查矫形器有无压迫或不适。

2. 护士指导患者遵医嘱按时、按剂量服药，患者学会观察药效和不良反应，不可随意停药或减量，避免复发。

（四）心理护理

脊髓损伤大多为突发性事件所造成，患者因伤残导致生活、工作困难，产生悲观、焦虑、急躁或绝望的情绪，护士及家属应及时为患者提供心理支持和生活护理。在康复期间，患者对残疾的现实感到悲观、绝望，会反复出现心理波动。对此，护士除了对患者进行心理疏导，还要尽全力做好家属的思想工作，取得家属的配合，通过亲人的支持与关怀，让患者树立战胜疾病的信心，使患者处于良好的身心状态，以配合康复治疗和护理。

（五）中医康复护理

1. 辨证施护　中医学将脊髓损伤后自主神经过反射患者的体质分为气虚质、阳虚质及气郁质。

（1）气虚质辨证施护（表 5-4-1）

表 5-4-1　气虚质辨证施护

辨证		施护	
形体特征	胖瘦均有，肌肉软弱	**生活起居护理**	易倦怠乏力，不喜运动，因此生活调摄方面要做到起居有规律，谨避风寒之邪，"劳则气耗"，不适合激烈、长时间的活动，以免耗伤正气

辨证			施护	
常见表现	头晕，自汗，易于感冒，纳差，腹胀，大便干结。舌淡胖嫩，脉细		饮食护理	多食补气、易消化、性平味甘的食物，如大枣、山药、莲子、薏苡仁、芡实、黄芪、党参、白扁豆、粳米等；忌食生冷性凉等损伤脾胃的食物，如西瓜、香瓜、梨、香蕉、黄瓜、苦瓜、空心菜、茭白、笋、蚌类等
心理特征	性格偏安静、温和、稳重		情志护理	多听轻快、明朗、激越的音乐，以振奋情绪
环境适应能力	易劳累，抵抗力弱，不耐受寒热		自我穴位按摩调理	自行按摩太白、气海等穴位

（2）阳虚质辨证施护（表5-4-2）

表5-4-2　阳虚质辨证施护

辨证			施护	
形体特征	多白胖，肌肉不壮		生活起居护理	在秋冬注意保暖，尤其是足部、背部及下腹部丹田部位的防寒保暖；在夏季避免吹空调、电扇；可做一些舒缓柔和的运动；可适当蒸桑拿、沐温泉浴
常见表现	面色苍白，气息微弱，体倦嗜卧，畏寒肢冷，全身无力或有肢体浮肿。舌淡胖嫩，边有齿痕，苔淡白，脉沉微无力		饮食护理	多食令身体温暖的食物，如高粱、糯米、牛肉、鸡肉、狗肉、鲫鱼、韭菜、芥菜、香菜、南瓜、生姜、核桃、松子、腰果、花生、桃子、大枣、核桃、橘子等；也要适当吃些白萝卜、白菜、芹菜、青菜，以免进补过度而上火；单独吃青菜的时候需要用些热性的调料，如大蒜、胡椒等；黄芪、枸杞可以作为炖菜煲汤的配料
心理特征	忧思过极		情志护理	要善于调节情绪，勿大喜或大悲，在名利上不计较得失，胸襟开阔，不患得患失，知足常乐
环境适应能力	易患痰饮、肿胀、泄泻等病，耐夏不耐冬，易感风、寒、湿邪		自我穴位按摩调理	自行按摩气海、中脘等穴位

（3）气郁质辨证施护（表5-4-3）

表5-4-3　气郁质辨证施护

辨证		施护	
形体特征	消瘦或偏胖	生活起居护理	尽量增加户外活动，活动量可稍大
常见表现	胃脘胀痛，呃逆嗳气，腹痛肠鸣，大便泄利不爽，头痛眩晕。舌淡红，苔白，脉弦	饮食护理	多食具有理气解郁、调理脾胃功能的食物，如大麦、荞麦、高粱、刀豆、蘑菇、豆豉、苦瓜、白萝卜、洋葱、玫瑰等；少食收敛酸涩的食物，如乌梅、南瓜、泡菜、石榴、杨梅、草莓、阳桃、酸枣、李子、柠檬等，以免阻滞气机，气滞则血凝；亦不可多食冰冷食品，如冰激凌、冰冻饮料等
心理特征	平素性情急躁易怒，易于激动，或忧郁寡欢，胸闷不舒	情志护理	居室应保持安静，多读积极、鼓励、富有乐趣、展现美好生活前景的书籍，以培养开朗、豁达的性格
环境适应能力	适应能力较差，不喜欢阴雨天气	自我穴位按摩调理	自行按摩八风、风市等穴位

2. 证候观察　在患者正确认识自主神经过反射的发生机制和临床表现的基础上，护士实施连贯性的护理计划以及采取积极的护理措施，来预防或减轻自主神经过反射的发生。

五、典型病例分析

患者男性，42岁，脊髓损伤恢复期。2016年7月1日患者发生车祸，当时自觉四肢运动、感觉功能障碍，被急送至当地医院，被诊断为"胸5、6脊髓损伤"，经对症治疗后于2016年9月来我院进行康复治疗。目前患者双上肢运动、感觉功能正常，双下肢运动、感觉功能障碍，小便间歇导尿，4次/日，大便秘结，需要用开塞露辅助排出，患者排便及憋尿时会出现头痛、大汗淋漓、面色潮红等症状。饮食、睡眠正常。

（一）评估

1. 护理评估　患者便秘及憋尿时会出现头痛、大汗淋漓、面色潮红等症状。

2. 中医辨证　气虚质：头晕，自汗，易感冒，纳差，腹胀，大便干结，舌淡胖嫩。

（二）护理问题及护理措施

1. 护理问题　自主神经过反射：与膀胱胀满、粪便嵌塞有关。

2. 护理措施

（1）病房环境保持安静、整洁。患者应养成每天定时排便的习惯，以逐步恢复或重新建立排便反射；按时进行间歇导尿，来避免诱发自主神经过反射。

（2）患者保持起居有规律，谨防风寒之邪，不适合激烈、长时间的运动，以免耗伤正气。

（3）患者多食富含纤维素的蔬菜，多食补气、易消化、性平味甘的食物，如大枣、山药、莲子、薏苡仁、芡实、黄芪、党参、白扁豆、粳米等；忌食生冷性凉等损伤脾胃的食物，如西瓜、香瓜、梨、香蕉、黄瓜、苦瓜、空心菜、茭白、笋、蚌类等。

（4）患者多听轻快、明朗、激越的音乐，以振奋情绪。

（5）患者平时可按摩太白、气海等穴位。

（三）健康宣教

护士及家属应经常和患者谈心，使患者解除思想顾虑，保持心情舒畅。在饮食方面，患者多食粗纤维的蔬菜，并适当服用缓泻剂，以保持大便通畅。护士为患者间歇导尿时抬高床头，并在床头备硝苯地平以便急用。护士制订合理的功能训练计划，指导和协助患者进行主动训练和被动训练，来预防并发症的发生。

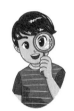

测试题

一、名词解释

自主神经过反射

二、填空题

自主神经过反射的临床表现：（　　）、脉搏变慢、（　　）、视物模糊、呼吸困难、（　　）、皮疹、神经功能正常部位的皮肤潮红等。

三、判断题

自主神经过反射的诊断标准：1、收缩压上升大于原来正常值的20%；2、至少伴有下列5项中的1项：出汗、寒战、头痛、面部充血、发冷。（　　）

四、简答题

简述患者出现自主神经过反射的处理措施。

第五节　低钠血症

低钠血症是脊髓损伤后最常见的早期并发症之一，统计表明，其发病率达45%～77.8%，高于压伤、肺部感染及尿路感染这三大并发症。未经治疗的重度低钠血症的死亡率很高；缓慢发生的低钠血症可无明显临床症状或症状不典型，常被脊髓损伤的症状掩盖，如果不及时治疗，可使已恢复的神经功能再次丧失，延迟康复进程，严重时甚至危及生命。

一、定义与诊断

（一）定义

血清钠浓度正常值为135～145mmol/L，血清钠浓度低于135mmol/L即为低钠血症。

（二）诊断

1. 确定是否真正有低钠血症　低钠血症的患者需要测定血浆渗透压。若血浆渗透压正常，则可能为严重高脂血症或少见的异常高蛋白血症所致的假性低钠血症；若血浆渗透压增高，则为高渗性低钠血症。

2. 估计细胞外液容量状况　低钠血症容量低者主要是由于体液绝对或相对不足所致。血压下降，皮肤弹性差以及实验室检查提示血尿素氮上升，肌酐轻度上升等均支持该诊断。病史中如有胃肠道液体丢失、大量出汗、尿钠 < 10mmol/L 者，提示经肾外丢失；尿钠 > 20mmol/L，使用过利尿药或检查有糖尿病或肾上腺皮质功能减退者，则可确定为经肾丢失。尿钾测定也很重要，尿钾高者常提示有近端小管或髓袢的 Na^+ 重吸收障碍，或者由呕吐、使用利尿药等引起；尿钾低者提示有醛固酮过低的情况。

细胞外液正常的低钠血症患者，出现水肿或第三间隙液体积聚，这大多因心、肝、肾等脏器出现功能障碍所致。无水肿、血压正常、无任何体液过少迹象的低钠血症主要是由抗利尿激素（antidiuretic hormone，ADH）分泌过多引起，此时如果患者严重少尿，血尿素氮、肌酐明显升高，尿钠排泄 > 20mmol/L，则本病为肾功能衰竭引起；如果尿渗透压明显降低 [< 80mOsm/（kg·H_2O）]，且患者伴有明显多饮，则本病可能由多饮引起，常见原因为患者患有精神病或者服用某些导致严重口渴的药物（如三环类抗抑郁药）。

二、病因

脊髓损伤并发低钠血症的发生机制非常复杂，有学者认为与中枢神经系统功能紊乱有关，或者与早期进食不佳、使用利尿剂有关，多数学者用抗利尿激素分泌失调综合征（syndrome of inappropriate secretion of antidiuretic hormone，SIADH）和脑性耗盐综合征（cerebral salt-wasting syndrome，CSWS）给予解释。

（一）SIADH

SIADH 指 ADH 分泌异常增多，使尿钠排出增多，体内水潴留，从而导致稀释性低钠血症，出现的一系列临床症状。其临床诊断指标包含有：血清钠浓度降低（ < 130 mmol/L）、高尿钠（尿钠 > 20 mmol/L）、血浆渗透压降低、尿渗透压高于血浆渗透压、肾功能及血糖正常、无脱水体征。目前认为颈髓损伤后 ADH 分泌升高的影响因素主要有以下两方面：

1. 颈髓损伤多合并颅脑损伤，多认为颅脑损伤刺激了视丘下部，从而使 ADH 分泌异常增加，患者出现 SIADH 临床表现。

2. 颈髓损伤后，迷走神经支配占优势，血管壁的张力降低，血压降低，心率变缓，血容量降低，这些导致 ADH 分泌阈值降低，使 ADH 分泌增加，从而引起高容量性低钠血症。

（二）CSWS

CSWS 指急性或慢性脑神经损伤致过度尿钠丢失而引起低容量性低钠血症所出现的一系列临床症状。CSWS 的诊断指标包括：血清钠浓度降低（ < 130 mmol/L）、尿钠排泄增加（ > 80 mmol/24h）、尿渗透压 > 血浆渗透压、尿量 > 1800 mL/d、低血容量（ < 35 mL/

kg）、全身脱水表现。其机制为颈髓损伤使交感神经系统受到抑制，肾交感神经兴奋性降低，从而抑制了肾脏对肾素的合成和分泌，继而醛固酮合成及分泌减少，使肾排泄钠盐增多、保留水分减少，导致低容量性低钠血症。有研究表明 CSWS 的发生也可能与利尿钠肽的作用息息相关，至今发现的利尿钠肽主要包括：心房利尿钠肽（atrial natriuretic peptide，ANP）、脑利尿钠肽（brain natriuretic peptide，BNP）和 C 型利尿钠肽（C-type natriuretic peptide，CNP）。

三、临床表现与治疗

（一）临床表现

低钠血症发生于伤后 2 ～ 12 天，发生高峰时间为伤后 7 ～ 10 天，伤后 2 周血清钠浓度开始恢复。主要临床表现：排汗功能障碍（无汗），高热（最高达 41℃），收缩压、舒张压均下降，心率减慢，腹胀，尿量增多（最多达 6000 mL/d）。患者限制摄入水量后尿量减少，饮水后尿量会急剧增加，尿钠增多，血浆渗透压减低，无明显口渴感，常有恶心、呕吐、头晕、视物模糊、食欲不振、精神萎靡、抽搐和昏迷等症状。

（二）治疗

低钠血症是急性脊髓损伤后严重的并发症，如果治疗、护理不当，可加重脊髓损伤或使已恢复的神经功能再次丧失。正确的静脉补钠原则与方法如下：

1. 轻度低钠者不需要特殊治疗，采用饮食调整即可。

2. 中度低钠者需要静脉输入等渗盐水和高盐饮食，直至血清钠浓度和尿量逐渐恢复正常水平。

3. 重度低钠者应转入 ICU 治疗与护理，经锁骨下静脉途径，借助于微量泵输入 3% 高渗盐水，按 0.11 mL/（kg·min）输入。

4. 在静脉补钠输液过程中，当血清钠浓度 > 125 mmol/L 时，患者应减少静脉输入高渗盐水；血清钠浓度连续 3 天 > 130 mmol/L 时，患者应停止静脉补钠，调整饮食含钠量，直至血清钠浓度恢复正常。补充钠的量需要按照补钠公式进行计算，其公式是：补充的钠盐量 =［血清钠浓度正常值 – 血清钠浓度实测值］× 体重 ×0.6（男性）/×0.5（女性）。医师根据公式计算出需要补钠的量，一开始给予患者缺失量的 1/3 或 1/2，使血清钠以 2 mmol/（L·h）的速度提升，直至症状缓解。血清钠浓度提升至 125 mmol/L 时，患者便每日缓慢补充钠盐，以防止血浆渗透压提升后引起 ADH 的异常分泌。

四、中西医结合康复护理

（一）密切观察病情变化

低钠血症是脊髓损伤的常见并发症之一，其症状因血钠水平发展速度不同而不同。血清钠浓度在 125 ～ 130 mmol/L 之间时，临床表现以胃肠道症状为主；低于 125 mmol/L 时，神经精神症状将占优势。未经治疗的重度低钠血症的死亡率很高，缓慢发生的低钠血症可无明显临床症状。护士应掌握低钠血症的临床特征，密切观察病情，提高对低钠血症的认识，警惕其发生；同时还要了解患者损伤的程度、Frankel 分级、有无合并伤、有无发热，以便预测低钠血症是否会发生。颈髓损伤重、伴发热者更容易发生低钠血症。

（二）监测血和尿的生化改变

护士应定时监测患者的血和尿电解质及渗透压、尿量、尿比重的变化，准确记录 24 小时出入量。血 Na^+、血 K^+、血 Cl^- 及血浆渗透压是了解体内水电解质平衡的可靠指标；尿 Na^+ 配合提供补钠的相关措施。护士应准确留取尿标本，记录 24 小时出入量，以指导医生进行液体治疗。临床所见的低钠血症最早在伤后 3 天出现，因此伤后 3 天起护士需要监测患者的血电解质，如有条件应每天监测。观察尿钠改变对判断是否出现低钠血症是有利的，有条件者在伤后 2 天即应检查尿 Na^+、尿渗透压和尿比重变化。

（三）正确掌握限水、补钠的治疗原则

对颈髓损伤继发低钠血症的患者，在治疗上采取限水、补钠的原则。严重低钠时患者静脉滴入高渗盐水或口服氯化钠胶囊，同时可使用呋塞米或甘露醇来利尿，水摄入量限制在 1000 ~ 1500 mL/d。严重低钠的患者则应补钠治疗，可采用深静脉泵入等渗盐水。护士应掌握补钠速度，血清钠浓度升高的速度不宜超过 8 mmol/（L·d），补钠剂量及速度切忌过大、过快。对于急性低钠血症患者，最初治疗的数小时内，按每小时 2mmol/L 的速度提高血清钠浓度，当症状已减轻、血清钠浓度已恢复到 125 mmol/L 以上时，应减缓补钠速度。患者使用利尿剂的同时还要增加钠盐摄入，以免尿量增加后再次导致血清钠浓度下降。补钠患者也必须同时限水，才能保证疗效。

（四）饮食护理

脊髓损伤后患者不能正常饮食，尤其是合并腹泻又伴有神经性多饮者，早期须行饮食、饮水的护理干预；能自行进食的患者多吃含钠较高的食物，如挂面、白萝卜、猕猴桃及高蛋白食物；气管切开的患者应行高钠、高营养要素饮食。

（五）心理护理

在治疗过程中，护士应当以人性化护理为宗旨，允许亲属陪伴，关心患者疾苦，加强对患者的心理支持，与患者沟通，解释自行进行高钠饮食、控制饮水量的重要性，使患者树立战胜疾病的信心和勇气，消除患者悲观、急躁的情绪，使其积极配合治疗与护理。同时护士帮助患者适应环境，创造舒适、轻松的环境，适当播放轻音乐（轻音乐可刺激脑垂体释放内啡肽而起到镇痛作用，还能缓和交感神经的过度紧张，促进感情、情绪的镇静）。

五、典型病例分析

患者男性，40 岁，脊髓损伤恢复期。于 2015 年 11 月 24 日患者发生车祸致昏迷，被急送当地医院，被诊断为"颈 5 完全性脊髓损伤"。患者清醒后自觉四肢运动、感觉功能障碍，经对症治疗后于 2015 年 12 月 1 日来我院进行康复治疗。目前患者精神萎靡，食欲不振，恶心、呕吐，体温 39.5℃，急诊生化示：钠 130 mmol/L。四肢运动、感觉功能障碍，小便留置导尿管，大便需要用开塞露辅助排出，睡眠正常。

（一）评估

患者食欲不振，恶心、呕吐，体温 39.5℃。

（二）护理问题及护理措施

1. 护理问题　潜在并发症—电解质的改变：与患者高热、恶心、呕吐有关。

2. 护理措施

（1）密切观察病情变化　低钠血症是脊髓损伤的常见并发症之一，其症状因血清钠浓度水平发展速度不同而不同。血清钠浓度在 125 ~ 130 mmol/L 之间时，临床表现以胃肠道症状为主。

（2）监测血和尿的生化改变　护士定时监测患者的血和尿电解质及渗透压、尿量、尿比重的变化，准确记录 24 小时出入量。血 Na^+、血 K^+、血 Cl^- 及血浆渗透压是了解体内水电解质平衡的可靠指标；尿 Na^+ 配合提供补钠的相关信息。护士需要准确留取尿标本，记录 24 小时出入量，以指导医生进行液体治疗。

（3）正确掌握限水、补钠的治疗原则　对颈髓损伤继发低钠血症的患者，在治疗上采取限水、补钠的原则。护士应掌握补钠速度，血清钠浓度升高的速度不宜超过 8 mmol/（L·d），补钠剂量及速度切忌过大、过快。

（4）饮食护理　脊髓损伤后，患者早期应行饮食、饮水的护理干预，多吃含钠较高的食物，如挂面、白萝卜、猕猴桃及高蛋白食物。

（三）健康宣教

护士向患者讲解脊髓损伤后发生低钠血症的原因及早期症状，告知患者如出现无汗、高热或恶心、呕吐、头晕、视物模糊、食欲不振、精神萎靡、抽搐和昏迷等症状时应立即告知医护人员，由医护人员给予相应的处理措施。患者应了解低钠血症早期的明显症状，学会低钠血症的医学知识。

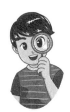

测试题

一、名词解释

低钠血症

三、填空题

低钠血症是脊髓损伤常见的并发症之一，其症状因血清钠浓度水平发展速度不同而不同。血清钠浓度在 125 ~ 130mmol/L 之间时，临床表现以（　　　）症状为主；低于 125mmol/L 时，（　　　）症状将占优势。

三、判断题

颈髓损伤继发低钠血症的患者，治疗上采取限水、补钠的原则。（　　　）

四、简答题

简述低钠血症的临床表现。

第六节　神经痛

神经痛是脊髓损伤后的常见并发症之一，可极大影响患者的肢体功能、独立性、心理幸福感、重返工作的能力和生活质量。其评估和治疗要考虑各种可能的因素，包括生物因素（如神经功能损害所致疼痛程度和范围）、心理因素（包括情绪和认知）和环境因素。脊髓损伤后的神经痛有很多种，但在各种神经痛之中，最主要的是神经病理性疼痛。全面评估导致脊髓损伤患者疼痛的这些因素，对患者进行有针对性地康复治疗与护理会更有积极意义。

一、定义与诊断

（一）定义

神经痛指脊髓损伤平面及以下或以上躯体出现的慢性疼痛，是脊髓损伤后常见的并发症之一。神经痛给患者造成了极大痛苦，严重影响了患者的生活。

（二）诊断

脊髓损伤患者出现躯体的各种慢性疼痛，其分类如下：

1. 损伤水平的神经痛　烧灼、点击或打击样疼痛和感觉过敏。

2. 损伤水平以下的神经痛　烧灼、点击或打击样疼痛和感觉过敏，范围弥散，常在臀部和大腿。

3. 损伤水平以上的神经痛　包括几种常见的神经性疼痛，比如复杂性局部痛综合征和周围神经卡压症（如腕管综合征）。

二、病因

流行病学显示脊髓损伤后出现神经痛的发病率在34% ~ 90%，差别很大，这是由于研究设计、疼痛的定义、严重程度有差异所致。大多数的研究表明，约有三分之二的脊髓损伤患者有慢性疼痛，三分之一的患者有严重疼痛。天气、疲劳、感染、膀胱膨胀感、吸烟、饮酒、压伤、便秘等均可影响疼痛。

三、临床表现与治疗

（一）临床表现

神经痛的临床表现为持续的、间断的、规律的、不规律的烧灼痛，针刺痛，麻木痛，放射痛，切割痛，绷紧痛和跳动性疼痛等。

（二）治疗

康复训练治疗脊髓损伤患者的疼痛是很有效的，如全身系统病变、麻痹区域潜在的小外伤或压伤、挛缩、嵌甲、静脉血栓、尿路感染等引起的疼痛。

1. 全身管理　医生对疼痛患者给予足够的镇静药，固定不稳定的脊柱。护士及家属注意患者的身心管理，细心调理饮食及环境；注意疼痛诱发或加重的因素，心理治疗也有减轻疼痛的作用。

2. 药物治疗　患者口服氨酚羟考酮片，可使镇痛阈值上升，从而使感到的疼痛较为缓和。

3．神经阻滞　这种方法有时会有暂时的镇痛效果，但不能持续。方法：无水酒精 0.5～3mL 或 5% 酚甘油 2～3mL，从低位脊髓蛛网膜下腔注入患者椎管内，可破坏脊髓后根的神经纤维，解除部分疼痛。它的止痛效果往往不完善，只能保持短时间的止痛作用，而且它可使患者产生化学性蛛网膜炎、发生大小便功能障碍甚至肢体运动异常等副作用。

4．电刺激法　如经皮电刺激、脊髓电刺激、经皮硬膜外电刺激、植入式硬膜外脊髓电刺激等。

5．理疗　如红外线、超声等。

6．心理疗法　催眠法及睡眠疗法。

7．疼痛转移治疗。

8．针灸疗法。

9．中药治疗。

10．手术治疗　脊神经后根高选择性切断术。

四、中西医结合康复护理

（一）基础护理

良好的康复环境是减轻神经痛的基本需要，整洁安静的病房、舒适的温度和湿度、和谐的病友关系能使患者产生舒适感和安全感，从而减轻患者因疾病产生的焦虑，乃至疼痛。在条件允许的情况下，护士及家属尽量满足患者的合理要求，必要时适当改良环境，以避开可能诱发或加重神经痛的因素。

（二）专科护理

由于脊髓损伤后的神经痛具有自发性、多变性和长时性的特点，因此护士应随时掌握患者的动态，第一时间了解患者的病情变化，了解患者疼痛的性质、程度、发作频率、对疼痛的耐受程度以及患者对疼痛所作出的应对方法。护士还应详细记录患者陈述的疼痛及感觉异常的真实原因，特别要区分病理性的和主观认知评价错误引起的这两种不同性质的疼痛和感觉异常，并及时向医师报告。

通过有效的沟通促进护患关系良好。患者对护士的信任，也有利于护士深入了解患者病情。因此护士必须要真诚地与患者交流，关心患者，仔细倾听患者的诉求，耐心回答患者的疑问，让患者从心理上信任，解除患者紧张、抑郁的情绪，增强其信心及对疼痛的耐受能力。

护士多深入病房，多问候，热情与家属交谈，及时了解疼痛变化，向患者和家属耐心说明当前病情、应主动配合的事项以及护理中的注意事项等。

（三）安全护理

1．病室安静、整洁，床旁避免尖锐物体及器具出现。

2．护士指导患者遵医嘱按时、按剂量服药，患者学会观察药效和不良反应，不可随意停药或减量，避免复发。

（四）心理护理

脊髓损伤引起的疼痛机制目前尚不清楚，心理护理是各种疼痛的重要护理方法之一，尤其是对脊髓损伤后的神经病理性疼痛。患者抑郁、焦虑等心理状态对疼痛有着不容忽视的影响，疼痛会加重抑郁状态，不良情绪会导致疼痛加重，及时有效的心理护理可以直接调节中枢神经系统的兴奋性来缓解疼痛。常用方法如下：

1. 激励法　护士多与患者交流并与患者建立信任，鼓励患者积极面对并战胜困难。对于疾病，你进它就退，你强它就弱，通过努力最终就会战胜病魔，使患者树立战胜疾病的信心。

2. 转移法　即投其所好。患者根据喜好，选择某一种感兴趣的活动来转移注意力，如下棋、看电视、听音乐等，或从事一些感兴趣的运动，如文体治疗。

3. 疏导法　护士和患者耐心解释和沟通，一是说明疼痛可能是由于患者自身认知评价的错误、对医学知识的不完全了解或者是听信其他患者的不利陈述引起的；二是说明随着神经的恢复，这种感觉是会逐渐消失的，以消除患者的恐惧心理。

4. 暗示法　护士根据具体情况，必要时可运用暗示疗法祛除某些确属主观性的疼痛和感觉异常，但要注意的是暗示并不是欺骗，要避免以往用注射用水替代哌替啶（pethidine）并暗示患者应用了强力镇痛药的方法。

（五）中医康复护理

1. 辨证施护　根据中医对神经痛的认识，脊髓损伤并发神经痛的患者常见辨证分型有督脉损伤、肾阳虚衰、瘀血阻滞。中医体质多属于阳虚质、血瘀质，临床表现多为肢体冷凉、情绪低落、焦虑等。

（1）阳虚质辨证施护（表5-6-1）

表5-6-1　阳虚质辨证施护

辨证		施护	
形体特征	多白胖，肌肉不壮	生活起居护理	在秋冬注意保暖，尤其是足下、背部及下腹部丹田部位的防寒保暖；在夏季避免吹空调、电扇；可做一些舒缓柔和的运动；可适当蒸桑拿、沐温泉浴
常见表现	平时手脚发凉，腹部、腰部或膝部怕冷，衣服比别人穿得多，冬天耐受不了寒冷，夏天耐受不了空调，喜欢安静和进食热烫食物，吃（喝）凉的东西总会感到不舒服，大便稀溏，小便色清、量多，精神不振，睡眠偏多。舌质暗淡，舌苔白	饮食护理	可多食甘温益气的食物，比如牛肉、羊肉、狗肉、葱、姜、花椒、鳝鱼、韭菜、辣椒、胡椒等；少食生冷寒凉的食物，如雪糕、黄瓜、藕、梨、西瓜等
心理特征	性格多沉静、内向	情志护理	要善于调节自己的情绪，去忧悲，防惊恐和喜怒，消除不良情绪的影响
环境适应能力	不耐受寒邪，易感湿邪	自我穴位按摩调理	自行按摩足三里、涌泉、气海等穴位

（2）血瘀质辨证施护（表 5-6-2）

表 5-6-2　血瘀质辨证施护

辨证		施护	
形体特征	多消瘦	生活起居护理	保持足够的睡眠，但不可过于安逸；可进行一些有助于促进气血运行的运动项目；保健按摩可使经络畅通，达到缓解疼痛、稳定情绪、增强人体功能的作用
常见表现	面色晦暗，口唇暗淡或紫，皮肤比较粗糙、容易出现淤青、瘀斑或者有色素沉着，眼眶发黑，即常说的"熊猫眼"，鼻子部分也有黑影。舌质暗或有瘀斑、瘀点，舌下静脉青紫；刷牙时牙龈容易出血	饮食护理	可多食黑豆、海藻、海带、紫菜、白萝卜、胡萝卜、金橘、橙子、桃子、李子、山楂、醋、玫瑰花、绿茶等具有活血、散结、行气、疏肝解郁作用的食物；少食肥猪肉等
心理特征	易烦躁、性情急躁、健忘	情志护理	多参加集体活动，解除自我封闭状态；多结交朋友，及时向朋友倾诉不良情绪，培养兴趣爱好，转移注意力
环境适应能力	不能耐受风邪、寒邪，常在多风的天气及冬天得病	自我穴位按摩调理	自行按摩阿是穴或者根据病情请教医生选穴

> **知识链接：5-6-1**
>
> 阿是穴
>
> 阿是穴又称压痛点、天应穴、不定穴等。这一类腧穴既无具体名称，又无固定位置，而是以压痛点或其他反应点定位。阿是穴多位于病变的附近，也可在与其距离较远的部位。临床上医生根据按压时患者有酸、麻、胀、痛、重等感觉和皮肤变化等或者针刺、按压时疼痛减轻而予以临时定位。

2. 证候观察　由于脊髓损伤后的神经痛存在自发性、多变性、长时性，因此护士应随时掌握患者的动态，第一时间了解患者的病情变化，了解疼痛的性质、程度、发作频率、患者对疼痛的耐受程度以及患者对疼痛做出的应对方法，给予患者有效的治疗及护理措施。

五、典型病例分析

患者男性，38 岁，脊髓损伤恢复期。2017 年 11 月 21 日患者被铁门砸伤背部，当时神志清楚，双下肢感觉丧失，被急送至当地医院，被诊断为"胸 10 不完全性脊髓损伤"，经对症治疗后于 2017 年 12 月来我院进行康复治疗。目前患者双下肢运动、感觉功能障碍，可独自在轮椅上活动，借助支具及助行器行走。小便间歇导尿，4 次 / 日，大便需要用开塞露辅助排出，饮食、睡眠正常。

（一）评估

1. 护理评估　现患者表现为间断、不规律的针刺痛、放射痛和跳动性疼痛等。

2. 中医辨证　气滞血瘀证：舌质暗红，舌苔白，脉细涩。

（二）护理问题及护理措施

1. 护理问题　舒适度的改变：神经痛。

2. 护理措施

（1）康复环境良好，病房整洁、安静，温度和湿度适宜，病友关系和谐，使患者心平气和，从而减轻因疾病产生的焦虑。

（2）护士及家属尽量满足患者的合理要求，以避开可能诱发或加重神经痛的因素；通过有效的沟通促进护患关系良好，护士真诚地与患者交流，关心患者，耐心回答患者的疑问，解除患者紧张、焦虑的情绪，增强其信心及对疼痛的耐受能力。

（3）患者在秋冬注意保暖，尤其是足下、背部及下腹部丹田部位的防寒保暖；在夏季避免吹空调、电扇；可做一些舒缓柔和的运动，可适当蒸桑拿、沐温泉浴。

（4）患者可多食甘温益气的食物，比如牛肉、羊肉、狗肉、葱、姜、花椒、鳝鱼、韭菜、辣椒、胡椒等；少食生冷寒凉的食物，如雪糕、黄瓜、藕、梨、西瓜等。

（5）患者多参加集体性的运动，解除自我封闭状态；多结交朋友，及时向朋友倾诉不良情绪；培养兴趣爱好，转移注意力。

（6）患者自行按摩阿是穴。

（三）健康宣教

护士向患者讲解发生神经痛的原因，告知患者在秋冬注意保暖并适当增加衣物。患者应多参加集体活动，培养兴趣爱好，选择感兴趣的活动来转移注意力，如下棋、看电视、听音乐等，适量增加运动（如文体治疗），从而转移对疼痛和感觉异常的注意力。护士应与患者耐心解释，说明疼痛可能是由于患者认知评价的错误、对医学知识的不完全了解或者是听信其他患者的不利陈述引起的，疼痛随着神经的恢复是会逐渐消失的，以消除患者的恐惧心理。

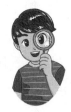

测试题

一、名词解释

神经痛

二、填空题

神经痛的心理护理包括（　　）法、（　　）法、（　　）法、（　　）法，及时有效的心理护理可以直接调节中枢兴奋性来缓解疼痛。

三、判断题

神经痛具有自发性、多变性和长时性的特点。（　　）

四、简答题

简述神经痛的临床表现。

第七节　痉挛

痉挛是脊髓损伤患者最常见的并发症之一，可导致患者肢体抽搐、关节挛缩及畸形，进而影响行走及保持姿势的能力，并促进异位骨化和骨折的发生，从而严重影响患者的康复治疗效果。

一、定义与诊断

（一）定义

痉挛是一种因牵张反射兴奋性增高所致的以速度依赖性肌肉张力增高并伴有腱反射亢进为特征的运动障碍，属于上运动神经元综合征的表现之一。

痉挛是脊髓损伤的常见并发症之一，通常发生在伤后 2 个月内，无论肌肉的随意运动是否恢复，损伤水平以下均能逐渐恢复其独自的反射，此反射较受伤前亢进，这种正常反射的亢进称为痉挛。

（二）诊断

1. 肢体被动运动时阻力增大，严重肌痉挛时表现为关节僵直于屈或伸的某一位置上。
2. 患者出现局部关节和肌肉的疼痛，长时间的痉挛可能会引起局部肌肉的挛缩。
3. 痉挛肢体的腱反射亢进。

二、病因

脊髓损伤后截瘫肢体的肌张力升高，主要是由于脊髓损伤后中枢性运动抑制系统失调，运动神经元占优势，造成中枢运动抑制系统减弱，肌肉出现痉挛或过度活跃，从而影响患者康复治疗和日常生活自理能力。

其他外界因素：寒冷、疼痛、紧张、尿路感染、便秘、关节挛缩、被动活动时用力过度等都可引起痉挛。

三、临床表现与治疗

（一）临床表现

脊髓损伤后痉挛的临床表现可分为肌张力增高、深反射亢进、阵发性痉挛及肌强直等，主要以上肢屈肌肌群和下肢伸肌肌群的痉挛为主。

（二）治疗

痉挛的治疗种类很多，但无特效的治疗方法，目前主要以改善患者的功能状况为目的。

1. 非药物治疗　方法包括：关节的主动、被动活动训练，站立训练，水疗法，热疗，功能性电刺激，直肠电刺激及手术治疗，等等。
2. 药物治疗　临床上常用的有骨骼肌松弛药（如盐酸乙哌立松片）及神经递质抑制剂（如巴氯芬片）。
3. 手术治疗　手术可以破坏神经传导通路，从而达到解除痉挛的目的。手术应准确针对异常升高的肌张力，方法包括：①周围神经选择性切断术（SPN），②高选择性脊神经后根切断术（SPR），③脊髓后根入髓区毁坏术（DREZ），④Bischof 的脊髓切断术。

四、中西医结合康复护理

（一）基础护理

患者平时注意保暖，尽量避免平卧，以侧卧位为宜，双腿屈曲。护士及陪护人员给予患者肢体的功能位设置，来拮抗肢体的异常姿势，达到预防痉挛的目的。

（二）专科护理

1. ROM 训练　无论主动或是被动的 ROM 训练都可以预防关节粘连、挛缩。护士及陪护人员帮助患者活动双腿时动作要轻柔，避免强烈的刺激引发痉挛，动作还应缓慢、稳定并达全范围。训练频率为 2 组 / 天，每组 30 分钟。

2. 冷疗　每次施冰的时间一般为 15 分钟或 20 分钟，冷疗不宜每日进行，或与其他方法合用。

3. 水疗　方法包括：全身电动浴缸、步行浴、水中运动池训练和水中步行训练。患者要在专业水疗师的指导下进行训练，训练结束后注意保暖，防止感冒。

4. 站立训练　患者利用斜床或站柜进行站立训练，这样对髋关节屈肌、膝关节屈肌和踝关节屈肌能起到良好的牵张作用，从而抑制痉挛的发生。训练频率为 2 组 / 天，每组 30 分钟。

（三）安全护理

1. 如果患者痉挛时是卧位，可自行或由旁人按压双脚拇趾；如果患者痉挛时是乘坐轮椅，可自行按压膝部。

2. 护士指导患者遵医嘱按时、按剂量服药，患者学会观察药效和不良反应，不可随意停药或减量，避免复发。

（四）心理护理

护士及家属指导患者戒烟，以预防并发症。患者平时注意保暖，穿纯棉宽松的衣服，特别是裤子。

（五）中医康复护理

1. 辨证施护　根据中医对痉挛的认识，痉挛患者体质多属于气虚质、血瘀质、气郁质，临床表现多为肢体冷凉、性情急躁、心情烦躁等。

（1）气虚质辨证施护（表 5-7-1）

表 5-7-1　气虚质辨证施护

辨证		施护	
形体特征	胖瘦均有，肌肉软弱	生活起居护理	适宜柔缓运动，不宜做大负荷和大量出汗的运动，忌用猛力；根据气温变化及时增减衣物，注意保暖；睡眠要有规律，使其符合自身的生物节律
常见表现	同样的活动量，气虚质的人容易气喘吁吁，平时喜欢安静，不爱说话，讲话声音低弱，容易出虚汗，经常感到乏力，面色萎黄，食欲不振。舌体胖大，边有齿痕，舌色淡	饮食护理	多食具有益气健脾作用的食物，如鸡肉、香菇、大枣、桂圆等；少食具有耗气作用的食物，如槟榔、空心菜、白萝卜等

续表

	辨证		施护
心理特征	性格内向或偏软弱，情绪不稳定，胆小	情志护理	气虚的人情绪常处于低落状态，要让自己振奋起来，变得乐观、豁达、愉快
环境适应能力	寒热耐受力差，尤其不耐风寒，不耐劳累	自我穴位按摩调理	自行按摩足三里、关元、气海等穴位

（2）血瘀质辨证施护（表 5-7-2）

表 5-7-2　血瘀质辨证施护

	辨证		施护
形体特征	多瘦弱	生活起居护理	保证足够的睡眠，但不可过于安逸，可进行一些有助于促进气血运行的运动项目；保健按摩可使经络畅通，达到缓解疼痛、稳定情绪、增强人体功能的作用
常见表现	面色晦暗，口唇暗淡或紫，皮肤比较粗糙，容易出现淤青、瘀斑或者有色素沉着，眼眶有些黑，就是常说的"熊猫眼"，鼻子部分也有黑影。舌质暗或有瘀斑、瘀点，舌下静脉青紫；刷牙时牙龈容易出血	饮食护理	可多食黑豆、海藻、海带、紫菜、白萝卜、胡萝卜、金橘、橙子、桃子、李子、山楂、醋、玫瑰花、绿茶等具有活血、散结、行气、疏肝解郁作用的食物；少食肥猪肉等
心理特征	易烦躁、性情急躁、健忘	情志护理	要善于调节自己的情绪，减少烦躁，消除不良情绪的影响
环境适应能力	不能耐受风邪、寒邪，常在多风的天气及冬天得病	自我穴位按摩调理	自行按摩曲池、阳陵泉、足三里等穴位

（3）气郁质辨证施护（表 5-7-3）

表 5-7-3　气郁质辨证施护

	辨证		施护
形体特征	多瘦弱	生活起居护理	尽量增加户外活动，活动量可稍大
常见表现	多愁善感、感情脆弱、易受惊吓、心慌、心悸、失眠，常感到胸肋胀痛、胸闷，喉部经常有堵塞感或异物感，无缘无故地叹气；舌质暗，脉弦	饮食护理	多食具有行气、解郁、消食、醒神作用的食物，如小麦、蒿子秆、葱、蒜、海带、海藻、白萝卜、金橘、山楂等；睡前避免饮茶、喝咖啡等

	辨证		施护
心理特征	性格内向不稳定，忧郁脆弱，敏感多疑	情志护理	多参加集体运动，解除自我封闭状态；多结交朋友，及时向朋友倾诉不良情绪
环境适应能力	适应能力较差，不喜欢阴雨天气	自我穴位按摩调理	自行按摩太冲、内关、十宣等穴位

2. 证候观察　护士应根据脊髓损伤患者痉挛的证候特点，对患者进行全面而周密的观察，了解患者的病情变化及护理效果，根据评价内容及时修订患者的辨证施护计划，并要及时准确地记录，以保持护理计划的连贯性。

五、典型病例分析

患者男性，44岁，脊髓损伤恢复期。2016年2月在工作中患者不慎被重物砸伤，当时自觉双下肢运动、感觉功能丧失，被急送至当地医院，被诊断为"胸5骨折伴脊髓损伤"，经对症治疗后于2016年5月来我院进行康复治疗。目前患者双下肢运动、感觉障碍，时有痉挛、疼痛发作，受刺激后痉挛加重。小便间歇导尿，6次/日，大便需要用开塞露辅助排出，饮食、睡眠差。

（一）评估

1. 护理评估　双下肢时有痉挛、疼痛发作，受刺激后痉挛加重。

2. 中医辨证　气滞血瘀型：经气不畅，督脉受损，阳气不得温煦下注；膀胱经受损，气化不利，不能推动血行，肌肤、筋脉失养，故见双下肢活动不利、麻木不仁，舌质暗红，苔白，脉细涩。

（二）护理问题及护理措施

1. 护理问题　舒适度的改变：痉挛，与脊髓损伤后上运动神经元损伤有关。

2. 护理措施

（1）医护人员给患者讲解出现痉挛的处理方法。

（2）患者平时注意保暖，穿纯棉宽松的衣服，尽量避免平卧，以侧卧位为宜，双腿屈曲；护士及陪护人员帮助患者活动双腿时动作要轻柔，避免强烈的刺激引发痉挛。

（3）如果患者痉挛时是卧位，可自行或由旁人按压双脚拇趾；如果患者痉挛时是乘坐轮椅，可自行按压膝部；护士及家属指导患者戒烟，以预防并发症。

（4）患者保持足够的睡眠，但不可过于安逸，可进行一些有助于促进气血运行的运动，如太极拳、太极剑、舞蹈、步行等；经常按摩曲池、阳陵泉、足三里等穴位，可使经络畅通，达到缓解疼痛、稳定情绪、增强人体功能的目的。

（5）患者可多食黑豆、海藻、海带、紫菜、白萝卜、胡萝卜、金橘、橙子、桃子、李子、山楂、醋、玫瑰花、绿茶等具有活血、散结、行气、疏肝解郁作用的食物，少食肥猪肉等。

（6）患者要善于调节自己的情绪，减少烦躁，消除不良情绪的影响。

（三）健康宣教

护士给患者讲解出现痉挛的处理方法。患者平时注意保暖，穿纯棉宽松的衣服，保持心情舒畅，尽量避免平卧，以侧卧位为宜，双腿屈曲。护士及陪护人员帮助患者活动双腿时动作要轻柔，避免强烈的刺激引发痉挛。如果患者痉挛时是卧位，可自行或由旁人按压双脚拇趾；如果患者痉挛时是乘坐轮椅，可自行按压膝部。护士及家属应指导患者戒烟，以预防并发症。

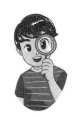

测试题

一、名词解释

痉挛

二、填空题

痉挛患者正确的肢体摆放应尽量避免（　　　），以（　　　）位为宜，双腿（　　　）。

三、判断题

痉挛时如果是卧位，可按压双脚拇趾，如果是乘坐轮椅，可双手按压膝部。（　　　）

四、简答题

简述痉挛的临床表现。

第八节　深静脉血栓

在临床实践中发现，脊髓损伤者发生深静脉血栓的概率很高，脊髓损伤患者一旦出现深静脉血栓，不仅严重威胁生命，也严重影响患者的康复治疗。

一、定义与诊断

（一）定义

深静脉血栓是脊髓损伤伴截瘫患者的严重并发症之一，大多发生于下肢，主要表现为下肢突发性肿胀及疼痛等不适，肢体处于下垂位时憋胀感明显。严重的下肢深静脉血栓，可并发肢体缺血，导致截肢或血栓脱落形成肺栓塞而危及患者生命。

（二）诊断

1. MRI 检查　20 世纪 80 年代后期，MRI 开始用于深静脉血栓的诊断，随着技术的不断发展，对深静脉血栓的诊断优势逐渐得到体现。MRI 具有很高的软组织对比度，可以反映组织的特征和成分变化，因此，MRI 可以直接显示血栓，并能反映血栓的新旧，目前用 MRI 来诊断小腿深静脉血栓的方法优于其他的非创伤性检查方法，尤其适用于盆腔内和下腔深静脉血栓的诊断，但由于费用较贵，目前尚不能广泛应用。还有一些患者体内有骨折固定或置入下腔静脉滤网等，这些都对 MRI 的检查有干扰。

2. 彩色多普勒超声检查 彩色多普勒超声检查不仅能显示静脉血管的解剖改变，还能显示血流动力学改变，无创伤、安全、无禁忌证，而且图像直观清晰、易于识别，结果准确，可为临床确定诊断与早期治疗提供可靠的依据，并可重复检查来作为观察疗效及随访的手段。检查结果显示静脉内实性回声、静脉管腔不能被压瘪、血流频谱失去周期性改变等情况，一般可明确提示深静脉血栓形成，可避免血管造影检查。临床医生可根据静脉管腔的粗细、血栓的回声及性质、血栓再通程度等情况，结合临床症状，来采取治疗措施。有研究结果表明，彩色多普勒超声检查诊断深静脉血栓的敏感性为 96.17%。

3. 放射性核素检查 同位素碘 –125 标记的人体纤维蛋白原能被新鲜的血栓所摄取，碘 –125 在血栓中的含量要比在等量血液中的含量多 5 倍以上，因而形成放射现象。临床医生可以利用上述原理对下肢的固定位置进行扫描，观察放射量有无骤增现象来判断有无血栓形成及血栓的演变过程。该检查具有准确度高的优点，但是由于它要在阻断甲状腺吸碘功能后才能起作用，因而不能用于急诊患者，也不能发现陈旧性血栓。

4. 血管无损伤性检查 该检查包括放射性纤维蛋白原试验、超声波检测、电阻抗体积描记法等。放射性纤维蛋白原试验对检查小腿深静脉血栓较敏感，超声波检测对诊断髂股静脉血栓最有价值。如采用上述两种检查法，诊断尚难明确，患者仍需要做静脉造影。目前，尚无一种无损伤检查法可完全替代传统的静脉造影，不断探索和完善无损伤性检查法是以后医学界努力的方向。

5. CT 检查 下肢的螺旋 CT 静脉造影对诊断和鉴别深静脉血栓及其他原因引起的下肢肿胀具有确定意义。

6. 实验室检查 血浆 D- 二聚体检查是筛查深静脉血栓的一种有效手段，血浆 D- 二聚体是由纤维蛋白降解产生的，在深静脉血栓患者中的浓度较高。由于恶性肿瘤的患者、孕妇、手术后的患者也会出现 D- 二聚体升高而使检测特异性不高，但阴性者基本可以排除深静脉血栓。

二、病因

德国医学家菲尔绍（Virchow）提出深静脉血栓形成的三大因素，即静脉血流滞缓、静脉壁损伤和血液高凝状态。深静脉血栓形成并不是单一因素引起的，往往是两个或三个因素的综合作用造成的。近年来，通过大量临床与实验观察，不仅使各因素有了具体内容，而且可用检测方法予以证实。

（一）静脉血流滞缓

引起血液滞缓的原因很多，如手术，特别是骨科、胸腔、腹腔及泌尿生殖系的手术，因为切口疼痛和其他原因患者需要卧床休息，下肢肌肉处于松弛状态，致使血流滞缓，诱发下肢深静脉血栓形成。长期卧床，长时间的制动，久坐，静脉曲张，妊娠，静脉炎及静脉介入诊断或治疗导致静脉损伤等都可引起血流滞缓。

（二）静脉壁损伤

静脉壁受到各种因素的影响（常见有化学性损伤、机械性损伤和感染性损伤），都会使静脉内膜下基膜和结缔组织中的胶原暴露，血小板随后黏附其上，发生聚集，并释放许多生物活性物质，如 CA、5- 羟色胺（5-hydroxytry ptamine，5-HT）等，同时在血小板凝血酶的作用下，通过花生四烯酸（arachidonic acid，ARA）形成前列腺素 G2、H2（PGG2、PGH2）等物质，这些物质又可以加重血小板的聚集，从而促进血栓形成。

1. 化学性损伤　静脉内注射各种刺激性溶液和高渗溶液，如各种抗生素、有机碘溶液、高渗葡萄糖溶液，均能在不同程度上刺激静脉内膜，导致静脉炎和静脉血栓形成。

2. 机械性损伤　静脉局部挫伤、撕裂伤或骨折碎片创伤均可引起静脉血栓形成。股骨颈骨折损伤股总静脉、骨盆骨折损伤髂总静脉或其分支，均可并发髂股静脉血栓形成。

3. 感染性损伤　化脓性血栓性静脉炎由静脉周围的感染灶引起，较为少见，如感染性子宫内膜炎可引起子宫静脉的脓毒性血栓性静脉炎。

（三）血液高凝状态

血液高凝状态是引起静脉血栓形成的基本因素之一，可分为先天性和后天性。

1. 先天性高凝状态　先天性高凝状态引起静脉血栓形成的原因主要是因为血栓抑制剂的缺乏、血纤维蛋白原的异常、纤维蛋白溶解异常等。

2. 后天性高凝状态　后天性高凝状态引起静脉血栓形成的原因有创伤、休克、手术、肿瘤、长期使用雌激素、怀孕等。各种大型手术后患者的血小板黏附和聚集能力增强，纤维蛋白溶解酶原活化剂和纤维蛋白溶解酶原两者的抑制剂水平均有升高，从而使纤维蛋白溶解减少。烧伤或严重脱水者的血液浓缩，故血液凝固性增加；晚期癌肿如肺癌、胰腺癌，其他如卵巢、前列腺、胃或结肠的癌肿，均能导致血液凝固性增加，因为当癌细胞破坏组织的同时，常释放许多物质，如黏蛋白、凝血活酶等，这些酶的活性增高，可降低抗凝血酶Ⅲ的水平，从而使血液的凝固性增加；大剂量应用止血药物，也可使血液呈高凝状态。

三、临床表现与治疗

（一）临床表现

主要临床表现是一侧肢体的突然肿胀。下肢深静脉血栓形成的患者，感觉局部疼痛，行走时加剧；轻者仅感局部沉重，站立时症状加重。因此临床医生应密切注意患者局部情况，凡出现肢体肿胀又伴有不明原因的体温升高和白细胞计数增高时，应考虑有深静脉血栓形成的可能，患者需要做进一步检查。另外，有研究发现下肢深静脉血栓的患者出现小腿症状的概率很大，因此，对怀疑下肢深静脉血栓的患者，医护人员应仔细检查和注意小腿症状。

（二）治疗

1. 抗凝疗法　常用药物有肝素和华法林，患者可先用肝素，然后长期口服华法林。肝素的应用经历了从普通肝素、低分子肝素到人工合成低分子肝素的发展演变。传统肝素若长期使用（大于 1 个月）就会导致骨质疏松症和血小板减少，而低分子肝素与传统肝素相比，其优点是：皮下吸收好、半衰期长、抗凝作用稳定、能显著减少血性栓塞且引起出血的并发症少。华法林作为抗凝血药物已广泛用于临床，为了避免因华法林用药不足而引发血性栓塞或抗凝过度导致出血，患者需要被监测凝血功能以维持凝血酶原时间为正常的 112～115 倍。在凝血酶原时间的检测下，华法林与低分子肝素一起使用是安全的，两者可联合应用，以达到预防或治疗的目的。通常深静脉血栓患者的抗凝治疗可持续 3～6 个月；有原发高危因素者的治疗期不应少于 6 个月；反复发生深静脉血栓或持续存在高危因素者需要终身抗凝。

2. 中成药疗法

（1）云南白药胶囊及复方丹参注射液　两者对预防下肢深静脉血栓都有良好的效果。

云南白药胶囊能减少微循环障碍，降低血液黏滞度，改善血流状态，加快微循环血流速度，有一定对抗毛细血管急性血栓形成的作用，可以显著缩短凝血时间及凝血酶原时间。

丹参注射液有抗血栓形成的作用。富含血小板的部位常有白细胞聚集，白细胞通过呼吸产生大量氧自由基及过氧化氢等物质，以激活血小板。白细胞黏附与血小板黏附在炎症、血栓形成、组织损伤及播散性凝血中起重要作用，丹参中的丹参素对白细胞黏附有抑制作用，故丹参具有扩血管、抗凝、防止血栓形成的作用。

（2）疏血通注射液　疏血通注射液的主要成分是水蛭素和蚓激酶，有扩微血管、改善循环、增加组织灌注量、降低血小板黏附、抑制静脉血栓形成的作用。

四、中西医结合康复护理

（一）基础护理

护士定时巡视病房，密切观察患者神志、生命体征及下肢皮肤颜色、温度、足背动脉搏动等情况。患者注意下肢保暖，防止冷刺激引起静脉痉挛，使血液淤积。患者尽量避免做下肢静脉穿刺，尤其减少不必要的股静脉穿刺，如必须穿刺，操作者尽量保证一次成功，避免同一静脉多次穿刺，穿刺时尽量缩短扎止血带的时间，这样能减少对局部和远端血管的损害。

（二）专科护理

1. 急性期的患者绝对卧床休息 10 ~ 14 天，患肢抬高 20° ~ 30° 并制动，以利于静脉回流，减轻水肿。

2. 禁止按摩患肢，以防血栓脱落，发生肺动脉栓塞。护士观察局部皮肤是否出现红、肿、热、胀等情况，每日测量腿围并记录在特殊治疗单上。

3. 患者用抗凝药物治疗时，护士注意观察患者有无出血倾向，如牙龈出血、皮肤出血点、皮下淤血等，如有上述症状及时通知医生。

4. 患者禁止吸烟，远离吸烟环境。

（三）安全护理

1. 为了减少血管壁的舒缩运动，护士应嘱患者卧床休息，向患者及家属交代严禁按摩、揉、压患肢，以免造成血栓脱落及由此引起的肺栓塞；注意询问患者有无呼吸困难、胸闷、咳嗽、心悸等不适，时刻警惕肺栓塞发生的可能。如病情发生异常，护士则及时通知医师，并积极配合医师进行抢救。

2. 护士指导患者遵医嘱按时、按剂量服药，患者学会观察药效和不良反应，不可随意停药或减量，避免复发。

（四）心理护理

护士应评估患者的感受，多关心、体贴患者，反复进行开导、安慰患者，使患者消除思想压力。

（五）中医康复护理

1. 辨证施护　根据中医对深静脉血栓的认识，脊髓损伤并发深静脉血栓患者的体质多属于气虚质、阳虚质、阴虚质、湿热质、血瘀质及气郁质。

（1）气虚质辨证施护（表 5-8-1）

表 5-8-1　气虚质辨证施护

辨证		施护	
形体特征	胖瘦均有，肌肉软弱	生活起居护理	绝对卧床休息，禁烟；根据气温变化及时增减衣物；睡眠要有规律，使其符合自身的生物节律
常见表现	同样的活动量，气虚质的人容易气喘吁吁，平时喜欢安静，不爱说话，讲话声音低弱，容易出虚汗，经常感到乏力，面色萎黄，食欲不振。舌体胖大，边有齿痕，舌色淡	饮食护理	多食具有益气健脾作用的食物，如鸡肉、香菇、大枣、桂圆等；少食具有耗气作用的食物，如槟榔、空心菜、白萝卜等
心理特征	性格内向或偏软弱，情绪不稳定，胆小	情志护理	情绪常处于低落状态，要让自己振奋起来，变得乐观、豁达、愉快
环境适应能力	寒、热耐受力差，尤其不耐风寒，不耐劳累	自我穴位按摩调理	自行按摩足三里、关元、气海等穴位

（2）阳虚质辨证施护（表 5-8-2）

表 5-8-2　阳虚质辨证施护

辨证		施护	
形体特征	多白胖，肌肉不壮	生活起居护理	在秋冬注意保暖，尤其是足下、背部及下腹部丹田部位的防寒保暖。在夏季避免吹空调、电扇
常见表现	平时手脚发凉，腹部、腰部或膝部怕冷，衣服比别人穿得多，冬天耐受不了寒冷，夏天耐受不了空调，喜欢安静和进食热烫食物，吃（喝）凉的东西总会感到不舒服，容易大便稀溏，小便色清、量多，精神不振，睡眠偏多。舌质暗淡，舌苔白	饮食护理	可多食甘温益气的食物，比如牛肉、羊肉、狗肉、葱、姜、花椒、鳝鱼、韭菜、辣椒、胡椒等；少食生冷寒凉的食物，如雪糕、黄瓜、藕、梨、西瓜等
心理特征	性格多沉静、内向	情志护理	要善于调节自己的情绪，去忧悲，防惊恐和喜怒，消除不良情绪的影响
环境适应能力	不耐受寒邪，易感湿邪	自我穴位按摩调理	自行按摩足三里、涌泉、气海等穴位

（3）阴虚质辨证施护（表5-8-3）

表5-8-3　阴虚质辨证施护

	辨证		施护
形体特征	多瘦长	生活起居护理	绝对卧床休息，床上行被动训练，锻炼时要控制出汗量，及时补充水分
常见表现	经常感觉身体、脸上发热，皮肤偏干燥，易生皱纹，经常感到手、脚心发热、口干咽燥、眼睛干涩、鼻干唇燥，面颊潮红或偏红，喜冷饮而不解渴，容易失眠，经常大便干结、便秘，尿黄、短、少等。舌红少苔或无苔，少津液，脉细	饮食护理	多食甘凉滋润的食物，比如瘦猪肉、鸭肉、甲鱼、绿豆、冬瓜、芝麻、百合等；少食羊肉、狗肉、韭菜、辣椒、葱、蒜、葵花子等性温燥烈的食物
心理特征	性情急躁，外向好动，活泼	情志护理	平时易有阴亏燥热的病变，或病后易出现阴亏症状
环境适应能力	平素可耐受寒冷，而耐受不了暑热，不能适应热、燥的气候	自我穴位按摩调理	自行按摩太溪、三阴交等穴位

（4）湿热质辨证施护（表5-8-4）

表5-8-4　湿热质辨证施护

	辨证		施护
形体特征	偏胖	生活起居护理	应戒除烟酒；不要熬夜及过于劳累；在暑湿较重的季节，减少户外活动；绝对卧床休息，加强皮肤护理。
常见表现	面部和鼻尖总是油光发亮，易生痤疮、粉刺、酒糟鼻，常感到口干、口苦、口臭或有异味，易出现心烦困倦、眼睛红赤，经常大便黏滞不爽，小便有发热感，尿短少而色如浓茶，女性带带下色黄，男性阴囊总是潮湿多汗。舌苔黄、厚、黏腻	饮食护理	饮食清淡，多食甘寒、甘平的食物，如绿豆、空心菜、苋菜、芹菜、黄瓜、冬瓜、藕、西瓜等；少食辛温助热的食物
心理特征	急躁易怒	情志护理	护理人员对患者要温和，耐心劝导
环境适应能力	对潮湿环境或气温偏高的气候较难适应，尤其是在夏末秋初时节	自我穴位按摩调理	自行按摩阴陵泉、支沟等穴位

（5）血瘀质辨证施护（表5-8-5）

表5-8-5 血瘀质辨证施护

辨证		施护	
形体特征	多瘦弱	生活起居护理	保持足够的睡眠，但不可过于安逸；可进行一些有助于促进气血运行的运动项目
常见表现	面色晦暗，口唇暗淡或紫，皮肤比较粗糙，容易出现皮肤淤青、瘀斑或者有色素沉着，眼眶发黑，就是常说的"熊猫眼"，鼻子部分也有黑影。舌质暗或有瘀斑或瘀点，舌下静脉青紫；刷牙时牙龈容易出血	饮食护理	可多食黑豆、海藻、海带、紫菜、白萝卜、胡萝卜、金橘、橙子、桃子、李子、山楂、醋、玫瑰花、绿茶等具有活血、散结、行气、疏肝解郁作用的食物；少食肥猪肉等
心理特征	易烦躁、性情急躁、健忘	情志护理	要善于调节自己的情绪，减少烦躁，消除不良情绪的影响
环境适应能力	不能耐受风邪、寒邪，易在多风的天气及冬天生病	自我穴位按摩调理	自行按摩曲池、阳陵泉、足三里等穴位

（6）气郁质辨证施护（表5-8-6）

表5-8-6 气郁质辨证施护

辨证		施护	
形体特征	多瘦弱	生活起居护理	尽量增加户外活动，活动量可稍大
常见表现	多愁善感、感情脆弱，易受惊吓、心慌、心悸、失眠，常感到胸肋胀痛、胸闷，喉部经常有堵塞感或异物感，无缘无故地叹气	饮食护理	多食具有行气、解郁、消食、醒神作用的食物，如小麦、蒿子秆、葱、蒜、海带、海藻、白萝卜、金橘、山楂等；睡前避免饮茶、喝咖啡等
心理特征	性格内向不稳定，忧郁脆弱，敏感多疑	情志护理	多参加集体性的运动，解除自我封闭状态；多结交朋友，及时向朋友倾诉不良情绪
环境适应能力	适应能力较差，不喜欢阴雨天气	自我穴位按摩调理	自行按摩太冲、内关、十宣等穴位

2. 证候观察　护士应根据脊髓损伤患者深静脉血栓的证候特点，对患者进行全面而周密的观察，了解患者的病情变化及护理效果，根据评价内容及时修订患者的辨证施护计划，且要及时准确地记录，以保持护理计划的连贯性，帮助患者提高日常生活自理能力，从而提高生活质量。

五、典型病例分析

患者男性，40 岁，颈 4 完全性脊髓损伤。2016 年 1 月 10 日患者发生车祸，当时丧失意识，10 分钟后清醒，四肢运动、感觉功能障碍，被急送至当地医院，被诊断为"颈 4 完全性脊髓损伤"，经对症治疗后于 2016 年 5 月 10 日来我院进行康复治疗。目前患者双上肢可略微运动，感觉功能差，双下肢运动、感觉障碍，入院凝血检查显示血液呈高凝状态。小便间歇导尿，5 次 / 日，大便需要用开塞露辅助排出，饮食、睡眠正常。

（一）评估

1. 护理评估　现患者四肢不能活动，入院常规凝血检查显示血液呈高凝状态。

2. 中医辨证　血瘀证：面色晦暗，口唇暗淡或紫。

（二）护理问题及护理措施

1. 护理问题　潜在并发症——深静脉血栓：与脊髓损伤所致的四肢运动及感觉障碍、血液高凝状态有关。

2. 护理措施

（1）护士向患者讲解引起深静脉血栓的原因，即长期卧床导致静脉血流缓慢，引起下肢深静脉血栓形成。

（2）护士指导患者使用抗血栓弹力袜、空气压力血液循环助动仪来促进血液循环；患者卧床及乘坐轮椅时不要长时间保持一个姿势，每天主动、被动活动双下肢两小时。

（3）护士定时巡视病房，密切观察患者神志、生命体征及下肢皮肤颜色、温度、足背动脉搏动等情况，每日测量下肢腿围并记录、对照。

（4）患者注意下肢保暖，防止冷刺激引起静脉痉挛，使血液淤积；患者尽量避免做下肢静脉穿刺，尤其减少不必要的股静脉穿刺，如必须穿刺，操作者尽量保证一次成功，避免同一静脉多次穿刺，穿刺时尽量缩短扎止血带的时间，这样能减少对局部和远端血管的损害。

（5）患者宜进食清淡、低盐、低脂、含丰富纤维素的食物，多食蔬菜、冬瓜、绿豆、薏米、鲫鱼等，以保持大便通畅，避免因便秘造成腹压增高而影响下肢静脉血液回流。

（6）患者要善于调节自己的情绪，减少烦躁，消除不良情绪的影响。

（7）患者可自行按摩太冲、内关、十宣等穴位。

（三）健康宣教

患者在日常生活中禁烟、禁酒，注意下肢保暖，穿医用弹力袜，观察下肢有无肿胀；多运动，锻炼下肢肌肉，发挥肌肉泵的作用来促进静脉血液回流，从而可以预防深静脉血栓形成。例如长时间坐或立位不动时，患者可以不时活动下肢以促进血液循环，要避免双腿交叉而相互压迫，避免穿着过紧的衣裤。

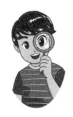

测试题

一、名词解释

下肢深静脉血栓

二、填空题

静脉血栓形成的三大因素，即（　　　）、（　　　）和（　　　）。

三、判断题

患者用抗凝药物治疗时，注意观察患者有无出血倾向，如牙龈出血、皮肤出血点、皮下淤血等。（　　　）

四、简答题

简述静脉血栓的临床表现。

第九节　压伤

压伤，又称压力性损伤，在临床上比较常见。压伤的发病率高、病情变化快、病情复杂，不容易治愈而且比较容易复发。中医认为久病体虚、气血亏损的年老体弱者，肌肤失于温煦濡养者，长时间压迫造成肌肤腐烂者以及染毒者等，都会发生压伤。

美国国家压疮咨询委员会（National Pressure Ulcer Advisory Panel，NPUAP）公布了一项术语更改声明：将"压力性溃疡"更改为"压伤"，并且更新了压伤的分期系统。这一更改更加准确地描述了完整或溃疡皮肤处的压伤。在之前的分期系统中，1期和深部组织损伤期用来描述完整的损伤皮肤，其余分期描述开放性溃疡皮肤。由于所有的分期都将损伤纳入了"压力性溃疡"的范畴，这导致了一些混淆。除了术语的改变，新的分期系统中，阿拉伯数字替代了罗马数字，"可疑深部组织损伤"名称中去除了"可疑"二字，另外还增加了"医疗器械相关性压伤"以及"黏膜压伤"两个定义。

一、定义与诊断

（一）定义

压伤是位于骨隆突处、医疗或其他器械下的皮肤和/或软组织的局部损伤，可表现为完整皮肤或开放性溃疡，可能会伴疼痛感。压伤是由于强烈和/或长期存在的压力或压力联合剪切力导致的。软组织对压力和剪切力的耐受性可能会受到微环境、营养、灌注、并发症以及软组织情况的影响。

（二）诊断

压伤是身体局部组织经过长期受压而引起的血液循环障碍和营养紊乱，局部组织持续缺血缺氧、营养不良而发生溃烂和坏死。

二、病因

压伤的病因较为复杂，对其研究经历了漫长的变迁。根据作用性质将压伤的危险因素分为3类：①直接导致压伤发生的形成因素，如垂直压力、摩擦力和剪切力；②诱发其形成的促成因素，如浸渍、营养、温度、年龄、移动度和活动度等；③可能存在一定影响，但需要进一步研究的相关因素，如精神心理因素、应激、性别和体型等。它是长期卧床患者，尤其是老年、昏迷、瘫痪、坐轮椅者的常见并发症，院内、院外均可发生。

三、临床表现与治疗

（一）临床表现

临床表现为1期、2期、3期、4期、不可分期及深部组织损伤。

1. 1期　皮肤完整，出现指压不变白的红斑。局部皮肤完好，出现压之不变白的红斑，深色皮肤的表现则可能不同。此期的颜色改变不包括紫色或栗色变化，因为这些颜色变化提示可能存在深部组织损伤。

2. 2期　部分皮层缺失伴真皮层暴露。伤口有活性、呈粉色或红色、湿润，也可表现为完整的或破损的浆液性水疱。脂肪及深部组织未暴露，损伤处无肉芽组织、腐肉、焦痂。该期损伤往往是由于骨盆皮肤微环境被破坏和受到剪切力，以及足跟受到的剪切力导致的。该分期不能用于描述潮湿相关性皮肤损伤，比如失禁性皮炎、皱褶性皮炎、医疗粘胶相关性皮肤损伤或者创伤性伤口（皮肤撕脱伤、烧伤、擦伤）。

3. 3期　全层皮肤缺失。此期常常可见脂肪、肉芽组织和边缘内卷，可见腐肉和／或焦痂。不同解剖位置的组织损伤的深度存在差异；脂肪丰富区域的损伤会发展成深部伤口，可能会出现皮下潜行腔隙或窦道，无筋膜、肌肉、肌腱、韧带、软骨和／或骨暴露。如果腐肉或焦痂掩盖了组织缺损的深度，则为不可分期。

4. 4期　全层皮肤和组织缺失。此期可直接触及筋膜、肌肉、肌腱、韧带、软骨或骨头，可见腐肉和／或焦痂，常常会出现边缘内卷、窦道和／或皮下潜行腔隙。不同解剖位置的组织损伤的深度存在差异，如果腐肉或焦痂掩盖了组织缺损的深度，则为不可分期。

5. 不可分期　全层皮肤和组织缺失，损伤程度被掩盖。由于组织缺失被腐肉和／或焦痂掩盖，不能确认组织缺失的程度，只有去除足够的腐肉和／或焦痂，才能判断损伤是3期还是4期。缺血性肢体的焦痂和足跟的稳定型焦痂（表现为：干燥，紧密黏附，完整无红斑和波动感）不应被去除。

缺损涉及组织全层，但溃疡完全被创面的腐肉（包括黄色、黄褐色、灰色、绿色或棕褐色）和（或）焦痂（棕褐色、褐色或黑色）所覆盖。

6. 深部组织损伤　完整或破损的局部皮肤出现持续的指压不变白，呈深红色、栗色或紫色，或呈现表皮分离的黑色伤口，或为充血性水疱。疼痛和温度变化通常比颜色改变先出现，深色皮肤的颜色表现则可能不同。这种损伤是由于强烈和／或长期的压力及剪切力作用于骨骼和肌肉交界面导致的。该期伤口可迅速发展，暴露组织缺失的实际程度，也可能溶解而不出现组织缺失。如果损伤处可见坏死组织、皮下组织、肉芽组织、筋膜、肌肉或其他深层结构，说明这是全皮层的压伤（不可分期、3期或4期）。该分期不可用于描述血管性、创伤性、神经性伤口或皮肤病。

（二）治疗

1. 分期治疗方法

（1）1期　患者增加翻身次数，防止局部皮肤继续受压；局部皮肤用透明贴、水胶体敷料或泡沫减压贴保护；护士密切观察局部皮肤颜色的变化。

（2）2期　局部皮肤避免感染，避免继续受压；促进上皮组织的修复。除继续加强上述措施外，未破的小水疱（直径小于5mm）应减少摩擦，防止破裂，促进水疱自行吸收；对大水疱（直径大于5mm），护士可用无菌注射器抽出水疱内液体，消毒局部皮肤，再用敷料包扎；对创面破损或渗液较多者，可选择藻酸盐敷料、泡沫敷料来覆盖创面。

（3）3期、4期　采取清创方法。创面过于干燥或有难以清除的坏死组织，可选择不同的处理方法，具体如下：

①干痂　水凝胶敷料＋水胶体敷料、清创胶＋拧干的盐水纱布＋透明膜敷料。

②黑色坏死组织／黄色腐肉　水胶体敷料＋泡沫敷料。

③肉芽生长期　水胶体敷料＋泡沫敷料。

④窦道或皮下潜行腔隙　a.渗液较多者：藻酸盐填充条或亲水性纤维敷料＋泡沫敷料或棉垫；b.渗液较少者：水胶体膏剂＋泡沫敷料；c.窦道较深、较窄者：藻酸盐敷料或高渗盐水敷料填充引流，外盖棉垫。

⑤感染伤口　银离子敷料。

⑥肉芽过长的创面处理　护士剪除过长肉芽，用美盐或高渗盐水湿敷，泡沫敷料覆盖，根据创面情况进行换药。

（4）深部组织损伤　此期局部皮肤完整时，伤口应减少摩擦；出现水泡时，按2期处理；出现焦痂时，按焦痂伤口处理；发生较多坏死组织时，按3期、4期处理。

（5）不可分期　由于全层皮肤和组织缺损被掩盖，所以必须清创后才能准确分期。一旦腐肉和坏死组织被去除后，将会呈现3期、4期压伤。缺血性肢体和足后跟存在的稳定性焦痂（干燥、附着、完整、无红斑和波动感）不应被去除。缺损处一旦出现红、肿、浮动或渗出时，伤口应立即进行清创。

2. 敷料的选用　伤口愈合分湿性愈合和干性愈合。在湿性愈合理论提出之前，对伤口的护理倾向于保持创面干燥无渗液，及时用纱布或棉垫换药等。有研究发现，愈合过程中的创面浅层有内源性表皮生长因子，这种生长因子可加快细胞分裂，增加细胞迁移，加快创面愈合。渗出液中还含有多种酶，它可促使坏死组织的溶解、吸收，进一步加快创面的愈合。湿性愈合理论的提出对于压伤的护理产生了很大的影响。

新型水胶体敷料的主要成分是羧甲基纤维素钠，它具有强吸收液体的能力，吸收液体后形成凝胶，可清除创面坏死组织，保持创面湿度；表层为聚氨基甲酸酯半透膜，因为它允许氧气和水蒸气通过，所以不仅具有较好的透气性，还能阻止水分和微生物侵入。新型水胶体敷料是无感染性压伤护理的首选。医护人员在操作时要注意保持创面无菌，并且选择大小合适的溃疡贴，不可将大尺寸的溃疡贴剪开后贴于小的创面，因内面的水胶层是保护皮肤最重要的一层，剪开后将会破坏这一层从而失去作用。外科换药技术在感染性压伤中应用广泛，即用湿润烧伤膏纱条填塞溃疡腔，以覆盖全部创面，外面再以无菌医用敷料薄膜固定。根据病情，医护人员每天及时为患者换药，清除坏死组织，这样有利于肉芽组织生长；严重者 4 ~ 6 小时进行换药 1 次，以后随病情好转而减少，直至创面修复、上皮再生。

四、中西医结合康复护理

（一）基础护理

避免局部组织长期受压的措施有：睡气垫床；定时更换卧位，每 2 小时翻身 1 次。护士应定时观察并记录患者周身皮肤及局部压伤情况，做好交接班。局部皮肤避免受刺激，床单位应保持平整无褶皱、清洁、干燥。室内保持整洁，空气新鲜流通，温度、湿度适宜。患者出汗及大小便后及时清理，避免污染创面及周围皮肤。患者注意增加营养，增强全身抵抗力。

（二）专科护理

卧位时护士及陪护人员每 2 小时帮助患者翻身 1 次；搬动患者时动作应避免拖、拽、扯、拉等，且要轻柔；乘坐轮椅时患者每 30 分钟进行除压 1 次，颈髓损伤的患者由他人从轮椅后方抱起除压，胸、腰髓损伤的患者可自行用双上肢支撑轮椅扶手来除压。

（三）安全护理

1. 患者在卧位时拉好床栏，在乘坐轮椅时系好安全带，在除压时固定好轮椅刹闸。
2. 护士指导患者遵医嘱按时、按剂量服药，使用外用药时观察创面有无渗出，患者学会观察药效和不良反应，不可随意停药或减量，避免复发。

（四）心理护理

护士加强压伤的健康宣教，帮助患者及家属树立压伤康复的信心。

（五）中医康复护理

1. 辨证施护　按压伤的临床特点，中医将压伤患者分为气滞血瘀型、气血两虚型、蕴毒糜烂型。

（1）气滞血瘀型辨证施护（表 5-9-1）

表 5-9-1　气滞血瘀型辨证施护

辨证		施护	
形体特征	多瘦弱	生活起居护理	室内保持整洁，空气新鲜流通，温度、湿度适宜；保持患者皮肤清洁，出汗及大小便后及时清理，避免污染创面及周围皮肤；衣着宽松舒适、厚薄适宜，床铺整洁、干燥，损伤处尽可能减少异物刺激，陪护人员帮助患者经常更换卧位，掌握翻身技巧，避免拖、拽、扯、拉等动作；患者合理使用翻身垫、气垫床，避免局部皮肤长期受压；护士定时观察并记录患者周身皮肤及局部压伤情况

续表

辨证		施护	
常见表现	皮肤发红或紫暗，形成黑色腐肉，出现局限性表浅溃疡，继之发展至全层皮肤及皮下；常伴心烦易怒，两胁胀满，口苦咽干。舌苔薄白，脉弦滑	饮食护理	宜高蛋白、高热量饮食，并增加维生素和微量元素的摄入；不能进食者可鼻饲摄入，也可静脉输入白蛋白、血浆等营养物质，以扶助正气、增强抵抗力，促进创面愈合；忌食辛辣、油腻、生冷及刺激性食物
心理特征	心烦易怒，情绪不稳定	情志护理	护士及家属多疏导患者，关心、体贴患者，并介绍成功案例，使其积极配合治疗
环境适应能力	适应能力较差，不耐受暑湿之邪	自我穴位按摩调理	自行按摩足三里、涌泉、气海、关元等穴位

（2）气血两虚型辨证施护（表 5-9-2）

表 5-9-2　气血两虚型辨证施护

辨证		施护	
形体特征	多白胖，肌肉不壮	生活起居护理	室内保持整洁，空气新鲜流通，温度、湿度适宜；保持皮肤清洁，出汗及大小便后及时清理，避免污染创面及周围皮肤；衣着宽松舒适、厚薄适宜，床铺整洁、干燥，损伤处尽可能减少异物刺激；陪护人员帮助患者经常更换卧位，掌握翻身技巧，避免拖、拽、扯、拉等动作；患者合理使用翻身垫、气垫床，避免局部皮肤长期受压；护士定时观察并记录患者周身皮肤及局部压伤情况
常见表现	溃后脓液稀薄，淋漓不尽，身体日渐消瘦，面色无华，伴心悸、畏寒、自汗。舌质淡红，舌苔薄白，脉细或虚大	饮食护理	内服补中益气汤，常喝当归黄芪乌鸡汤，以补益气血、扶正祛邪，达到治病求本的目的；进食高蛋白、高热量、高维生素的食物，以增强全身抵抗力，促进压伤愈合；食欲不振者，劝其进食；不能进食者，可通过鼻饲或静脉输入来补充营养；忌辛辣饮食
心理特征	性格多沉静、内向	情志护理	护士多给予患者鼓励和关注，经常巡视病房，与患者交谈时，用欢快、亲切的话语来帮助患者树立战胜疾病的信心，消除其思想顾虑，使其积极配合护理工作

续表

辨证		施护	
环境适应能力	不耐受寒邪，易感湿邪	自我穴位按摩调理	自行按摩足三里、涌泉、三阴交等穴位

（3）蕴毒糜烂型辨证施护（表5-9-3）

表5-9-3　蕴毒糜烂型辨证施护

辨证		施护	
形体特征	多瘦弱	生活起居护理	尽量增加户外活动，活动量可稍大；室内保持整洁，空气新鲜流通，温度、湿度适宜；保持皮肤清洁，出汗及大小便后及时清理，避免污染创面及周围皮肤；衣着宽松舒适、厚薄适宜，床铺整洁、干燥，损伤处尽可能减少异物刺激；陪护人员帮助患者经常更换卧位，掌握翻身技巧，避免拖、拽、扯、拉等动作；患者合理使用翻身垫、气垫床，避免局部皮肤长期受压；护士定时观察并记录周身皮肤及局部压伤情况
常见表现	溃疡周围皮肤红肿、脓臭、糜烂，溃疡日渐增大，肿势蔓延，伴发热、口干渴。舌苔黄腻，舌质红，脉滑数	饮食护理	多食绿豆汤、薏苡仁粥等，以高营养、易消化饮食为主
心理特征	心烦易怒，情绪不稳定	情志护理	护士及家属多安慰、开导患者，使其情志舒畅，配合治疗
环境适应能力	不耐受湿蕴之邪，易感毒邪	自我穴位按摩调理	自行按摩足三里、涌泉、天柱、肝俞等穴位

2. 证候观察　压伤的患者身心都承受着极大的痛苦，护理工作烦琐、家属厌倦、对治疗缺乏信心等都会给疾病的转归和护理工作带来许多问题。因此，中西医结合治疗与护理压伤是一项艰巨而又繁重的护理工作，它需要全过程的细心观察和周到护理。护士在护理工作中要树立强烈的责任意识和同情心，制订周密有效的预防护理计划，把发生压伤的概率降到最低，其治愈率就会被极大地提高，疗程就会被缩短，这样有利于患者康复。

五、典型病例分析

患者男性，31岁，颈5完全性脊髓损伤。2012年3月3日患者发生车祸致伤，当时丧失意识，10分钟后清醒，自觉背部疼痛，四肢运动、感觉功能障碍，被急送至当地医院，被诊断为"颈5完全性脊髓损伤"，经对症治疗后于2013年3月13日来我院进行康复治疗。目前患者神志清楚，骶尾部有一2cm×2cm水泡，双上肢运动、感觉功能稍差，双下肢运动、感觉功能障碍，小便间歇导尿，4～6次/日，大便需要用开塞露辅助排出，饮食、睡眠正常。

（一）评估

1. 护理评估　骶尾部有一2cm×2cm水泡，真皮及皮下组织发红充血，用手指压时红色不消失。属2期：部分皮层缺失伴真皮层暴露。

2. 中医辨证　气血不足证：形体稍胖，面色正常；舌质暗红，苔白腻，脉细涩。

（二）护理问题及护理措施

1. 护理问题　现存皮肤完整性受损：与患者脊髓损伤所致的四肢运动功能障碍、皮肤长时间受压有关。

2. 护理措施

（1）护士遵医嘱给患者换药，保持局部敷料清洁、干燥，敷料如有渗液、潮湿，应及时更换。

（2）护士向患者及家属讲解引起和加重压伤的相关因素，定时帮助患者更换体位（每2小时翻身1次），翻身时动作要轻柔，避免拖、拽、扯、拉等动作。

（3）床单位保持清洁、干燥、无皱褶，患者皮肤保持清洁、干燥，患者出汗及大小便后及时清理，避免污染创面及周围皮肤。

（4）患者多食富含蛋白质的食物，改善机体营养状况，提高皮肤抵抗力和皮下脂肪含量。

（5）室内保持整洁，空气新鲜流通，湿、温度适宜。

（6）患者内服补中益气汤，常喝当归黄芪乌鸡汤，以补益气血、扶正祛邪，增强全身抵抗力，促进压伤愈合；少食具有耗气作用的食物，如槟榔、空心菜、白萝卜等，忌辛辣饮食。

（7）患者可自行按摩足三里、涌泉、天柱、肝俞等穴位。

（三）健康宣教

护士向患者及家属讲解引起压伤的原因。床单位保持清洁、干燥、无皱褶，避免局部长时间受压。患者卧床时每2小时进行翻身1次，翻身动作要轻柔；患者乘坐轮椅时每30分钟进行减压1次，每次不少于30秒。护士每日检查患者皮肤并按摩骨凸处，嘱患者多食富含蛋白质的食物，以补充营养，改善机体营养状况，提高皮肤抵抗力及皮下脂肪含量；每晚检查受压部位的皮肤颜色、有无硬结，患者及家属也应学会检查皮肤的方法。

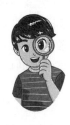

测试题

一、名词解释

压伤

二、填空题

压伤是身体局部组织经过长期受压而引起的（　　　）障碍和
（　　），局部组织持续缺血缺氧、营养不良而发生溃烂和坏死。

三、判断题

压伤的病因，根据作用性质将压伤的危险因素分为3类。（　　　）

四、简答题

简述压伤的临床分期。

第十节　骨质疏松症

骨质疏松症是脊髓损伤患者的并发症之一，脊髓损伤会显著增加发生骨质疏松症和骨折的概率，这严重影响了患者的生活质量和康复训练，由于它具有渐进性和不显性，常常被人们所忽视，所以防治骨质疏松症是脊髓损伤患者全面康复面临的重要问题。

一、定义与诊断

（一）定义

骨质疏松症是以单位体积内骨量减少、骨强度降低而脆性增加为特征的退行性骨骼疾病，主要表现为骨质有机成分生成不足、继发钙盐减少及骨组织被破坏，从而易发生骨折，是一种全身代谢性疾病。

（二）诊断

骨质疏松症的诊断主要依据骨密度（bone mineral density，BMD）检查结果，其测量的变异系数（coefficient of variation，CV）< 1.0%。根据1994年WTO的诊断标准，以年轻、健康白人女性的股骨近端和腰椎的双能X线骨密度仪测得的BMD值为标准，正负1个标准差（standard deviation，SD）以内为正常范围，低于标准值1 ~ 2.5个SD为骨量减少，低于标准值2.5个SD以下为骨质疏松症。临床医生在用BMD诊断脊髓损伤患者的骨质疏松症时，需要考虑到限制因素。

二、病因

脊髓损伤后发生骨质疏松症的发病机制尚不十分明确，可能与伤后制动、长期卧床、接触日光的户外活动减少、瘫痪肢体骨机械性负荷不足、废用导致肢体骨量减少、神经损伤后自主神经功能紊乱及内分泌改变等因素有关。

三、临床表现与治疗

（一）临床表现

临床表现主要为疼痛、身长缩短、畸形、骨折等。脊髓损伤继发性骨质疏松症的常见表现如下：

1. 疼痛　腰背部疼痛是骨质疏松症患者最常见的症状，其特点是在长时间保持固定姿势时或轻度外伤后疼痛加重，用降钙素类药物治疗可减轻疼痛。肩关节疼痛和足跟痛也较为常见。

2. 身长缩短、驼背　当患者发生骨质疏松症时，椎体内部骨小梁萎缩，数量减少，疏松而脆弱的椎体受压，导致椎体缩短，从而出现身长缩短。另外，身长缩短也可由驼背畸形所致，故坐高与身长的比例缩小是骨质疏松症的特点之一。

3. 骨折　骨质疏松症患者的一个重要表现是骨质疏松性骨折，其特点是无外力或轻度外力的作用下均可能发生骨折；骨折好发于胸腰椎、桡骨远端和股骨的近端。股骨颈及股骨粗隆间骨折，是骨质疏松性骨折中症状最重、治疗最困难的两种，预后欠佳。由于股骨颈骨折的不愈合及股骨头缺血坏死，故致残率较高。

（二）治疗

1. 药物治疗

（1）减少骨吸收药物　雌激素类药物、降钙素、二磷酸盐类药物。

（2）促进骨形成药物　氟制剂、甲状旁腺激素、他汀类药物、雄激素等。

（3）钙剂及维生素 D。

2. 早期接受电磁场治疗　这种方法具有治疗简便、副作用小、治疗费用低等优点。15.3Hz 低能电磁场能刺激骨骼，使骨生长因子增加，促进细胞有丝分裂，使骨细胞增殖。

四、中西医结合康复护理

（一）基础护理

护士应指导患者多食含钙高的食物，如牛奶、豆腐、虾皮、绿色蔬菜等。患者避免过多摄入食盐、糖、浓茶、咖啡、酒等刺激性食物，少食油腻、煎炸之物，同时注意不应将含鞣酸、草酸较多的食物（如菠菜、莴笋、竹笋等）和鱼汤、骨头汤等高钙食物一起食用，避免草酸和钙结合成草酸钙而影响钙的吸收。

（二）专科护理

1. 床上训练　患者每日主动、被动活动双下肢，每 2 小时 1 次，每次不少于 5 分钟。护士及家属鼓励患者多自主活动双上肢，如握拳屈腕、外展及内旋肩关节、积极进行挺胸、背伸俯卧撑、举哑铃、拉拉力器等，活动量可逐渐加大，时间可逐渐延长，以患者不感到疲劳为原则。

2. 坐位训练　患者能在协助下完成部分基本生活，如洗脸、刷牙、梳头、自主进食等。

3. 轮椅训练　患者能在协助下从床上移坐轮椅，可自行推动轮椅到户外活动、晒太阳。

4. 步行训练　患者开始坐起后应佩戴腰围或支具，在床边练习坐位平衡，在不负重情况下借助助行器练习步行，逐渐恢复日常生活自理能力。

5. 参加户外活动，定期监测骨密度　患者经常参加户外活动，进行日光浴，应每天接受阳光照射 15 ~ 30 分钟，这有助于预防骨质疏松症。医护人员每季度或者每半年检测 1 次截瘫患者的骨密度情况，这样可以有计划地监控患者的骨矿物情况，对其生活、饮食习惯进行有重点的指导，必要时做相应的药物预防性干预。

（三）安全护理

1. 患者在进行各项训练时注意安全，并穿硬底防滑鞋，陪护人员在旁保护。步行训练前陪护人员先检查助行器的连接情况，确保助行器连接完好。

2. 护士指导患者遵医嘱按时、按剂量服药，患者学会观察药效和不良反应，不可随意停药或减量，避免复发。

（四）心理护理

对心理负担重的患者，护士和家属要多安慰，鼓励其多参与有意义的社会活动。护士为患者及家属讲解骨质疏松症在日常活动中应注意的事项，让患者配合治疗。骨质疏松症是一个慢性疾病，需要长期进行饮食、运动调理以及药物的治疗，所以患者需有恒心、耐心，更要有顽强的意志。患者应执行科学合理的康复计划，保持心情舒畅、精神愉悦，达到预防骨质疏松症的发生与发展的目的。

（五）中医康复护理

1. 辨证施护　根据中医对骨质疏松症的认识，骨质疏松症的患者多属于肾阴虚、肾阳虚，多表现为腰膝酸痛、眩晕耳鸣、性情较急躁、心烦易怒等。

（1）肾阴虚辨证施护（表 5-10-1）

表 5-10-1　肾阴虚辨证施护

辨证		施护	
形体特征	多消瘦	生活起居护理	适宜柔缓运动，不宜做大负荷的运动，忌用猛力；根据气温变化及时增减衣物；睡眠要有规律，使其符合自身的生物节律
常见表现	腰膝酸痛，眩晕耳鸣，失眠多梦，阳强遗精，形体消瘦，两颧潮红，潮热盗汗，五心烦热，口干不欲饮，尿黄便干。舌红少津	饮食护理	多食具有滋阴壮骨作用的食物，如绿豆、冬瓜、芝麻、木耳、松子、牛奶、兔肉、鸭肉、蜂蜜、燕窝等；饮食宜清淡，远肥腻、燥烈之品
心理特征	性情较急躁，心烦易怒	情志护理	在生活和工作中应保持心态平和，少与人争执，以减少生气
环境适应能力	畏热喜凉，冬寒易过，夏热难熬	自我穴位按摩调理	自行按摩足三里、肾俞、关元俞、气海俞、脾俞、阳陵泉等穴位

（2）肾阳虚辨证施护（表 5-10-2）

表 5-10-2　肾阳虚辨证施护

<table>
<tr><td colspan="2" align="center">辨证</td><td colspan="2" align="center">施护</td></tr>
<tr><td>形体
特征</td><td>多白胖，肌肉松弛</td><td>生活起
居护理</td><td>避免强力劳动，根据气温变化及时增减衣物；在阳光充足时适宜进行户外活动，不可在阴暗、潮湿、寒冷的环境中长期工作和生活</td></tr>
<tr><td>常见
表现</td><td>平时怕冷，手脚不暖和，喜欢吃热的东西，精神不振，睡眠偏多，腰膝酸软而痛，多尿或失禁，面色白或漆黑。舌淡胖有齿痕，苔白</td><td>饮食
护理</td><td>可以多食性温的食物，如猪肾、韭菜、羊肉、桂圆等；少食辛辣刺激及生冷的食物，忌烟酒</td></tr>
<tr><td>心理
特征</td><td>性格多沉静、内向</td><td>情志
护理</td><td>要善于调节自己的情绪，去忧悲，防惊恐和喜怒，消除不良情绪的影响</td></tr>
<tr><td>环境适
应能力</td><td>耐春夏，不耐秋冬，不愿在空调房多待，易感湿邪</td><td>自我穴
位按摩
调理</td><td>自行按摩足三里、涌泉、气海等穴位</td></tr>
</table>

2. 证候观察　护士应根据脊髓损伤患者骨质疏松症的证候特点，对患者进行全面而周密的观察，了解患者的病情变化及护理效果，根据评价内容及时修订患者的辨证施护计划，并要及时准确地记录，以保持护理计划的实施有连贯性。

五、典型病例分析

患者男性，56 岁，胸 10 不完全性脊髓损伤。2012 年 11 月 21 日工作时背部被砸伤，当时患者神志不清，俯卧于地，双下肢感觉丧失，被急送至当地医院，被诊断为"胸 10 不完全性脊髓损伤"，为进一步行康复治疗于 2013 年 12 月 4 日转入我院治疗。目前患者一般情况良好，神清，精神佳，饮食睡眠可，小便间歇导尿，每日 4 次，大便需要用开塞露辅助排出，每日 1 次，可独自在轮椅上活动，借助下肢支具及助行器可以缓慢行走，行走时右膝关节时有疼痛，X 线检查提示右膝关节骨质疏松。

（一）评估

1. 护理评估　X 线：右膝关节骨质疏松，关节处时有疼痛。

2. 中医辨证　肾虚，脾虚，血瘀：舌淡胖，舌下静脉青紫，脉细涩。

（二）护理问题及护理措施

1. 护理问题　知识缺乏：患者缺乏预防骨质疏松症的知识。

2. 护理措施

（1）护士应向患者及家属讲解引起骨质疏松症的原因，让患者学会预防骨质疏松症的康复知识。

（2）患者增加户外活动，每日主动、被动活动 2 小时，活动时注意力度范围，避免骨折；增加日照时间，以促进钙质吸收；适宜做柔缓运动，不宜做大负荷的运动，忌用猛力。

（3）患者定期复查骨密度，必要时服用促进钙吸收的药物，不可在阴暗、潮湿、寒冷的环境中长期工作和生活。

（4）患者多食富含钙质的食物，如牛奶、豆腐、虾皮、紫菜等，避免过多摄入食盐、糖、浓茶、咖啡、酒等刺激性食物。

（5）患者多参加集体性运动，解除自我封闭状态，多结交朋友，及时向朋友倾诉不良情绪。

（6）患者可自行按摩足三里、肾俞、关元俞、气海俞、脾俞、阳陵泉等穴位。

（三）健康宣教

1. 护士向患者讲解引起骨质疏松症的原因，指导患者学会预防骨质疏松症的康复知识。

2. 患者多吃含钙丰富的食物。

3. 患者应增加户外活动，多晒太阳。

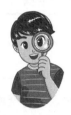

测试题

一、名词解释

骨质疏松症

二、填空题

骨质疏松性骨折好发于（　　　）、（　　　）和（　　　）。

三、判断题

腰背部疼痛是骨质疏松症患者最常见的症状。（　　　）

四、简答题

简述骨质疏松症的临床表现。

第十一节　异位骨化

异位骨化是指在关节周围的软组织中形成新骨，是脊髓损伤患者的常见并发症之一，发病率为 10% ~ 53%，常见于 20 ~ 40 岁的患者，儿童及非创伤性脊髓损伤发生异位骨化的概率较低。异位骨化常发生在脊髓损伤平面以下，髋关节最常见，其次为膝、肘和肩关节，手和脊柱也可受累。

一、定义与诊断

（一）定义

异位骨化是在软组织中出现成骨细胞并形成骨组织的疾病，多发生在大关节周围，例如髋关节、肘关节等，常见于神经性瘫痪的患者。发病机理尚不清楚，诱发因素可能是神经和生物电因素。早期局部有明显肿痛，关节活动受限；晚期由于骨组织形成，导致关节活动受限。基本病理改变为在纤维结缔组织中，原始细胞增殖活跃且伴有丰富的毛细血管网、钙盐沉积、形成骨。成熟的异位骨化具有骨的结构，外层包裹纤维结缔组织，里面是成骨细胞，具有骨小梁结构及类骨组织，中心是活跃的原始细胞。

（二）诊断

1. 影像学检查　X 线检查可以在异位骨化发生 4 ~ 6 周后明确诊断异位骨化；CT 检查可以明确诊断异位骨化的具体位置及与周围关节、肌肉的关系；骨扫描检查可在异位骨化开始的 2.5 周后检测到异位骨化阳性，并帮助诊断异位骨化的活动性及成熟程度。

2. 实验室检查　测定 24 小时尿 PGE2、血清碱性磷酸酶、血钙水平，24 小时尿 PGE2 升高提示患者应做进一步检查。

3. 彩色多普勒超声检查

（1）异位骨化的彩超表现　正常肌肉板层状结构肿胀、增厚，或被不规则的结构取代，回声增强，出现弧形或长条形强回声带后伴声影；肌层内层出现无回声血肿，外压性血管狭窄，流速增高。

（2）异位骨化的彩超动态变化表现　下肢水肿 48 小时内，受累肌层及纤维肿胀，回声增强，或病变中央区出现局限、形态不规则的非特异性低回声区；下肢水肿 1 周内，出现岛状回声增强区；下肢水肿 1 ~ 2 周后，大片弧形或长条形强回声带后伴声影，表面光滑或凹凸不平。

二、病因

目前，脊髓损伤后发生异位骨化的病因尚不明确，目前认为，可能与体液因素、神经免疫因素及局部因素有关，为多种因素共同作用的结果。

多数意见认为异位骨化的发生与脊髓损伤的严重程度有关，损伤越严重，发生异位骨化的可能性越大。异位骨化多见于颈髓及胸髓损伤的患者，而损伤平面较低者则较少发生异位骨化。患者丧失主动运动功能后，关节周围的软组织容易发生挛缩和粘连，患者被动活动关节时可能造成关节周围的软组织损伤，诱导异位骨化发生。痉挛使异位骨化更易发生，异位骨化的发展也可以加重痉挛，此外，感染也可能与异位骨化的发生有关。

三、临床表现与治疗

（一）临床表现

主要表现为关节周围肿胀、疼痛、关节活动障碍等，甚至出现周围神经嵌压和压迫性溃疡，与蜂窝组织炎、血栓性静脉炎、骨髓炎或肿瘤的表现类似。异位骨化一般于脊髓损伤后 14 个月内出现。

（二）治疗

1. 若患者确定发生异位骨化，运动训练应避免造成疼痛，否则会加重病情。早期患者用冰水冷敷局部组织，以减轻局部炎症反应。理疗仪可减轻局部症状。

2. 早期预防异位骨化，可用药物依替膦酸钠，该药与钙离子有高的亲和力，主要集中在代谢活跃的骨骼处，可以防止软骨骨化。用法：前两周给 20mg/（kg·d），后改为

10mg/（kg·d），可用 10 周，在早餐前 1 小时 1 次口服，副作用为胃肠道反应。

3. 如果异位骨化已经发生，限制了关节的活动，在异位骨化成熟后患者可以考虑手术切除。异位骨化成熟的时间大概需要 18 个月，过早的切除会导致其复发或加重。患者术后早期可轻柔关节，口用依替膦酸钠，10mg/（kg·d），连续服用 12 个月。

四、中西医结合康复护理

（一）基础护理

1. 皮肤护理　护士加强患者的皮肤护理，建立床头翻身记录，以预防压伤的发生，翻身时动作宜轻柔，避免损伤关节周围的皮肤；患者随时保持肢体处于功能位，以防止关节痉挛；床单、衣服、被子保持清洁、干燥。尿失禁的男性患者可用尿套，尿失禁的女性患者可采用便盆定时接尿，并随时保持会阴部清洁。对高热者，护士根据医嘱及时给予降温处理。

2. 保持皮肤清洁、积极预防感染　局部感染或微小创伤可能会造成组织的损害和炎症反应，从而引起组织水肿和缺氧，提供适合异位骨生长的环境，所以应积极预防患者烫伤、摔伤。患者在卧位时应拉好床栏，以保证安全。若有感染或创伤的发生，患者应及时进行换药，来保持创面清洁、干燥，同时根据病情需要，适当选用抗生素，以利于机体恢复。

3. 饮食护理　患者进食营养丰富且清淡的食物，多食新鲜蔬菜和水果，以利于机体的恢复；多饮水，减少尿路感染和尿结石的发生；保持大便通畅，防止便秘；定期做尿培养，以便及时发现并控制尿路感染。

（二）专科护理

患者需要借助康复器具同康复师一起进行专科康复护理，如：被动肢体运动、针灸、肌电刺激、按摩等。患者在生命体征平稳后即可进行康复训练，但必须在医护人员的指导下进行，不能自己盲目进行康复训练，否则会错过最佳的治疗时间，导致异位骨化的发生，造成更大的痛苦，以致延缓康复进程，造成终身遗憾。被动活动是在患者生命体征平稳后，由医生、护士帮助患者将肢体摆于功能位，对全身各个关节、各个轴位进行活动的训练，尤其是患肢的每个关节、每个轴位应被动活动 5～8 遍，动作轻柔，在全范围内活动。患者每天被动活动 2～3 次，循序渐进，逐渐增加活动量。

（三）安全护理

1. 医护人员指导患者进行主动、被动活动时动作要轻柔，避免发生意外。

2. 护士指导患者遵医嘱按时、按剂量服药，患者学会观察药效和不良反应，不可随意停药或减量，避免复发。

（四）心理护理

患者因脊髓损伤的病程长、致残率高，容易产生紧张、焦虑、烦躁等情绪，甚至产生轻生的念头，这些不良刺激不但使患者在思想上产生消极的态度，失去锻炼的信心，而且对人体各系统也会产生影响，如呼吸频率加快、神经功能失调、内分泌功能紊乱等，因此做好患者的心理护理非常重要。护士在病房时，说话应轻柔，有亲和力，随时关心患者，及时与患者沟通，掌握患者的心理状态，消除不良的情绪刺激，积极主动地给予患者心理疏导。具体的方法有：①进行暗示疗法、教会患者掌握放松技术、转移注意力等；②安慰患者，使他们尽快地接受现实，适应角色的转变；③调动患者的一切社会支持系统，使患者保持良好、稳定的情绪状态，解除患者的悲观心理，使患者重拾生活的勇气，积极配合医生进行康复训练和机体功能训练。

（五）中医康复护理

1. 辨证施护　根据中医对异位骨化的认识，将脊髓损伤后异位骨化患者的体质分为痰湿质、血瘀质及气郁质。

（1）痰湿质辨证施护（表 5-11-1）

表 5-11-1　痰湿质辨证施护

辨证		施护	
形体特征	多肥胖，腹部肥满松软	生活起居护理	居住环境宜干燥而不宜潮湿；平时多进行户外活动；衣着应透气，经常晒太阳或进行日光浴；在湿冷的气候下，应减少户外活动，避免受寒淋雨；不要过于安逸，贪恋床榻
常见表现	主要表现：面部皮肤油脂较多，多汗且黏，胸闷，痰多；次要表现：面色黄而黯，眼胞微浮，容易困倦。口黏腻或甜，身重不爽，喜食肥甘，大便正常或不实，小便不多或微浑浊。舌体肥大，苔白腻，脉滑	饮食护理	多食具有清热解毒的食物，如冬瓜、绿豆、苦瓜、香蕉等；少食甜食和油腻的食物，如糕点、油炸食品、肥肉等
心理特征	性格偏温和，稳重恭谦	情志护理	保持心境平和，及时消除不良情绪，节制大喜大悲；培养业余爱好，转移注意力
环境适应能力	对梅雨时节及潮湿环境适应能力差，易患湿证	自我穴位按摩调理	自行按摩足三里、丰隆、承山等穴位

（2）血瘀质辨证施护（表 5-11-2）

表 5-11-2　血瘀质辨证施护

辨证		施护	
形体特征	多偏瘦，皮肤粗糙	生活起居护理	不要总在电脑前，对心肺有影响；情绪应开朗，培养兴趣爱好；要多活动，跳舞唱歌；多交朋友，增加户外运动

辨证		施护	
常见表现	面色晦暗，口唇色暗，眼眶暗黑，肌肤甲错，易出血。舌紫暗或有瘀点，脉细涩或结代	饮食护理	多食蔬菜水果和清淡的食物，谷物如大米、玉米、小麦；肉类如牛肉、猪肉、鸡肉等；蔬菜如胡萝卜、生姜、洋葱、黑木耳、茄子、香菜、荠菜、藕等；水果如山楂、桃子、龙眼肉、栗子、橘子、红枣等。少食过辣、过甜、过于刺激的食物和饮料，如咖啡、浓茶等
心理特征	性格抑郁，心情不快易烦，急躁、健忘	情志护理	保持心情愉悦，培养兴趣爱好，大方开朗，避免抑郁，多结交良师益友，发现不良情绪及时向家人及朋友倾诉
环境适应能力	不耐受风邪、寒邪	自我穴位按摩调理	自行按摩三阴交、血海、太冲等穴位

（3）气郁质辨证施护（表5-11-3）

表 5-11-3　气郁质辨证施护

辨证		施护	
形体特征	多偏瘦	生活起居护理	起居作息应有规律，不要熬夜，保证良好的睡眠；居室环境要温暖舒适，避免寒凉刺激；生活习惯良好，看电视不要太久，注意动静结合，不可贪图安逸，以免加重气血瘀滞；在春秋季节加强室外活动，在夏季不可贪凉饮冷，在冬季谨避寒邪，注意保暖
常见表现	口苦，口干，眼睛干涩，耳鸣，失眠，多梦，手脚心发热，胸胁脘腹胀闷疼痛	饮食护理	多食具有健胃、行气的食物，如鸡内金、陈皮、韭菜、茴香、杜果、玫瑰花、红糖等；应忌食豆类等易产生腹胀的食物，高脂肪、高胆固醇的食物也不可多食，如蛋黄、虾子、猪头肉、奶酪、油炸食品等
心理特征	常心烦，多疑，急躁或郁闷	情志护理	胸襟开阔，豁达开朗，热爱生活，积极向上；坚持经常性地参加体育锻炼，如保健功、太极拳、五禽戏、散步、慢跑、乒乓球等
环境适应能力	不耐受风邪、寒邪	自我穴位按摩调理	自行按摩神门、内关、天泉等穴位

2．证候观察　护士应根据脊髓损伤患者异位骨化的证候特点，对患者进行全面而周密的观察，了解患者的病情变化及护理效果，根据评价内容及时修订患者的辨证施护计划，并要及时准确地记录，以保持护理计划的实施有连贯性。

五、典型病例分析

患者男性，26岁，脊髓损伤恢复期。2012年10月19日患者在工作中不慎从高空坠落，当时昏迷，双下肢运动、感觉功能障碍，被急送至当地医院，被诊断为"胸11不完全脊髓损伤"，经对症治疗后于2014年3月来我院进行康复治疗。目前患者双上肢运动自如，双下肢运动、感觉功能障碍，右侧髋部出现肿胀疼痛，关节活动明显受限，X线平片上表现为软组织内的不规则棉絮状骨化影。小便间歇导尿，2次/日，大便秘结，需要用开塞露辅助排出，饮食、睡眠正常。

（一）评估

1．护理评估　右侧髋部出现明显肿胀、疼痛，关节活动受限。

2．中医辨证　血瘀证：形体偏瘦，面色晦暗，舌质暗有瘀斑、瘀点，舌下静脉曲张，脉细涩。

（二）护理问题及护理措施

1．护理问题　异位骨化：与脊髓损伤所致的活动减少、受限有关。

2．护理措施

（1）护士加强患者的皮肤护理，建立床头翻身记录，以预防压伤的发生，翻身时动作宜轻柔，避免损伤周围皮肤；患者随时保持肢体处于功能位，以防止关节痉挛；床单、衣服、被子保持清洁、干燥；积极预防烫伤、摔伤，患者在卧位时应拉好床栏，以保证安全。

（2）患者起居作息应有规律，不要熬夜，保证良好的睡眠。居室内环境应该温暖舒适，尽量避免寒凉刺激。

（3）护士给予患者中药热敷：将浸满药液的纱布置于患者右侧髋部，同时局部给予烤灯照射。患者每日热敷2次，每次30分钟。

（4）患者进食营养丰富且清淡的食物，多食新鲜蔬菜和水果，多饮水，选用具有健胃、行气、活血化瘀功效的食物，如鸡内金、陈皮、韭菜、茴香、杜果、玫瑰花、红糖等；忌食具有寒凉、温燥、油腻、涩血功效的食物，如乌梅、苦瓜、柿子、李子、石榴、花生仁等；也不可多食高脂肪、高胆固醇的食物，如蛋黄、虾子、猪头肉、奶酪、油炸食品等。

（5）护士及家属多与患者沟通，消除患者的不良情绪。

（6）患者可自行按摩神门、内关、天泉等穴位。

（三）健康宣教

护士应向患者及家属讲解脊髓损伤后发生异位骨化的原因及早期症状，告知患者及家属异位骨化的好发部位，如髋关节、肘关节、膝关节等。如以上关节出现疼痛、肿胀及关节活动受限等症状时，患者及家属应立即告知医护人员。患者也应学会预防异位骨化的康复知识。

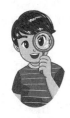

测试题

一、名词解释

异位骨化

二、填空题

异位骨化常发生在脊髓损伤平面以下,(　　)常见,其次为(　　)、(　　)和(　　)关节,手和脊柱也可受累。

三、判断题

X线检查可以在异位骨化发生4~6周后明确诊断异位骨化。(　　)

四、简答题

简述异位骨化的临床表现。

第十二节　便秘

肠道功能障碍是脊髓损伤后即刻出现的重要并发症之一,肠道功能障碍的表现即为便秘。它不仅给患者本人带来极大的痛苦,也给家庭及社会带来很大的负担。

一、定义与诊断

(一)定义

便秘指粪便在肠腔内停滞过久,水分被过多吸收,造成粪便坚硬,导致排便困难的疾病。

(二)诊断

根据罗马Ⅱ便秘判断标准,在过去的12个月以内,至少有12周(不连续性)发生符合诊断标准6项中的2项或2项以上者,可诊断为便秘。诊断标准如下:

1. 1/4以上的时间里有排便困难;

2. 1/4以上的排便为颗粒状或硬便;

3. 1/4以上的时间中有排便不尽感;

4. 1/4以上的时间中有肛门直肠梗阻感;

5. 1/4以上排便需要人工辅助(如用手指抠或按压盆腔);

6. 排便次数<3次/周。

二、病因

(一)疾病因素

1. 当脊髓受到损伤时,肛门外括约肌的随意控制及直肠的排便反射消失,肠蠕动减慢,直肠平滑肌松弛,故粪便潴留,时间过长因水分被吸收而形成粪块。

2. 患者长期卧床,胃肠蠕动减少,全身代谢降低。

（二）饮食及饮食时间不合理

脊髓损伤患者在受伤后或术后食欲不佳，而患者及家属又缺乏正确的饮食知识，常注重高蛋白、高脂肪饮食，而忽视了蔬菜、水果等高纤维素的食物，从而对肠壁的刺激减弱，导致患者胃肠蠕动缓慢，延长了食物在胃肠内停留的时间，水分被过多吸收，以致大便干燥、秘结，从而产生便秘。

（三）心理因素

患者多为突然发生意外而致脊髓损伤，无任何心理准备，容易产生焦虑、恐惧心理，应激的心理反应使自主神经功能紊乱、排便功能失调而引起便秘，且患者不习惯床上排便，对在病床上或病室内排便有顾虑。

三、临床表现与治疗

（一）临床表现

正常排便过程可分为肠的反射性活动和大脑的意愿性控制两个阶段。脊髓损伤后，由于排便中枢与高级中枢的联系中断，使胃结肠反射丧失，肠蠕动减慢，肠内容物水分被吸收过多，加之支配排便动力肌的神经受损，导致排便困难。主要表现为严重便秘（约占43.1%），餐后腹痛、腹胀（约占33.3%），腹部不适（约占25.0%），大便失禁（约占13.9%）。

（二）治疗

治疗应强调综合措施，从改变生活习惯入手，首先应做到以下几点：

1. **饮食护理**　保证足够的水分。患者每日晨起饭前先喝一杯温盐开水或菜汤或果汁约200mL，每日饮水量＞2000mL。水可作为润滑剂，使食物纤维在肠道内充分吸收水分而膨胀，以软化粪便，增加粪便的体积和重量来刺激肠蠕动，从而达到排便的目的。患者多食核桃、香蕉、芝麻等润肠的食物以及新鲜的蔬菜和水果等高纤维素、高维生素的食物，以促进大便的排出。纤维素有亲水性，能吸收水分，使食物残渣膨胀，可刺激肠蠕动。进食要有规律，食物要新鲜，家属尽可能变换菜式，以提高患者的食欲。患者不宜食用辣椒、咖啡等刺激性食物，因为这些食物不利于通便。

2. **腹部按摩**　患者进行腹部加穴位按摩，每日3组，每组15～30分钟，在睡前、排便前或后2小时进行。方法：患者取仰卧位，屈膝，放松腹肌，注意力集中于下腹部，在向下按压时呼气，放松时吸气。

（1）**手法一**　操作者双手除拇指外的四指并拢（单手时，拇指与四指分开），按于患者下腹部的腹直肌两侧，缓慢按压5秒，然后向上推按，最后双手捏起腹壁皮肤数秒钟后放手。操作者按此手法从患者下腹部开始，最后按摩至患者上腹部，力度以患者能耐受为宜。

（2）**手法二**　操作者十指指腹从患者剑突开始向下稍用力，沿肋弓向腹外侧推按，重复数次。

（3）**手法三**　操作者用拇指以外的四指指腹从患者右上腹沿着左结肠的走向推按，按至患者左下腹时适当加压并停留数秒后放手。

以上手法也可由患者自己进行。

3. 肛周肌群训练　患者或家属用双手或单手有节奏地牵拉肛周皮肤以扩肛，一紧一松，反复 10 ~ 20 次，以诱发便意及促进排便。按摩后 30 分钟或排便前，病情允许的患者取坐位或半坐位，双膝屈曲稍分开，做有意识的（完全性截瘫患者用意念）收腹、微抬臀、提肛、缩肛等动作，双手牵拉肛周皮肤以扩肛，反复 15 ~ 20 次，然后深吸气，用手掌按压下腹部，做模拟排便动作，将大便排出。

四、中西医结合康复护理

（一）基础护理

1. 皮肤护理　患者肛门周围的皮肤保持清洁、干燥，便后陪护人员及时用温开水清洗并擦干患者肛门周围的皮肤，并为其涂抹鞣酸软膏来保护皮肤。患者每日更换内裤，使用一次性尿垫，来缩小潮湿污染的范围，以减轻皮肤的损害程度。

2. 饮食护理　适当增加饮食中纤维的含量，以刺激肠蠕动，加强排便的规律性。患者多食新鲜的蔬菜、水果等，如橘子汁、柠檬汁等，少吃辛辣刺激和油炸的食物，如辣椒、芥末、姜等。每日饮水量以 2000mL 为宜，晨起喝 1 杯凉开水能刺激胃肠蠕动。

（二）专科护理

1. 定时排便　患者应养成每日定时排便的习惯。每日早餐后约 7 : 30 患者可进行排便（此时胃结肠反射最强）必须保持每天同一时间进行此训练，通过训练逐步建立排便反射。

2. 排便体位　排便以蹲、坐位为佳。蹲或坐位时肛门直肠角变大、伸直，达到有效的排便角度，同时借助重力作用使大便易于被排出，也易于增加腹压。患者可借助坐便器等设施采用坐姿排便，若患者不能坐位，则以左侧卧位较好；排便时不要太用力，可在排便用力时呼气，以预防生命体征发生改变。

3. 肌肉的训练　患者每日进行站立和步行训练不少于 2 小时，站立和步行训练可减少便秘。腹部和骨盆肌肉的力量在排便动作中起着非常重要的作用，患者可进行腹肌训练、腹式深呼吸训练和提肛运动，每日各做 2 组，每组 20 个。肛门括约肌训练指有意识地向上收缩肛门，患者可早晚各做 1 组，每组 30 个。

4. 腹部按摩　患者自行或陪护人员顺时针按摩腹部，每日 3 次，每次 20 分钟，增加肠蠕动，以促进排便。

5. 直肠感觉再训练——手指肛门、直肠刺激法　患者或陪护人员用润滑过的手指轻柔地按摩患者肛周或肛管，通过刺激使患者产生排便反射。手指刺激等于大便对直肠壁的刺激，是最好的刺激方式，患者可尝试。定时刺激、收缩肛门括约肌及盆底肌可促进低级排便中枢反射的形成。

6. 顺序刺激排便计划　在腹部按摩、手指肛门直肠刺激训练无效的情况下患者可采用甘油栓剂、缓泻剂栓剂、口服缓泻剂等药物治疗。

要求：实施排便时从第一个步骤开始，当这一步骤无效时再按顺序使用下一方法。

（三）安全护理

1. 患者在床上排便，注意拉好床栏；在轮椅上排便，注意系好安全带及固定好轮椅刹闸；在卫生间排便，注意地面湿滑。

2. 护士指导患者遵医嘱按时、按剂量服药，患者学会观察药效和不良反应，不可随意停药或减量，避免复发。

（四）心理护理

护士应多关心、安慰患者，耐心解释，说明便秘是脊髓损伤患者常见的并发症，是一种功能障碍，可以通过许多办法解决，不会对身体造成严重伤害，以消除患者紧张、焦虑的情绪。同时，护士及家属耐心听取患者的诉求，尽量用和蔼的语言缓解患者的应激状态，鼓励患者自行排便。

（五）中医康复护理

1. 辨证施护　根据中医对便秘的认识，便秘患者多属于热秘、气秘、虚秘及冷秘。

（1）热秘辨证施护（表5-12-1）

表 5-12-1　热秘辨证施护

辨证		施护	
形体特征	多见形体壮实的中青年	生活起居护理	注意降温通风，保持病房温度适宜、安静整洁；适宜柔缓运动；根据气温变化及时增减衣物
常见表现	伤处肿痛，腹部胀满疼痛，腹痛拒按，大便干结，小便短赤。舌质暗红，苔薄黄，脉滑数或弦数	饮食护理	忌食辛辣厚味，如辣椒、姜、羊肉、狗肉、鸡、鱼、酒等；宜多食清凉润滑之物，如苹果、梨、黄瓜、苦瓜、白萝卜、芹菜、莴苣等；每天清晨可饮一杯温开水或盐开水，平时多饮水
心理特征	性格偏急躁，情绪欠稳定，常易激动、急躁	情志护理	平时要注意情绪，使情绪稳定，避免产生不良情绪
环境适应能力	喜寒不喜热，尤其不耐燥热气候	自我穴位按摩调理	自行按摩天枢、支沟、气海等穴位

（2）气秘辨证施护（表5-12-2）

表 5-12-2　气秘辨证施护

辨证		施护	
形体特征	以瘦者为多	生活起居护理	定时按摩腹部，进行腹肌训练、排便动作训练和提肛训练，养成定时排便的习惯
常见表现	腹部胀满如鼓，甚则胀痛，大便秘结，欲便不得，嗳气频作，纳食减少。舌苔薄白，脉弦	饮食护理	多食具有行气、解郁、消食、通便作用的食物，如柑橘、佛手、荔枝等；少食过度煎炒、辛辣的食物，睡前避免饮茶、喝咖啡等，忌酒

	辨证		施护
心理特征	情绪不稳定，多内向、忧郁、敏感、脆弱	情志护理	尽量避免外来的精神刺激，保持心情舒畅
环境适应能力	适应能力较差，易受外界因素影响	自我穴位按摩调理	自行按摩太冲、内关、上巨虚、气海等穴位

（3）虚秘辨证施护（表5-12-3）

表5-12-3　虚秘辨证施护

	辨证		施护
形体特征	多白弱、肌肉不壮实	生活起居护理	生活规律，做深呼吸等柔缓的活动，可躺在床上做腹部按摩，并可做一些床上运动，以强壮身体、增加食欲；每晚做提肛动作10～20次；养成每天定时排便的习惯；排便时注意力集中，不宜用力过猛，可在排便时呼气，以预防生命体征发生变化
常见表现	分气虚和血虚便秘两种。气虚便秘，便质不一定干硬，虽有便但难以排出，伴气短、乏力；舌淡苔白，脉细弱。血虚便秘，则表现为大便秘结，面色无华，头晕目眩，心悸不寐；舌淡，脉沉细	饮食护理	可多食甘温益气、补血的食物，忌食生冷瓜果；气虚者饮食宜清淡，多食益气润肠的食物，可食黄芪粥、山药粥、扁豆粥等；血虚者多食养血润燥的食物，可用黑麻仁、胡桃仁、松子仁等，研细，稍加白蜜制成小丸，每日晨起空腹冲服，以养血润燥、通便
心理特征	性格多安静、内向，好静，不喜运动	情志护理	树立战胜疾病的信心；应保持心情愉快，以促进疾病恢复，提高生存质量
环境适应能力	环境适宜能力差，喜欢安静环境	自我穴位按摩调理	自行按摩足三里、中脘、关元、气海等穴位；并可灸神阙、中脘、足三里等穴位

（4）冷秘辨证施护（表5-12-4）

表5-12-4　冷秘辨证施护

	辨证		施护
形体特征	多白胖或者瘦弱，肌肉多无力、不壮实	生活起居护理	病室温暖向阳，阴雨天关好门窗；注意足、背部及腹部的防寒保暖；在夏季避免吹空调、电扇，在冷天注意增加衣服

	辨证		施护
常见 表现	骨折后期或老年患者，大便坚涩，排出困难，面色无华，或腰背酸冷，手足不温，呃逆呕吐。舌淡苔薄白，脉细涩	饮食 护理	可多食甘温益气的食物，比如牛肉、羊肉、狗肉、葱、姜、花椒、鳝鱼、韭菜、辣椒、胡椒等；少食生冷寒凉的食物，如冰糕、黄瓜、藕、梨、西瓜等
心理 特征	性格多沉静、内向	情志 护理	要善于调节自己的情绪，防惊恐、悲忧情绪，消除不良情绪的影响
环境适 应能力	喜暖不喜冷，易感寒湿之邪	自我穴 位按摩 调理	自行按摩关元、大肠俞、上巨虚等穴位；可灸神阙、关元等穴位

2. 证候观察　护士应根据脊髓损伤患者便秘的证候特点，对患者进行全面而周密的观察，了解患者的病情变化及护理效果，根据评价内容及时修订患者的辨证施护计划，并要及时准确地记录，以保持护理计划的实施有连贯性。

五、典型病例分析

患者男性，36 岁，脊髓损伤恢复期。2015 年 11 月 21 日工作时背部被砸伤，当时神志清楚，患者自觉双下肢感觉丧失，被急送至当地医院，被诊断为"胸 12 腰 1 完全性脊髓损伤"，经对症治疗后于 2015 年 12 月来我院进行康复治疗。目前患者双下肢运动、感觉功能障碍，可借助长肢支具及助行器缓慢行走。小便间歇导尿，4 次 / 日，大便秘结，需要用开塞露辅助排出，2 次 / 日，饮食、睡眠正常。

（一）评估

1. 护理评估　便秘，粪便干燥坚硬，排出困难。

2. 中医辨证　气滞血瘀证：舌质暗红，苔白，脉细涩。

（二）护理问题及护理措施

1. 护理问题　便秘：与脊髓损伤所致的排便功能障碍及活动量减少有关。

2. 护理措施

（1）护士向患者讲解引起便秘的原因，嘱患者每日晨起空腹饮白开水 200mL，以增加肠蠕动，患者养成定时排便的习惯。

（2）排便前 20 分钟患者顺时针按摩腹部，以促进肠蠕动；排便时以蹲位或坐位为佳，因蹲位或坐位时肛门直肠角度变大、伸直，达到有效的排便。

（3）患者遵医嘱使用开塞露，护士指导患者及陪护人员掌握正确使用开塞露的方法。

（4）排便时陪护人员为患者提供舒适隐蔽的排便环境。

（5）患者应清淡饮食，多食新鲜蔬菜、水果等，少食易产气的食物，进食要有规律，忌食辣椒、姜等刺激性食物。

（6）患者自行按摩足三里、中脘、关元、天枢、气海等穴位，遵医嘱服用番泻叶、芒蓉润肠口服液等。

（三）健康宣教

护士向患者讲解脊髓损伤后出现便秘的原因及危害性。患者保持心情舒畅，生活规律，注意饮食结构，合理搭配饮食；加强训练，尤其是腹肌的训练，避免久坐少动；养成定时排便的良好习惯。

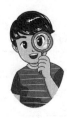

测试题

一、名词解释

便秘

二、填空题

正常排便过程可分为（　　　）的反射性活动和（　　　）的意愿性控制两个阶段。

三、判断题

便秘患者多食核桃、香蕉、芝麻等润肠的食物以及新鲜的蔬菜和水果等高纤维素、高维生素的食物，以促进大便的排出。（　　　）

四、简答题

简述脊髓损伤患者如何进行肛周肌群训练。

第六章 脊髓损伤常用护理技术操作规程及评分标准

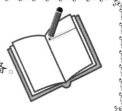

第一节 康复护理技术操作规程及评分标准

一、截瘫患者体位设置技术操作规程及评分标准

（一）操作规程

1.目的

（1）预防关节挛缩。

（2）预防或减轻痉挛。

（3）保持骨折部位的稳定。

（4）预防压伤、肺部感染等并发症。

（5）协助患者更换体位，增加患者的舒适度。

2.评估

（1）患者

①整体情况　包括：手术部位、脊柱稳定性、骶尾部有无压伤、有无骨盆骨折、双上肢肌力、坐位平衡能力、生命体征、认知水平、皮肤状况、心理状况、日常生活自理能力、患者配合程度等。

②局部情况　包括：有无外固定支架或石膏托、有无留置管路及其固定情况等。

（2）环境

①安全　包括：病床床闸的制动性能良好，床栏完好，轮椅的制动性能良好。

②病房　包括：温度、湿度适宜，空气清新，周围环境安静、宽敞、明亮，适宜操作。

3. 准备

（1）护士　仪表端庄，着装整洁，去除尖锐物品，洗手，戴口罩；向患者及照护者讲解体位设置技术的目的及方法，取得他们的配合。

（2）物品　大小不同的软枕4~6个、肩枕2个、梯形小方垫1个、合适的轮椅1台。

（3）患者及照护者　了解操作目的、过程、注意事项及配合要点。

4. 操作步骤

（1）仰卧位

①患者头部垫枕，头、颈部处于中立位，即头、颈、躯干在一条直线上；

②上肢可随意放置，双侧髋部垫薄枕（护士根据患者的实际情况酌情选择），双侧髋关节保持外展且不外旋，两膝的下方垫小软枕，双侧膝关节呈5°~10°屈曲，双侧踝关节的下方垫小软枕，并处于中立位，双侧足跟悬空，足底垫体位垫（或枕头）；

③若患者两下肢的肌张力较高，护士可在其两下肢之间放置1~2个软枕，以避免髋内收及膝、踝关节受压。

（2）侧卧位

①患者头部垫枕，背部垫枕，患者根据侧卧位角度（30°、60°、90°）选择背枕高度，将下方的肩关节托出，双上肢自由放置；

②若患者处于30°或60°侧卧位，双侧髋关节及双侧膝关节稍屈曲，在上方的下肢放于另一下肢的后方（保证患者功能位及舒适度），两下肢之间垫体位垫（或软枕）；

③若患者处于90°侧卧位，双侧髋关节及双侧膝关节稍屈曲，在上方的下肢放于另一下肢的前方，两下肢之间垫体位垫（或软枕）；

④下肢所垫的体位垫（或软枕）应延伸至踝关节，使踝关节处于中立位，以避免足内翻。

（3）轮椅坐位

①护士固定轮椅，并协助患者调整其在轮椅上的坐姿；

②患者臀部紧贴轮椅的后靠背，躯干保持直立，不倚靠轮椅扶手，双上肢屈肘，并平放在两侧轮椅扶手上；

③双侧髋、膝、踝关节均保持90°左右，两膝之间垫梯形小方垫（或腿部支撑器），以减轻下肢肌张力过高而引起髋关节内收的程度；

④双足平放在脚踏板上，护士为患者系好安全带。

5. 注意事项

（1）床单位保持清洁、平整、干燥。

（2）在患者翻身前，护士应检查患者的皮肤受压情况，为其制订翻身计划；患者在无减压床垫时至少每2小时变换体位1次。

（3）注意妥善固定各种管路，确保管路安全。

（4）胸、腰椎稳定性差的患者，在进行轴线翻身时保持躯干在一条直线上，以避免躯干扭曲而引起二次脊髓损伤。

（5）患者在侧卧位时需将在下方的肩部托出，以避免其长时间受压影响上肢血液循环及发生疼痛；若患者诉肩痛，侧卧位的角度尽量选择30°；根据脊柱稳定性和骶尾部受压情况，患者选择骨盆旋转或不旋转的下肢体位设置。

（6）在体位设置期间，护士应保持患者的舒适度，充分利用患者的肢体残存功能来设置体位。

（7）患者根据身高、体重选择大小合适的轮椅，一般轮椅座席的宽度约为在坐位时臀部的最宽处加5cm；座席的深度约为在坐位时臀部向后最突出至小腿腓肠肌间的水平距离减5cm；座席的高度约为在坐位时腘窝至足跟的距离加5cm；踏板离地面5cm；扶手的高度约为在坐位时上臂自然下垂并屈肘，肘下缘至椅面的距离加2.5cm。

（二）评分标准（表6-1-1）

表6-1-1　截瘫患者体位设置技术考核评分标准

科室：　　　　　　　　　　　考核者姓名：　　　　　　　　　　分数：

项目	分值	技术操作要求及分值		得分	扣分
仪表	5分	仪表端庄，着装整洁（2分）；去除尖锐物品，洗手，戴口罩（3分）			
操作前准备10分	评估5分	手术部位、脊柱稳定性、骶尾部有无压伤、有无骨盆骨折、双上肢肌力、坐位平衡能力、生命体征、认知水平、皮肤状况、心理状况、日常生活自理能力、患者配合程度等（3分）；有无外固定支架或石膏托、有无留置管路及其固定情况等（1分）；病床床闸的制动性能良好、床栏完好、轮椅的制动性能良好（1分）			
	沟通2分	讲解体位设置技术的目的及方法，取得患者及照护者的配合（2分）			
	用物3分	软枕4~6个、肩枕2个、梯形小方垫1个、合适的轮椅1台（3分）			
操作过程70分	仰卧位20分	头部垫枕（2分）；头、颈部处于中立位，头、颈、躯干在一条直线上（2分）；双上肢自由放置（2分）；双侧髋部保持外展但不外旋（可垫薄枕）（1分）；两膝的下方垫软枕，双侧膝关节呈5°~10°屈曲（4分）；双侧踝关节的下方垫软枕，双侧足跟悬空（4分）；足底垫体位垫（软枕）（3分）；双侧踝关节处于中立位（2分）			
	侧卧位25分	头部垫枕（2分）；根据侧卧位角度（30°、60°、90°）进行背后垫枕（3分）；将在下方的肩关节托出，双上肢自由放置（1分）			
		30°、60°时	双侧髋关节及双侧膝关节稍屈曲（3分）；在上方的下肢放于另一下肢的后方（2分）；两下肢之间垫体位垫（或软枕）（4分）		
		90°时	双侧髋关节及双侧膝关节稍屈曲（3分）；在上方的下肢放于另一下肢的前方（2分）；两下肢之间垫体位垫（或软枕）（4分）		
		下肢所垫的体位垫（或软枕）应延伸至踝关节（1分）			
	轮椅坐位25分	轮椅大小适宜（2分）；固定轮椅（2分）；臀部紧贴轮椅的后靠背，躯干保持直立，不倚靠轮椅扶手（5分）；双侧髋、膝、踝关节均保持90°左右（6分）；两上肢屈肘并平放于两侧轮椅扶手上（2分）；两膝之间放梯形小方垫（5分）；双足平放在脚踏板上（2分）；为患者系好安全带（1分）			

续表

项目	分值	技术操作要求及分值	得分	扣分
操作后10分	态度5分	态度和蔼（1分）；人文关怀（1分）；安全意识（1分）；保护隐私（2分）		
	行为5分	动作熟练（3分）；物品整理妥当（2分）		
提问	5分	掌握（5分）；部分掌握（3分）；未掌握（0分）		
总分	100分			

考官签字：　　　　　　　　　　　　　　　　　　　　　　考核日期：　　年　月　日

二、截瘫患者轮椅转移技术操作规程及评分标准

（一）操作规程

1. 目的

（1）协助截瘫患者完成轮椅至床间的相互转移。

（2）提高截瘫患者的日常生活自理能力。

（3）扩大截瘫患者的活动范围。

2. 评估

（1）患者

①整体情况　包括：手术部位、脊柱稳定性、骶尾部有无压伤、有无骨盆骨折、双上肢肌力、坐位平衡能力、生命体征、认知水平、皮肤状况、心理状况、日常生活自理能力、患者配合程度等。

②局部情况　包括：有无外固定支架或石膏托、有无留置管路及其固定情况等。

（2）环境

①安全　病床床闸的制动性能良好，床栏完好，轮椅的制动性能良好。

②病房　温度、湿度适宜，空气清新，周围环境安静、宽敞、明亮，适宜操作。

3. 准备

（1）护士　仪表端庄，着装整洁，去除尖锐物品，洗手，戴口罩；向患者及照护者讲解轮椅转移技术的目的及方法，取得他们的配合。

（2）物品　轮椅1台：大小、高度合适，两侧的扶手可以卸开，轮胎充满气，刹车及脚踏板的性能良好。

（3）患者及照护者　了解操作目的、过程、注意事项及配合要点。

4. 操作步骤

（1）床→轮椅转移

①护士将轮椅推至床旁，使之与床呈30°~45°夹角，然后制动轮椅及病床，卸去靠近床沿一侧的轮椅扶手，收起脚踏板，再将患者移至床旁，协助其坐起，将患者双足前后交错（靠轮椅侧的脚在前）地放置在地面上；

②护士的双腿夹住患者的双膝，患者的下颌放在护士远离轮椅的一侧肩上，双手交叉

环抱护士的颈部；

③护士需再次确认床与轮椅之间的距离，双手抱紧患者的臀部或拉住其裤带，将患者转移至轮椅上；

④护士将患者的双足放置在脚踏板上，协助其调整坐姿及整理衣物，为其系好安全带。

（2）轮椅→床转移

①护士将轮椅推至床旁，使之与床呈 30°~45° 夹角，然后制动轮椅及病床，松开轮椅的安全带，协助患者坐于轮椅的边缘处，卸去靠近床沿一侧的轮椅扶手，收起脚踏板，将患者双足前后交错（靠病床侧的脚在前）地放置在地面上；

②护士的双腿夹住患者的双膝，患者的下颌放在护士离床远的一侧肩上，双手交叉环抱护士的颈部；

③护士需再次确认床与轮椅之间的距离，双手抱紧患者的臀部或拉住其裤带，将患者转移至床上；

④护士协助患者取舒适卧位，整理床单位，拉好床栏。

5.注意事项

（1）在患者转移前，护士应评估患者的能力、全身及局部肢体的活动情况、对轮椅坐位的耐受程度、使用轮椅的认知程度及接受程度等。

（2）护士应消除患者紧张、对抗的心理，使其配合转移训练，为患者及照护者详细讲解转移的方法、步骤及技巧，并对患者全身皮肤进行检查（有无压红、破溃等）。

（3）床面与轮椅尽可能处在同一水平上。

（4）在转移过程中，护士不可暴力拉、拽患者，动作要轻柔，避免碰伤其四肢、臀部、踝部的皮肤。

（5）在转移过程中，护士应鼓励患者积极参与，使其逐步过渡到自行完成轮椅转移。

（二）评分标准（表 6-1-2）

表 6-1-2　截瘫患者轮椅转移技术考核评分标准

科室：　　　　　　　　　　考核者姓名：　　　　　　　　　　分数：

项目	分值	技术操作要求及分值	得分	扣分
仪表	5分	仪表端庄，着装整洁（2分）；去除尖锐物品，洗手，戴口罩（3分）		
操作前10分	评估5分	手术部位、脊柱稳定性、骶尾部有无压伤、有无骨盆骨折、双上肢肌力、坐位平衡能力、生命体征、认知水平、皮肤状况、心理状况、日常生活自理能力、患者配合程度等（3分）；有无外固定支架或石膏托、有无留置管路及其固定情况等（1分）；病床床闸的制动性能良好、床栏完好、轮椅的制动性能良好（1分）		
	沟通2分	讲解轮椅转移技术的目的及方法，取得患者及照护者的配合（2分）		
	用物3分	合适的轮椅1台（1分）；检查轮椅性能（2分）		

项目	分值	技术操作要求及分值	得分	扣分
操作过程70分	床→轮椅转移35分	轮椅与床呈30°~45°夹角（2分）；制动轮椅（1分）；制动病床（1分）；卸去靠床沿一侧的轮椅扶手（1分）；收起脚踏板（1分）；再次评估患者肢体的障碍程度（2分）；协助患者坐于床边（2分）；转移方法正确，操作节力（2分）；将患者双足前后交错地放置在地面上（4分）；夹紧患者的双膝并固定（2分）；患者的双手交叉环抱护士的颈部（2分）；患者的下颌放在护士远离轮椅的一侧肩上（2分）；护士的双手抱紧患者的臀部或拉住其裤带（2分）；再次确认床与轮椅之间的距离（2分）；将患者转移至轮椅上（3分）；将患者的双足放置在脚踏板上（1分）；协助患者调整坐姿（1分）及整理衣物（1分）；为患者系好安全带（1分）；护患配合良好，操作节力（2分）		
操作过程70分	轮椅→床转移35分	轮椅与床呈30°~45°夹角（2分）；制动轮椅（1分）；制动病床（1分）；松开轮椅的安全带（2分）；协助患者坐于轮椅的边缘处（3分）；卸去靠床沿一侧的轮椅扶手（1分）；收起脚踏板（1分）；将患者双足前后交错地放置在地面上（4分）；护士的双腿夹住患者的双膝（2分）；患者的双手交叉环抱护士的颈部（2分）；患者的下颌放在护士离床远的一侧肩上（2分）；护士的双手抱紧患者的臀部或拉住其裤带（2分）；再次确认轮椅与床之间的距离（2分）；将患者转移至床上（3分）；协助患者取舒适卧位（5分）；护患配合良好，操作节力（2分）		
操作后10分	态度5分	态度和蔼（1分）；人文关怀（1分）；安全意识（1分）；保护隐私（2分）		
	行为5分	动作熟练（3分）；物品整理妥当（2分）		
提问	5分	掌握（5分）；部分掌握（3分）；未掌握（0分）		
总分	100分			

考官签字：　　　　　　　　　　　　　　　　　　　　　考核日期：　　年　月　日

三、四肢瘫患者体位设置技术操作规程及评分标准

（一）操作规程

1. 目的

（1）预防关节挛缩。

（2）预防或减轻痉挛。

（3）保持骨折部位的稳定。

（4）预防压伤、肺部感染等并发症。

（5）协助患者变换体位，增加患者的舒适度。

2. 评估

（1）患者

①整体情况　包括：手术部位、脊柱稳定性、骶尾部有无压伤、有无骨盆骨折、双上

肢肌力、坐位平衡能力、生命体征、认知水平、皮肤状况、心理状况、日常生活自理能力、患者配合程度等。

②局部情况　包括：有无外固定支架或石膏托、有无留置管路及其固定情况等。

（2）环境

①安全　病床床闸的制动性能良好，床栏完好，轮椅的制动性能良好。

②病房　温度、湿度适宜，空气清新，周围环境安静、宽敞、明亮，适宜操作。

3. 准备

（1）护士　仪表端庄，着装整洁，去除尖锐物品，洗手，戴口罩；向患者及照护者讲解体位设置技术的目的及方法，取得他们的配合。

（2）物品　颈托（根据患者需要准备）、大小不同的软枕 4~6 个、肩枕 2 个、方垫 1 个、梯形小方垫 1 个、合适的轮椅 1 台。

（3）患者及照护者　了解操作目的、过程、注意事项及配合要点。

4. 操作步骤

（1）仰卧位

①患者头部垫枕，头、颈部处于中立位，即头、颈、躯干在一条直线上；

②双侧肩胛骨的下方垫薄枕（根据患者病情酌情选择），双侧肩关节保持稍外展，双肘伸展，双侧腕关节背伸 30°~40°，全部手指轻度屈曲，双侧掌心向下；

③双侧髋部垫软枕（根据患者病情酌情选择），双侧髋关节轻度外展且不外旋；

④两膝的下方垫小软枕，双侧膝关节屈曲 5°~10°；

⑤双侧踝关节的下方垫小软枕，使两足跟悬空，足底垫体位垫（或枕头），双侧踝关节保持中立位；

⑥若患者两下肢的肌张力较高，护士可在其两下肢之间放置 1~2 个软枕，以避免髋关节内收及膝、踝关节受压。

（2）侧卧位

①患者在必要时（颈椎受伤或颈椎处于不稳定状态）佩戴颈托，其头部垫枕、背部垫枕，根据侧卧位角度（30°、60°、90°）选择背枕高度；

②将下方的肩关节托出，在下方的上肢自然伸肘，手指轻度屈曲，掌心向上；

③在上方的上肢自然屈肘，腕关节背伸 30°~40°，手指轻度屈曲；

④若患者处于 30° 或 60° 侧卧位，双侧髋关节及双侧膝关节稍屈曲，在上方的下肢放于另一下肢的后方，两下肢之间垫体位垫（或软枕）；

⑤若患者处于 90° 侧卧位，双侧髋关节及双侧膝关节稍屈曲，在上方的下肢放于另一下肢的前方，两下肢之间垫体位垫（或软枕）；

⑥下肢所垫的体位垫（或软枕）延伸至踝关节，使踝关节保持中立位，以避免足内翻。

（3）轮椅坐位

①根据病情选择合适的轮椅，护士固定轮椅，协助患者调整在轮椅上的坐姿；

②患者臀部紧贴轮椅的后靠背，躯干保持直立，不倚靠轮椅扶手，双侧髋、膝、踝关节均屈曲约 90°；

③护士在患者的两膝上放置厚方垫或在轮椅扶手上放置垫板，患者的肘关节屈曲约90°，双手放置在方垫上或垫板上，以维持坐位平衡；

④两膝之间垫梯形小方垫（或腿部支撑器），以减轻下肢肌张力过高而引起髋关节内收的程度；

⑤双足平放在脚踏板上，护士为患者系好安全带。

5. 注意事项

（1）床单位保持清洁、平整、干燥。

（2）在患者翻身前，护士应检查患者的皮肤受压情况，为其制订翻身计划；患者在无减压床垫时至少每2小时变换体位1次。

（3）注意妥善固定各种管路，确保管路安全。

（4）颈椎稳定性差的患者，在进行轴线翻身时注意保持头、颈、躯干在一条直线上，以避免颈椎扭曲而造成二次脊髓损伤。

（5）患者在侧卧位时需将在下方的肩部托出，以避免其长时间受压影响上肢血液循环及发生疼痛；若患者诉肩痛，侧卧位的角度尽量选择30°；根据脊柱稳定性和骶尾部受压情况，患者选择骨盆旋转或不旋转的下肢体位设置。

（6）颈髓损伤的患者，尽量不采取仰卧位（原因为颈部伤口未愈合、呼吸功能差等）。

（7）在体位设置期间，护士应保持患者的舒适度，加强患者的参与度。

（8）患者根据身高、体重选择大小合适的轮椅，一般轮椅座席的宽度约为在坐位时臀部的最宽处加5cm；座席的深度约为在坐位时臀部向后最突出至小腿腓肠肌间的水平距离减5cm；座席的高度约为在坐位时腘窝至足跟的距离加5cm；踏板离地面5cm；扶手的高度约为在坐位时上臂自然下垂并屈肘，肘下缘至椅面的距离加2.5cm。

（二）评分标准（表6-1-3）

表6-1-3　四肢瘫患者体位设置技术考核评分标准

科室：　　　　　　　　　　考核者姓名：　　　　　　　　　　分数：

项目	分值	技术操作要求及分值	得分	扣分
仪表	5分	仪表端庄，着装整洁（2分）；去除尖锐物品，洗手，戴口罩（3分）		
操作前准备10分	评估5分	手术部位、脊柱稳定性、骶尾部有无压伤、有无骨盆骨折、双上肢肌力、坐位平衡能力、生命体征、认知水平、皮肤状况、心理状况、日常生活自理能力、患者配合程度等（3分）；有无外固定支架或石膏托、有无留置管路及其固定情况等（1分）；病床床闸的制动性能良好、床栏完好、轮椅的制动性能良好（1分）		
	沟通2分	讲解体位设置技术的目的及方法，取得患者及照护者的配合（2分）		
	用物3分	颈托（根据患者需要准备）、大小不同的软枕4~6个、肩枕2个、方垫1个、梯形小方垫1个、合适的轮椅1台（3分）		

续表

项目	分值	技术操作要求及分值		得分	扣分
操作过程70分	仰卧位20分	头部垫枕且头部不高于肩膀（2分）；头、颈部处于中立位，头、颈、躯干在一条直线上（2分）；双侧肩胛骨的下方垫薄枕（2分）；双侧肩关节保持稍外展，双肘伸展（1分）；双侧腕关节背伸30°~40°（1分）；全部手指轻度屈曲，双侧掌心向下（1分）；双侧髋部垫薄枕，双侧髋关节轻度外展（2分）；两膝的下方垫小软枕，双侧膝关节屈曲5°~10°（2分）；双侧踝关节的下方垫小软枕（2分）；两足跟悬空（2分）；足底垫体位垫（2分）；双侧踝关节呈中立位（1分）			
操作过程70分	侧卧位30分	佩戴颈托（1分）；头部垫枕且头部不高于肩膀（1分）；根据侧卧位角度（30°、60°、90°）选择背枕高度（3分）；将在下方的肩关节托出（2分）；在下方的上肢自然伸肘，手指轻度屈曲，掌心向上（2分）；在上方的上肢稍屈肘，腕关节背伸30°~40°（2分），手指轻度屈曲（2分）			
		30°、60°时	双侧髋关节及双侧膝关节稍屈曲（2分）；在上方的下肢放于另一下肢的后方（2分）；两下肢之间垫体位垫（或软枕）（4分）		
		90°时	双侧髋关节及双侧膝关节稍屈曲（2分）；在上方的下肢放于另一下肢的前方（2分）；两下肢之间垫体位垫（或软枕）（4分）		
		体位垫延伸至踝关节（1分）			
	轮椅坐位20分	固定轮椅（2分）；协助患者调整在轮椅上的坐姿，患者的臀部紧贴轮椅的后靠背，躯干保持直立，不倚靠轮椅扶手（4分）；双侧髋、膝、踝关节均屈曲约90°（4分）；在患者的两膝上放置厚方垫或在轮椅扶手上放置垫板（2分）；患者的肘关节屈曲约90°，双手放置在方垫上或垫板上（2分）；两膝之间放梯形小方垫或腿部支撑器（4分）；双足平放在脚踏板上（1分）；为患者系好安全带（1分）			
操作后10分	态度5分	态度和蔼（1分）；人文关怀（1分）；安全意识（1分）；保护隐私（2分）			
	行为5分	动作熟练（3分）；物品整理妥当（2分）			
提问	5分	掌握（5分）；部分掌握（3分）；未掌握（0分）			
总分	100分				

考官签字： 考核日期： 年 月 日

四、四肢瘫患者轮椅转移技术操作规程及评分标准

（一）操作规程

1. 目的

（1）协助四肢瘫患者完成轮椅至床间的相互转移。

（2）提高四肢瘫患者的日常生活自理能力。

（3）扩大四肢瘫患者的活动范围。

2. 评估

（1）患者

①整体情况　包括：手术部位、脊柱稳定性、骶尾部有无压伤、有无骨盆骨折、双上肢肌力、坐位平衡能力、生命体征、认知水平、皮肤状况、心理状况、日常生活自理能力、患者配合程度等。

②局部情况　包括：有无外固定支架或石膏托、有无留置管路及其固定情况等。

（2）环境

①安全　病床床闸的制动性能良好，床栏完好，轮椅的制动性能良好。

②病房　温度、湿度适宜，空气清新，周围环境安静、宽敞、明亮，适宜操作。

3. 准备

（1）护士　仪表端庄，着装整洁，去除尖锐物品，洗手，戴口罩；向患者及照护者讲解轮椅转移技术的目的及方法，取得他们的配合。

（2）物品　轮椅1台：大小、高度合适，两侧的扶手可以拆卸，轮胎充满气，刹车及脚踏板的性能良好。

（3）患者及照护者　了解操作目的、过程、注意事项及配合要点。

4. 操作步骤

（1）床→轮椅转移

①护士将轮椅推至床旁，使之与床呈30°~45°夹角，然后制动轮椅及病床，卸去靠近床沿一侧的轮椅扶手，收起脚踏板，再将患者移至床旁，协助其坐起，将患者双足前后交错（靠轮椅侧的脚在前）地放置在地面上；

②护士的双腿夹住患者的双膝，患者的下颌放在护士远离轮椅的一侧肩上，双臂抱住护士的颈部或垂挂于膝前；

③护士需再次确认床与轮椅之间的距离，双手抱紧患者的臀部或拉住其裤带，将患者抱起呈站立状，并转移至轮椅上；

④护士将患者的双足置于脚踏板上，协助其调整坐姿，在患者的双下肢上放一垫枕，将患者的双侧肘关节自然屈曲并放置在垫枕上，为其系好安全带。

（2）轮椅→床转移

①护士将轮椅推至床旁，使之与床呈30°~45°夹角，然后制动轮椅及病床，解开轮椅的安全带，协助患者坐于轮椅的边缘处，卸去靠近床沿一侧的轮椅扶手，收起脚踏板，将患者双足前后交错（靠近病床侧的脚在前）地放置在地面上；

②护士的双腿夹住患者的双膝，患者的下颌放在护士离床远的一侧肩上，双臂抱住护士的颈部或垂挂于膝前；

③护士需再次确认轮椅与床之间的距离，双手抱紧患者的臀部或拉住其裤带，将患者抱起呈站立状，并转移至床上；

④护士协助患者取舒适卧位，整理床单位，拉好床栏。

5. 注意事项

（1）在患者转移前，护士应评估患者的能力、全身及局部肢体的活动情况、对轮椅坐位的耐受程度、使用轮椅的认知程度及接受程度等。

（2）护士应消除患者紧张、对抗的心理，使其配合转移训练，为患者及陪护者详细讲解转移的方法、步骤及技巧，并对患者全身皮肤进行检查（有无压红、破溃等）。

（3）床面与轮椅尽可能处在同一水平上。

（4）在转移过程中，护士不可暴力拉、拽患者，动作要轻柔，避免碰伤其四肢、臀部、踝部的皮肤。

（5）在操作过程中，护士应鼓励患者积极参与，使患者从完全介助逐渐过渡到部分介助。

（二）评分标准（表 6-1-4）

表 6-1-4　四肢瘫患者轮椅转移技术考核评分标准

科室：　　　　　　　　考核者姓名：　　　　　　　　分数：

项目	分值	技术操作要求及分值	得分	扣分
仪表	5分	仪表端庄，着装整洁（2分）；去除尖锐物品，洗手，戴口罩（3分）		
操作前准备 10分	评估 5分	手术部位、脊柱稳定性、骶尾部有无压伤、有无骨盆骨折、双上肢肌力、坐位平衡能力、生命体征、认知水平、皮肤状况、心理状况、日常生活自理能力、患者配合程度等（3分）；有无外固定支架或石膏托、有无留置管路及其固定情况等（1分）；病床床闸的制动性能良好、床栏完好、轮椅的制动性能良好（1分）		
	沟通 2分	讲解轮椅转移技术的目的及方法，取得患者及照护者的配合（2分）		
	用物 3分	合适的轮椅1台（1分）；检查轮椅性能（2分）		
操作过程 70分	床→轮椅转移 35分	轮椅与床呈30°~45°夹角（2分）；制动轮椅（1分）；制动病床（1分）；卸去靠床沿一侧的轮椅扶手（1分）；收起脚踏板（1分）；患者双足前后交错地放置在地面上（4分）；患者的下颌放在护士远离轮椅的一侧肩上（2分）；患者的双臂抱住护士的颈部或垂挂于膝前（2分）；护士的双腿夹住患者的双膝（3分）；再次确认床与轮椅之间的距离（2分）；双手抱紧患者的臀部或拉住其裤带（2分）；将患者抱起呈站立状（2分）；将患者转移至轮椅上（2分）；将患者的双足放置在脚踏板上（2分）；在患者的双下肢上放一垫枕，将患者的双侧肘关节自然屈曲并放置在垫枕上（2分）；协助患者调整坐姿（2分）；为患者系好安全带（2分）；操作节力（2分）		

项目	分值	技术操作要求及分值	得分	扣分
操作过程70分	轮椅→床转移35分	轮椅与床呈30°~45°夹角（2分）；制动轮椅（1分）；制动病床（1分）；解开轮椅安全带（2分）；协助患者坐于轮椅的边缘处（2分）；卸去靠床沿一侧的轮椅扶手（1分）；收起脚踏板（1分）；患者双足前后交错地放置在地面上（4分）；患者的下颌放在护士离床远的一侧肩上（2分）；患者的双臂抱住护士的颈部或垂挂于膝前（2分）；护士的双腿夹住患者的双膝（3分）；再次确认床与轮椅之间的距离（2分）；双手抱紧患者的臀部或拉住其裤带（2分）；将患者抱起呈站立状（2分）；将患者转移至病床上（2分）；协助患者躺好并取舒适卧位（2分）；整理床单位，拉好床栏（2分）；操作节力（2分）		
操作后10分	态度5分	态度和蔼（1分）；人文关怀（1分）；安全意识（1分）；保护隐私（2分）		
	行为5分	动作熟练（3分）；物品整理妥当（2分）		
提问	5分	掌握（5分）；部分掌握（3分）；未掌握（0分）		
总分	100分			

考官签字： 考核日期： 年 月 日

五、轴线翻身技术（两人法）操作规程及评分标准

（一）操作规程

1. 目的

（1）协助颅骨牵引、脊髓及脊椎损伤的患者更换体位。

（2）减轻患者局部组织的压力，预防压伤等并发症。

（3）保持患者的舒适度。

2. 评估

（1）患者

①整体情况 包括：手术部位、脊柱稳定性、骶尾部有无压伤、有无骨盆骨折、双上肢肌力、坐位平衡能力、生命体征、认知水平、皮肤状况、心理状况、日常生活自理能力、患者配合程度等。

②局部情况 包括：有无外固定支架或石膏托、有无留置管路及其固定情况等。

（2）环境

①安全 病床床闸的制动性能良好，床栏完好。

②病房 温度、湿度适宜，空气清新，周围环境安静、宽敞、明亮，适宜操作。

3. 准备

（1）护士 护士2名，仪表端庄，着装整洁，去除尖锐物品，洗手，戴口罩；向患者

及照护者讲解轴线翻身技术（两人法）的目的及方法，取得他们的配合。

（2）物品　软枕 3~4 个，翻身记录卡 1 份。

（3）患者及照护者　了解操作目的、过程、注意事项及配合要点。

4. 操作步骤

（1）护士固定病床，拉起对侧床栏，协助患者取平卧位（仰卧，两手臂交叉放于胸前）；

（2）去除枕头，松开被尾，检查并妥善固定各留置管路；

（3）两名护士站在床的同一侧，护士 A 将双手置于患者的肩、背部，护士 B 将双手置于患者的腰、髋部，护士 A 喊口令，两人同时用力将患者移至护士同侧的床边，再次确认患者的两手臂置于胸前；

（4）护士 B 站于对侧，其双手摆放位置同前，护士 A 再喊口令，两人同时用力，动作一致地将患者的整个身体沿轴线翻转至侧卧位（根据患者病情选择不同角度的侧卧位），翻转角度不超过 60°；

（5）在患者背部垫软枕，以支撑身体，检查患者四肢有无受压，确保患者感到舒适，检查并妥善安置各留置管路，整理床单位，拉起床栏；

（6）填写翻身记录卡，正确记录翻身时间、侧卧位的角度及全身皮肤情况。

5. 注意事项

（1）有牵引的患者，在进行轴线翻身时应由专人维持牵引，使牵引不放松。

（2）护士应观察患者颈后部、背部、臀部等受压处的皮肤情况及伤口敷料有无渗血。

（3）若患者有引流管，在其轴线翻身后，护士应开放、固定引流管，并检查引流管是否通畅；对使用仪器者，护士应检查各导线是否连接完好。

（4）护士在移动和翻动患者时避免拖、拉、拽等动作，以减少患者局部皮肤的摩擦。

（5）若患者在翻身过程中出现呼吸困难等不适，护士应立即停止操作并通知医生。

（二）评分标准（表 6-1-5）

表 6-1-5　轴线翻身技术（两人法）考核评分标准

科室：　　　　　　　　　　　考核者姓名：　　　　　　　　　　　分数：

项目	分值	技术操作要求及分值	得分	扣分
仪表	5分	仪表端庄，着装整洁（2分）；去除尖锐物品，洗手，戴口罩（3分）		
操作前准备10分	评估5分	手术部位、脊柱稳定性、骶尾部有无压伤、有无骨盆骨折、双上肢肌力、坐位平衡能力、生命体征、认知水平、皮肤状况、心理状况、日常生活自理能力、患者配合程度等（3分）；有无外固定支架或石膏托、有无留置管路及其固定情况等（1分）；病床床闸的制动性能良好、床栏完好（1分）		
	沟通2分	讲解轴线翻身技术（两人法）的目的及方法，取得患者及照护者的配合（2分）		
	用物3分	软枕 3~4 个（2分）；翻身记录卡 1 份（1分）		

续表

项目	分值	技术操作要求及分值	得分	扣分
操作过程70分	轴线翻身技术（两人法）70分	床面平整（2分）；固定病床（2分）；拉起对侧床栏，患者呈平卧位（2分）；移去枕头，松开被尾（2分）；检查并妥善安置各留置管路（3分）		
		移动患者：患者平卧，两手臂交叉放于胸前（4分）；两名护士站于病床的同一侧（2分）；护士A将双手置于患者的肩、背部（4分）；护士B将双手置于患者的腰、髋部（4分）；护士A喊口令，两人同时用力将患者移至护士同侧的床边（6分）；再次确认患者的双臂放于胸前（4分）		
操作过程70分	轴线翻身技术（两人法）70分	协助侧卧：护士B站于对侧（4分）；两人双手的放置位置不变（6分）；护士A喊口令，两人同时用力，动作一致地将患者的整个身体沿轴线翻转至侧卧位（4分）；拉起床栏（2分）		
		安置体位：在患者背部放一软枕以支撑身体，根据患者病情选择不同角度的侧卧位（6分）；检查并妥善安置各留置管路（2分）；检查患者四肢有无受压，确保患者感到舒适（4分）；整理床单位（2分）；拉起床栏（2分）；填写翻身记录卡，正确记录翻身时间、侧卧位的角度及全身皮肤情况（3分）		
操作后10分	态度5分	态度和蔼（1分）；人文关怀（1分）；安全意识（1分）；保护隐私（2分）		
	行为5分	动作熟练、轻稳，使用节力原则（3分）；物品整理妥当（2分）		
提问	5分	掌握（5分）；部分掌握（3分）；未掌握（0分）		
总分	100分			

考官签字： 考核日期： 年 月 日

六、轴线翻身技术（三人法）操作规程及评分标准

（一）操作规程

1.目的

（1）协助颅骨牵引、脊髓及脊椎损伤的患者更换体位。

（2）减轻患者局部组织的压力，预防压伤等并发症。

（3）保持患者的舒适度。

2.评估

（1）患者

①整体情况　包括：手术部位、脊柱稳定性、骶尾部有无压伤、有无骨盆骨折、双上肢肌力、坐位平衡能力、生命体征、认知水平、皮肤状况、心理状况、日常生活自理能力、患者配合程度等。

②局部情况　包括：有无外固定支架或石膏托、有无留置管路及其固定情况等。

（2）环境

①安全　病床床闸的制动性能良好，床栏完好。

②病房　温度、湿度适宜，空气清新，周围环境安静、宽敞、明亮，适宜操作。

3. 准备

（1）护士　护士3名，仪表端庄，着装整洁，去除尖锐物品，洗手，戴口罩；向患者及照护者讲轴线翻身技术（三人法）的目的及方法，取得他们的配合。

（2）物品　软枕3~4个，翻身记录卡1份，颈托1个（根据患者需要准备）。

（3）患者及照护者　了解操作目的、过程、注意事项及配合要点。

4. 操作步骤

（1）护士固定病床，拉起对侧床栏，协助患者取平卧位（仰卧，两手臂交叉放于胸前）；

（2）去除枕头，松开被尾，检查并妥善固定各留置管路；

（3）护士A站于患者头侧，固定患者头、颈部，沿纵轴向上方向，稍用力地牵引其头、颈部，使头、颈部随躯干慢慢移动；

（4）另外两名护士站于患者的同一侧，护士B将双手置于患者的肩、背部，护士C将双手置于患者的腰、髋部，使患者头、颈、胸、腰、髋部保持在同一水平线上；

（5）护士A喊口令，三人同时移动患者至护士同侧的床边，再次确定患者的两手臂置于胸前；

（6）护士C站于对侧，其双手摆放位置同前，护士A再喊口令，三人同时用力，将患者的整个身体沿轴线翻转至侧卧位（根据患者病情选择不同角度的侧卧位），翻转角度不超过60°；

（7）在患者的头、颈部及背部分别垫软枕，以支撑身体，检查患者四肢有无受压，确保患者感到舒适，检查并妥善安置各留置管路，整理床单位，拉起床栏；

（8）填写翻身记录卡，正确记录翻身时间、侧卧位的角度及全身皮肤情况。

5. 注意事项

（1）有牵引的患者，在进行轴线翻身时应由专人维持牵引，使牵引不放松。

（2）颈椎或颈髓损伤的患者，应采用三人协助的轴线翻身法，护士注意固定其头、颈部。

（3）护士应观察患者颈后部、背部、臀部等受压处的皮肤情况及伤口敷料有无渗血。

（4）若患者有引流管，在其轴线翻身后，护士应开放、固定引流管，并检查引流管是否通畅；对使用仪器者，护士应检查各导线是否连接完好。

（5）护士在移动和翻动患者时避免拖、拉、拽等动作，以减少患者局部皮肤的摩擦。

（6）若患者在翻身过程中出现呼吸困难等不适，护士应立即停止操作并通知医生。

（二）评分标准（表6-1-6）

表6-1-6　轴线翻身技术（三人法）考核评分标准

科室：　　　　　　　　考核者姓名：　　　　　　　　　　分数：

项目	分值	技术操作要求及分值	得分	扣分
仪表	5分	仪表端庄，着装整洁（2分）；去除尖锐物品，洗手，戴口罩（3分）		

续表

项目	分值	技术操作要求及分值	得分	扣分
操作前准备10分	评估5分	手术部位、脊柱稳定性、骶尾部有无压伤、有无骨盆骨折、双上肢肌力、坐位平衡能力、生命体征、认知水平、皮肤状况、心理状况、日常生活自理能力、患者配合程度等（3分）；有无外固定支架或石膏托、有无留置管路及其固定情况等（1分）；病床床闸的制动性能良好、床栏完好（1分）		
操作前准备10分	沟通2分	讲解轴线翻身技术（三人法）的目的及方法，取得患者及照护者的配合（2分）		
	用物3分	软枕3~4个，翻身记录卡1份，颈托1个（根据患者需要准备）（3分）		
操作过程70分	轴线翻身技术（三人法）70分	床面平整（2分）；固定病床（2分）；拉起对侧床栏，患者呈平卧位（2分）；移去枕头，松开被尾（2分）；检查并妥善安置各留置管路（4分）		
		移动患者：患者平卧，两手臂交叉放于胸前（4分）；护士A站于患者头侧，固定患者头、颈部，沿纵轴向上方向，稍用力地牵引其头、颈部，使头、颈部随躯干慢慢移动（4分）；另外两名护士站于患者的同一侧，护士B将双手置于患者的肩、背部（4分）；护士C将双手置于患者的腰、髋部，使患者头、颈、胸、腰、髋部保持在同一水平线上（4分）；护士A喊口令，三人同时移动患者至护士同侧的床边（8分）；再次确定患者的两手臂置于胸前（6分）		
		转向侧卧：护士C站于对侧，其双手摆放位置同前，护士A再喊口令，三人同时用力，将患者的整个身体沿轴线翻转至侧卧位（8分）；翻转角度不超过60°（4分）		
		安置体位：在患者的头、颈部及背部分别垫软枕，以支撑身体（6分）；检查患者四肢有无受压，确保患者感到舒适（2分）；检查并妥善安置各留置管路（2分）；整理床单位，拉起床栏（2分）；填写翻身记录卡，正确记录翻身时间、侧卧位的角度及全身皮肤情况（4分）		
操作后10分	态度5分	态度和蔼（1分）；人文关怀（1分）；安全意识（1分）；保护隐私（2分）		
	行为5分	动作熟练、轻稳，使用节力原则（3分）；物品整理妥当（2分）		
提问	5分	掌握（5分）；部分掌握（3分）；未掌握（0分）		
总分	100分			

考官签字：   考核日期：   年   月   日

七、修饰技术操作规程及评分标准

（一）操作规程

1. 目的

（1）C_5 及以下脊髓节段损伤的患者在护士的指导和督促下学会日常修饰动作技术。

（2）提高患者的日常生活自理能力，减少患者对照护者的依赖。

（3）提高患者的自信心及自尊。

2. 评估

（1）患者

①整体情况　包括：手术部位、脊柱稳定性、各种留置管路的固定情况、有无骨盆骨折、双上肢肌力、坐位平衡能力、生命体征、认知水平、皮肤状况、心理状况、日常生活自理能力、脊髓损伤节段、屈肘肌力 3 级以上、躯干控制能力、肢体活动情况、患者配合程度等。

②局部情况　包括：双上肢有无外伤、骨折等，骶尾部有无压伤。

（2）环境

①安全　病床床闸的制动性能良好，床栏完好，轮椅的制动性能良好。

②病房　温度、湿度适宜，空气清新，周围环境安静、宽敞、明亮，适宜操作；操作台的高度适宜，台面的下方有空隙，可方便轮椅进出。

3. 准备

（1）护士　仪表端庄，着装整洁，去除尖锐物品，洗手，戴口罩；向患者及照护者讲解修饰技术的目的及方法，取得他们的配合。

（2）物品　窄柄牙刷 / 电动牙刷、牙膏、水杯及长吸管、毛巾、腕部支具、按压式肥皂液、电动剃须刀或普通剃须刀、合适的轮椅。（根据病情及操作内容选择合适的物品）

（3）患者及照护者　了解操作目的、过程、注意事项及配合要点。

4. 操作步骤

（1）口腔护理　适用于 C_5 及以下脊髓节段完全性损伤的患者。此项训练所需物品：窄柄牙刷 / 电动牙刷、牙膏、水杯及长吸管、腕部支具。

①不同诊断的患者应选择不同的训练器具（C_5 完全性损伤的患者选择窄柄牙刷；C_6 及以下脊髓节段完全性损伤的患者可以使用电动牙刷，用牙齿或在操作台面上蹭开电动牙刷的开关）；

②照护者备好漱口水及长吸管；

③护士将所有物品放在患者便于取放的位置；

④患者乘坐轮椅至操作台前坐好，固定轮椅，佩戴腕部支具，使用长吸管或水杯漱口，再将牙膏挤压至口中，然后按照顺序进行口腔清洁，在清洁完成后再次漱口；

⑤操作完毕，患者取下腕部支具，乘坐轮椅离开操作台。

（2）面部清洁　适用于 C_5 及以下脊髓节段完全性损伤的患者。此项训练所需物品：毛巾、腕部支具（根据病情选择是否使用）、按压式肥皂液。

①护士将所有物品放在患者便于取放的位置；

②患者乘坐轮椅至操作台前坐好，固定轮椅；

③照护者将湿毛巾平铺并交给患者；

④C_5完全性损伤的患者需要借助于腕部支具，以辅助双手拿起毛巾来洗脸，C_6完全性损伤的患者可抓握毛巾来洗脸，C_7、C_8完全性损伤的患者可用手指拿起毛巾来洗脸；

⑤操作完毕，患者取下腕部支具，乘坐轮椅离开操作台。

（3）刮胡子　适用于C_5及以下脊髓节段完全性损伤的男性患者。此项训练所需物品：电动剃须刀（适用于应用抗凝药物及控制能力不佳者）或普通剃须刀、腕部支具。

①护士将所有物品放在患者便于取放的位置；

②患者乘坐轮椅至操作台前坐好，固定轮椅；

③患者佩戴腕部支具（C_5~T_1完全性损伤的患者借助于腕部支具，可独立完成刮胡子训练）；

④C_5、C_6完全性损伤的患者用牙齿或在操作台面上蹭开电动剃须刀的开关，用两腕部的掌侧来固定剃须刀（即夹住剃须刀），以完成刮胡子训练；C_7、C_8及以下脊髓节段完全性损伤的患者可单手抓握剃须刀，以完成刮胡子训练；

⑤操作完毕，患者取下腕部支具，乘坐轮椅离开操作台。

5.注意事项

（1）C_5完全性损伤的患者进行日常生活活动需要借助于辅助用具，同时需要照护者的监督、协助。

（2）护士充分评估患者的病情及独立生活的意愿。

（3）不同脊髓节段损伤的患者独立完成日常生活活动的方法不完全相同，需要被差别对待。

（4）护士评估患者的皮肤情况，根据患者的操作时间对受压部位的皮肤进行减压。

（5）护士及照护者鼓励并督促患者主动参与日常生活活动，保障患者安全。

（二）评分标准（表6-1-7）

表6-1-7　修饰技术考核评分标准

科室：　　　　　　　　　考核者姓名：　　　　　　　　　分数：

项目	分值	技术操作要求及分值	得分	扣分
仪表	5分	仪表端庄，着装整洁（2分）；去除尖锐物品，洗手，戴口罩（3分）		
操作前准备10分	评估5分	手术部位、脊柱稳定性、各种留置管路的固定情况、有无骨盆骨折、双上肢肌力、坐位平衡能力、生命体征、认知水平、皮肤状况、心理状况、日常生活自理能力、脊髓损伤节段、屈肘肌力3级以上、躯干控制能力、肢体活动情况、患者配合程度等（3分）；双上肢有无外伤、骨折等，骶尾部有无压伤（1分）；病床床闸的制动性能良好、床栏完好、轮椅的制动性能良好（1分）		
	沟通2分	讲解修饰技术的目的及方法，取得患者及照护者的配合（2分）		
	用物3分	根据病情及操作内容选择合适的物品：窄柄牙刷/电动牙刷、牙膏、水杯及长吸管、毛巾、腕部支具、按压式肥皂液、电动剃须刀或普通剃须刀、合适的轮椅（3分）		

项目	分值	技术操作要求及分值	得分	扣分
操作过程70分	口腔护理35分	用物准备：窄柄牙刷／电动牙刷、牙膏、水杯及长吸管、腕部支具（2分）		
		患者乘坐轮椅至操作台前坐好，固定轮椅（3分）；正确佩戴腕部支具（4分）；使用长吸管或水杯漱口（4分）；将牙膏挤压至口中（5分）；C_5完全性损伤的患者选择窄柄牙刷（2分）；C_6及以下脊髓节段完全性损伤的患者可以使用电动牙刷，用牙齿或在操作台面上蹭开电动牙刷的开关（3分）；按照顺序进行口腔清洁（5分）；再次漱口（5分）；取下腕部支具，乘坐轮椅离开操作台（2分）		
	面部清洁20分	用物准备：毛巾、腕部支具（根据病情选择是否使用）、按压式肥皂液（2分）		
		患者乘坐轮椅至操作台前坐好，固定轮椅（3分）；照护者将湿毛巾平铺并交给患者（3分）；C_5完全性损伤的患者借助于腕部支具辅助双手拿毛巾洗脸（3分）；C_6完全性损伤的患者抓握毛巾来洗脸（3分）；C_7、C_8完全性损伤的患者可用手指拿起毛巾来洗脸（4分）；取下腕部支具，乘坐轮椅离开操作台（2分）		
	刮胡子15分	用物准备：电动剃须刀（适用于应用抗凝药物及控制能力不佳者）或普通剃须刀、腕部支具（3分）		
		患者乘坐轮椅至操作台前坐好，固定轮椅（2分）；C_5、C_6完全性损伤的患者用牙齿或在操作台面上蹭开电动剃须刀的开关，用两腕部的掌侧来固定剃须刀（4分）；C_7、C_8及以下脊髓节段完全性损伤的患者可单手抓握剃须刀（4分）；取下腕部支具，乘坐轮椅离开操作台（2分）		
操作后10分	态度5分	态度和蔼（1分）；人文关怀（1分）；安全意识（1分）；保护隐私（2分）		
	行为5分	动作熟练（3分）；物品整理妥当（2分）		
提问	5分	掌握（5分）；部分掌握（3分）；未掌握（0分）		
总分	100分			

考官签字：　　　　　　　　　　　　　　　　　　　　考核日期：　　年　月　日

八、进食及饮水技术操作规程及评分标准

（一）操作规程

1.目的

（1）C_5及以下脊髓节段损伤的患者在护士的指导及督促下学习进食及饮水技术。

（2）提高患者的日常生活自理能力，减少患者对照护者的依赖。

（3）提高患者的自信心和自尊。

2. 评估

（1）患者

①整体情况　包括：手术部位、脊柱稳定性、各种留置管路的固定情况、有无骨盆骨折、双上肢肌力、坐位平衡能力、生命体征、认知水平、皮肤状况、心理状况、日常生活自理能力、脊髓损伤节段、屈肘肌力 3 级以上、躯干控制能力、肢体活动情况、患者配合程度等。

②局部情况　包括：双上肢有无外伤、骨折等，骶尾部有无压伤。

（2）环境

①安全　病床床闸的制动性能良好，床栏完好，轮椅的制动性能良好。

②病房　温度、湿度适宜，空气清新，周围环境安静、宽敞、明亮，适宜操作；操作台的高度适宜，台面的下方有空隙，可方便轮椅进出。

3. 准备

（1）护士　仪表端庄，着装整洁，去除尖锐物品，洗手，戴口罩；向患者及照护者讲解进食及饮水技术的目的及方法，取得他们的配合。

（2）物品　食物（根据患者情况准备）、轮椅、腕部支具、万能套、带吸盘的碗和盘子、特制的勺子或叉子（手柄被加粗，便于抓握）、特制的筷子（顶端用金属或塑料链连接）、敞口杯或带"U"形把手的杯子、合适的轮椅。（根据损伤节段及操作内容选择合适的物品。）

（3）患者及照护者　了解操作目的、过程、注意事项及配合要点。

4. 操作步骤

（1）进食

①照护者将食物切成小块，用带吸盘的碗盛好食物，并将其置于操作台上；

②患者乘坐轮椅至操作台前坐好，固定轮椅；

③ C_5 损伤的患者，佩戴腕部支具（用双手夹住腕部支具，同时两侧腕部向下推腕部支具，利用嘴巴固定腕部支具），借助腕部支具来进食；

④ C_6 损伤的患者，可将万能套固定在手中（利用牙齿或对侧拇指独立完成万能套的佩戴），借助万能套来进食；

⑤操作完毕，患者取下腕部支具或万能套，乘坐轮椅离开操作台。

（2）饮水

①照护者将水杯乘好水，并将其置于操作台上；

②患者乘坐轮椅至操作台前坐好，固定轮椅；

③ C_5 损伤的患者，可用双侧腕部夹住水杯来独立饮水；

④ C_6 及以下脊髓节段损伤的患者，可用一只手抓握水杯（一般选用带"U"形把手的杯子）的把手以固定，用另一只手托住杯底来独立饮水；

⑤操作完毕，患者乘坐轮椅离开操作台。

5. 注意事项

（1）护士及照护者鼓励并督促患者完成进食及饮水动作，保障患者安全，在必要时给予患者协助。

（2）家属应主动参与患者的日常生活活动训练，以增强患者的信心。

（二）评分标准（表 6-1-8）

表 6-1-8　　进食及饮水技术考核评分标准

科室：　　　　　　　　　　　　考核者姓名：　　　　　　　　　　　　分数：

项目	分值	技术操作要求及分值	得分	扣分
仪表	5分	仪表端庄，着装整洁（2分）；去除尖锐物品，洗手，戴口罩（3分）		
操作前准备 7分	评估 5分	手术部位、脊柱稳定性、各种留置管路的固定情况、有无骨盆骨折、双上肢肌力、坐位平衡能力、生命体征、认知水平、皮肤状况、心理状况、日常生活自理能力、脊髓损伤节段、屈肘肌力 3 级以上、躯干控制能力、肢体活动情况、患者配合程度等（3分）；双上肢有无外伤、骨折等，骶尾部有无压伤（1分）；病床床闸的制动性能良好，床栏完好，轮椅的制动性能良好（1分）		
	沟通 2分	讲解进食及饮水技术的目的及方法，取得患者及照护者的配合（2分）		
操作前过程 73分	用物准备 33分	食物：根据患者情况准备，切成小块（7分） 操作台：高度适宜，桌面防滑（5分） 轮椅：大小合适，高度适宜，患者双足能够平放在踏脚板上，屈髋、屈膝的角度均约为 90°（5分） 碗、盘子：有吸盘，不易碎（4分） 勺子（叉子）：手柄可在改良后被加粗，以便于抓握（4分） 筷子：顶端可在改良后用金属或塑料链连接（4分） 水杯：为敞口杯或带"U"形把手（4分）		
	进食 20分	C_5 损伤的患者，佩戴腕部支具（用双手夹住腕部支具，同时两侧腕部向下推腕部支具，利用嘴巴固定腕部支具）（8分）；C_6 损伤的患者，可将万能套固定在手中（利用牙齿或对侧拇指独立完成万能套的佩戴）（8分）；C_5 损伤的患者借助腕部支具来进食（2分）；C_6 损伤的患者借助万能套来进食（2分）		
	饮水 20分	C_5 损伤的患者，可用双侧腕部夹起水杯来独立饮水（8分）；C_6 损伤的患者，可用一只手抓握水杯的把手以固定，用另一只手托住杯底来独立饮水（8分）；每次的饮水量达到 200ml（4分）		
操作后 10分	态度 5分	态度和蔼（1分）；人文关怀（1分）；安全意识（1分）；保护隐私（2分）		
	行为 5分	动作熟练（3分）；物品整理妥当（2分）		
提问	5分	掌握（5分）；部分掌握（3分）；未掌握（0分）		
总分	100分			

考官签字：　　　　　　　　　　　　　　　　　　　　考核日期：　　年　月　日

九、更衣技术操作规程及评分标准

（一）操作规程

1. 目的

（1）C_6 及以下脊髓节段损伤的患者在护士的指导及督促下学习更衣技术。

（2）提高患者的日常生活自理能力，减少患者对照护者的依赖。

（3）提高患者的自信心及自尊。

2. 评估

（1）患者

①整体情况　包括：手术部位、脊柱稳定性、各种留置管路的固定情况、有无骨盆骨折、双上肢肌力、坐位平衡能力、生命体征、认知水平、皮肤状况、心理状况、日常生活自理能力、脊髓损伤节段、屈肘肌力3级以上、躯干控制能力、肢体活动情况、患者配合程度等。

②局部情况　包括：双上肢有无外伤、骨折等，骶尾部有无压伤。

（2）环境

①安全　病床床闸的制动性能良好，床栏完好，轮椅的制动性能良好。

②病房　温度、湿度适宜，空气清新，周围环境安静、宽敞、明亮，适宜操作。

3. 准备

（1）护士　仪表端庄，着装整洁，去除尖锐物品，洗手，戴口罩；向患者及照护者讲解更衣技术的目的及方法，取得他们的配合。

（2）物品　套头衫、开衫、长裤、袜子、鞋子、合适的轮椅。

（3）患者及照护者　了解操作目的、过程、注意事项及配合要点。

4. 操作步骤

（1）穿、脱上衣　患者在轮椅上或在床上完成该动作。

①穿、脱套头衫

a. 患者处于长坐位或坐在轮椅上，护士将套头衫平放在患者的大腿上；

b. 患者将左手插入同侧衣袖内，右手协助左手，使左手手腕露出袖口，完成穿左侧衣袖动作；

c. 以同样的方法完成穿右侧衣袖动作；

d. 双手上举，头部套入并钻出领口，最后患者整理衣服，完成穿衣动作；

e. 在脱衣时，患者躯干尽量前屈，双手拉住衣服的后领，并将其向上方拉至头部露出来；

f. 患者将一侧肩和手臂从衣袖里褪出，接着将另一侧肩和手臂也从衣袖里褪出，完成脱衣动作。

②穿、脱开衫

a. 患者处于长坐位或坐在轮椅上，护士将衣服里面向上（衣领靠近患者腹部）地平放在患者大腿上；

b. 患者将左手插入同侧衣袖内，右手协助左手，使左手手腕露出袖口，完成穿左侧衣袖动作；

c. 重复同样动作，完成穿右侧衣袖动作；

d. 双手上举，同时头向前伸，低头至衣服越过头部，放下双手，患者扣上衣扣（可在协助下完成），整理衣服，完成穿衣动作；

e. 在脱衣时，患者先解开衣扣（可在协助下完成），躯干尽量前屈，双手拉住衣服的后领，并将其向上方拉，使衣服越过头顶；

f. 患者坐直，左手拇指勾住右侧衣袖的腋窝处，并向下拉衣袖，使右手从衣袖里褪出，以同样的方法使左手从衣袖里褪出，完成脱衣动作（也可保留开衫最上面的2个衣扣不系，按照脱套头衫的方法脱开衫）。

（2）穿、脱长裤

①四肢瘫患者

a. 患者处于长坐位，屈曲髋关节至少90°，护士将长裤平铺在患者的足底处；

b. 患者将右手放在右侧膝关节的下面，向上拉膝关节，使膝关节屈曲来把裤腿套在右足上，以同样的方法把裤腿套在左足上；

c. 患者通过屈曲膝关节及手掌滑动裤腿，将两条裤腿套在腿上，并尽可能向上拉长裤；

d. 躺下，双手交叉放在胸前，身体重复进行左右摆动，以完成右侧卧位，左手伸至背后，左手拇指勾住同侧皮带环，将其拉至左臀以上，以同样的方法穿好另一侧裤腿，最后整理长裤，完成穿长裤动作。

e. 脱长裤的方法与之相反。

②截瘫患者

a. 患者处于长坐位，屈曲髋关节至少90°，护士将长裤平铺在患者的足底处；

b. 患者先把一侧裤腿套在同侧的足上，并向上拉裤腿至大腿部，必要时可用肘部支撑身体，以同样的方法使另一侧裤腿套至大腿部；

c. 右侧肘部支撑身体，使左侧臀部抬离床面，左手将裤子往上拉至左侧臀部以上，以同样的方法穿好另一侧裤腿，最后整理长裤，完成穿长裤动作；

d. 脱裤子的方法与之相反。

（3）穿、脱袜子

①患者处于长坐位或坐在轮椅上，把左足放在右侧膝盖上，双手夹住袜子，将其套在左足趾上，利用在袜子一侧缝上的拉环带或者其他辅助工具往上拉袜子，以穿上左侧袜子，用同样的方法穿上右侧袜子，完成穿袜子动作；

②患者处于长坐位或坐在轮椅上，把左足放在右侧膝盖上，再往下拉左侧袜子，以脱下左侧袜子，用同样的方法脱下右侧袜子，完成脱袜子动作。

（4）穿、脱鞋子

①患者处于长坐位或坐在轮椅上，把左足放在右侧膝盖上，双手夹住鞋子，将其套在左足趾上，然后往上提鞋后跟，以穿上左鞋，用同样的方法穿上右鞋，完成穿鞋子动作；

②患者处于长坐位或坐在轮椅上，把左足放在右侧膝盖上，再往下拉鞋后跟，以脱下左鞋，用同样的方法脱下右鞋，完成脱鞋子动作。

5. 注意事项

（1）床铺保持平整、清洁。

（2）轮椅制动性能良好。

（3）衣物及袜子舒适不紧绷，无多余线头；鞋子舒适，较正常尺码大一码。

（4）患者在足部肿胀时，不要穿过厚、过大的袜子，不要穿过紧的鞋子，以免挤压足部而导致其发生压伤。

（5）护士每日检查患者的全身皮肤，及时发现皮肤的异常之处。

（6）护士及照护者监督并鼓励患者独立完成日常生活活动，以提高生活质量。

（7）家属应主动参与患者的日常生活活动训练，以增强患者的信心。

（二）评分标准（表 6-1-9）

表 6-1-9　更衣技术考核评分标准

科室：　　　　　　　　　考核者姓名：　　　　　　　　　分数：

项目	分值	技术操作要求及分值	得分	扣分
仪表	5分	仪表端庄，着装整洁（2分）；去除尖锐物品，洗手，戴口罩（3分）		
操作前准备10分	评估5分	手术部位、脊柱稳定性、各种留置管路的固定情况、有无骨盆骨折、双上肢肌力、坐位平衡能力、生命体征、认知水平、皮肤状况、心理状况、日常生活自理能力、脊髓损伤节段、屈肘肌力3级以上、躯干控制能力、肢体活动情况、患者配合程度等（3分）；双上肢有无外伤、骨折等，骶尾部有无压伤（1分）；病床床闸的制动性能良好、床栏完好、轮椅的制动性能良好（1分）		
	沟通2分	讲解更衣技术的目的及方法，取得患者及照护者的配合（2分）		
	用物3分	套头衫、开衫、长裤、袜子、鞋子、合适的轮椅（3分）		
操作前过程70分	穿、脱上衣24分	穿法：患者处于长坐位或坐在轮椅上（1分）；套头衫/开衫（衣服里面朝上，衣领靠近患者腹部）平放在患者大腿上（2分）；左手插入同侧衣袖内，在右手协助下，左手腕露出袖口（2分）；以同样的方法，完成穿右侧衣袖动作（2分）；双手上举，头部套入并钻出领口/双手上举，头向前伸，低头至衣服越过头部（4分）；整理衣服，扣上衣扣（2分）		
		脱法：躯干尽量前屈，双手拉住衣服的后领并将其往上拉，直至头部褪出（5分）；一侧肩和手臂从衣袖里褪出（3分）；另一侧肩和手臂也从衣袖里褪出（3分）		
	穿、脱长裤26分	四肢瘫患者：患者处于长坐位，屈曲髋关节至少90°，护士将长裤平铺在患者的足底处（2分）；患者的右手放在右侧膝关节的下面，向上拉膝关节，使膝关节屈曲来把裤腿套在右足上，同法使裤腿套在左足上（2分）；利用屈曲膝关节及手掌滑动裤腿，将两条裤腿套在腿上，并尽可能向上拉（2分），躺下，双手交叉放在胸前，身体重复进行左右摆动，以完成右侧卧位（2分）；左手伸至背后，左手拇指勾住同侧皮带环并向上拉至左侧臀部以上（2分）；同法穿好另一侧裤腿，完成穿长裤动作（1分）；脱长裤的方法与之相反（2分）		

续表

项目	分值	技术操作要求及分值	得分	扣分
操作前过程70分	穿、脱长裤26分	截瘫患者：患者处于长坐位，屈曲髋关节至少90°，护士将长裤平铺在患者的足底处（2分）；患者先把一侧裤腿套在同侧的足上，并向上拉裤腿至大腿部，必要时可用肘部支撑身体（2分）；以同样的方法使另一侧裤腿套至大腿部（2分）；右侧肘部支撑身体，使左侧臀部抬离床面，左手将裤子往上拉至左侧臀部以上（2分）；以同样的方法穿好另一侧裤腿（2分）；脱长裤的方法与之相反（3分）		
	穿、脱袜子10分	穿袜子：患者处于长坐位或者坐在轮椅上（1分）；双手夹住袜子，将其套在左足趾上，利用在袜子一侧缝上的拉带或者其他辅助工具往上拉袜子，以穿上左侧袜子（2分）；用同样的方法穿上右侧袜子（2分）		
		脱袜子：患者处于长坐位或者坐在轮椅上（1分）；把左足放在右侧膝盖上，再往下拉左侧的袜子，以脱下左侧袜子（2分）；用同样的方法脱下右侧袜子（2分）		
	穿、脱鞋子10分	穿鞋子：患者处于长坐位或者坐在轮椅上（1分）；把左足放在右侧膝盖上，双手夹住鞋子，将其套在左足趾上，再往上提鞋后跟，以穿上左鞋（2分）；用同样的方法穿上右鞋（2分）		
		脱鞋子：患者处于长坐位或者坐在轮椅上（1分）；把左足放在右侧膝盖上，再往下拉鞋后跟，以脱下左鞋（2分）；用同样的方法脱下右鞋（2分）		
操作后10分	态度5分	态度和蔼（1分）；人文关怀（1分）；安全意识（1分）；保护隐私（2分）		
	行为5分	动作熟练（3分）；物品整理妥当（2分）		
提问	5分	掌握（5分）；部分掌握（3分）；未掌握（0分）		
总分	100分			

考官签字：　　　　　　　　　　　　　　　　　**考核日期：**　　年　月　日

十、平车转移技术操作规程及评分标准

（一）操作规程

1.目的

（1）C$_5$及以下脊髓节段损伤的患者在护士的指导及督促下学习平车与床之间的转移技术。

（2）提高患者的日常生活自理能力，减少患者对照护者的依赖。

（3）提高患者的自信心及自尊。

2.评估

（1）患者

①整体情况　包括：手术部位、脊柱稳定性、骶尾部有无压伤、有无骨盆骨折、双上

肢肌力、坐位平衡能力、生命体征、认知水平、皮肤状况、心理状况、日常生活自理能力、脊髓损伤节段、躯干控制能力、肢体活动情况、患者配合程度等。

②局部情况　包括：有无外固定支架或石膏托、有无留置管路及其固定情况等。

（2）环境

①安全　病床床闸的制动性能良好，床栏完好。

②病房　温度、湿度适宜，空气清新，周围环境安静、宽敞、明亮，适宜操作。

3. 准备

（1）护士　仪表端庄，着装整洁，去除尖锐物品，洗手，戴口罩；向患者及照护者讲解平车转移技术的目的及方法，取得他们的配合。

（2）物品　平车、病床，两者高度相同。

（3）患者及照护者　了解操作目的、过程、注意事项及配合要点。

4. 操作步骤

（1）护士将平车推至患者床边，放下平车与病床相邻侧的床栏；

（2）平车与病床平行放置，紧密相连，护士固定病床的床闸及平车的车闸，然后拉起平车的另一侧床栏，以保证患者安全；

（3）患者可坐在床上，双上肢支撑身体，靠近平车一侧的上肢不能离躯干过远，避免力量不足，另一侧上肢也尽量靠近躯干；

（4）双上肢同时用力，使臀部抬离床面并移向平车，患者再分别慢慢挪动双足，反复数次，直至整个身体移至平车上；

（5）护士拉起与病床相邻侧的平车床栏，协助患者调整体位；

（6）从平车转移至床的方法与上述方法同理。

5. 注意事项

（1）床铺保持平整、清洁。

（2）患者保证臀部在转移时能够离开床面。

（3）护士每日检查患者的全身皮肤情况，及时发现皮肤的异常。

（4）在转移过程中，护士及照护者应保障患者安全，避免发生意外伤害。

（二）评分标准（表6-1-10）

表6-1-10　平车转移技术考核评分标准

科室：　　　　　　　　　　考核者姓名：　　　　　　　　　　分数：

项目	分值	技术操作要求及分值	得分	扣分
仪表	5分	仪表端庄，着装整洁（2分）；去除尖锐物品，洗手，戴口罩（3分）		
操作前准备10分	评估5分	手术部位、脊柱稳定性、骶尾部有无压伤、有无骨盆骨折、双上肢肌力、坐位平衡能力、生命体征、认知水平、皮肤状况、心理状况、日常生活自理能力、脊髓损伤节段、躯干控制能力、肢体活动情况、患者配合程度等（3分）；有无外固定支架或石膏托、有无留置管路及其固定情况等（1分）；病床床闸的制动性能良好、床栏完好（1分）		

续表

项目	分值	技术操作要求及分值	得分	扣分
操作前准备10分	沟通2分	讲解平车转移技术的目的及方法，取得患者及照护者的配合（2分）		
	用物3分	平车、病床（3分）		
操作过程70分	转移前20分	护士将平车推至患者床边，将平车与床相邻侧的床栏放下（5分）；将平车与病床平行放置，紧密相连（5分）；固定病床的床闸及平车的车闸（5分）；拉起平车的另一侧床栏，以保证患者安全（5分）		
	转移过程50分	患者可坐在床上（5分）；双上肢支撑身体，靠近平车一侧的上肢不能离躯干过远，避免力量不足，另一侧上肢也尽量靠近躯干（15分）；双上肢同时用力，使臀部抬离床面并移向平车（15分）；再分别慢慢挪动双足，反复数次，直至整个身体移至平车上（10分）；护士拉起与病床相邻侧的平车床栏，协助患者调整体位（5分）		
操作后10分	态度5分	态度和蔼（1分）；人文关怀（1分）；安全意识（1分）；保护隐私（2分）		
	行为5分	动作熟练（3分）；物品整理妥当（2分）		
提问	5分	掌握（5分）；部分掌握（3分）；未掌握（0分）		
总分	100分			

考官签字：　　　　　　　　　　　　　　　考核日期：　　年　　月　　日

十一、轮椅减压技术操作规程及评分标准

（一）操作规程

1. 目的　避免患者出现压伤，保持皮肤的完整性。

2. 评估

（1）患者

①整体情况　包括：手术部位、脊柱稳定性、各种留置管路的固定情况、有无骨盆骨折、双上肢肌力、坐位平衡能力、生命体征、认知水平、皮肤状况、心理状况、日常生活自理能力、脊髓损伤节段、屈肘肌力3级以上、躯干控制能力、肢体活动情况、患者配合程度等。

②局部情况　包括：双上肢有无外伤、骨折等，骶尾部有无压伤。

（2）环境

①安全　病床床闸的制动性能良好，床栏完好，轮椅的制动性能良好。

②病房　温度、湿度适宜，空气清新，周围环境安静、宽敞、明亮，适宜操作。

3. 准备

（1）护士　仪表端庄，着装整洁，去除尖锐物品，洗手，戴口罩；向患者及照护者讲

解轮椅减压技术的目的及方法，取得他们的配合。

（2）物品　轮椅 1 台：大小、高度合适，轮胎充满气，刹车及脚踏板的性能良好。

（3）患者及照护者　了解操作目的、过程、注意事项及配合要点。

4. 操作步骤

（1）双上肢肌力 ≥ 4 级的截瘫患者

①患者端坐于轮椅的正中部位，固定轮椅，抬头，背向后靠，髋关节屈曲约 90°；

②双手放在轮椅两侧的扶手上，双臂用力将身体撑起，使臀部悬空并保持 15~20 秒。

（2）双上肢肌力 < 4 级的截瘫患者

①独立完成　患者端坐于轮椅的正中部位，固定轮椅，将身体向左侧倾斜，使右侧的臀部悬空并保持 15~20 秒；再将身体向右侧倾斜，使左侧的臀部悬空并保持 15~20 秒。

②协助完成　患者端坐于轮椅的正中部位，固定轮椅，在护士的协助下将身体向前倾，使臀部悬空并保持 15~20 秒。

（3）四肢瘫患者

①患者端坐于轮椅的正中部位，抬头，背向后靠，髋关节屈曲约 90°；

②护士固定轮椅，站在轮椅的后方，双手分别从患者腋下抓住其两肩，用力将患者抬起，使患者的臀部悬空并保持 15~20 秒。

5. 注意事项

（1）护士应消除患者紧张、对抗的心理，使患者配合轮椅减压训练。

（2）护士应向患者及陪护者详细讲解轮椅减压训练的方法及技巧，并对患者全身皮肤进行检查。

（3）患者应每隔 30 分钟做 1 次轮椅减压训练。

（二）评分标准（表 6-1-11）

表 6-1-11　轮椅减压技术考核评分标准

科室：　　　　　　　　　　考核者姓名：　　　　　　　　　　分数：

项目	分值	技术操作要求及分值	得分	扣分
仪表	5分	仪表端庄，着装整洁（2分）；去除尖锐物品，洗手，戴口罩（3分）		
操作前准备 10分	评估 5分	手术部位、脊柱稳定性、各种留置管路的固定情况、有无骨盆骨折、双上肢肌力、坐位平衡能力、生命体征、认知水平、皮肤状况、心理状况、日常生活自理能力、脊髓损伤节段、屈肘肌力 3 级以上、躯干控制能力、肢体活动情况、患者配合程度等（3分）；双上肢有无外伤、骨折等，骶尾部有无压伤（1分）；病床床闸的制动性能良好、床栏完好、轮椅的制动性能良好（1分）		
	沟通 2分	讲解轮椅减压技术的目的及方法，取得患者及陪护者的配合（2分）		
	用物 3分	轮椅 1 台：大小、高度合适，轮胎充满气，刹车及脚踏板的性能良好（3分）		

项目	分值	技术操作要求及分值	得分	扣分
操作过程70分	轮椅除压70分	双上肢肌力≥4级的截瘫患者： 患者端坐于轮椅的正中部位（2分）；固定轮椅（2分）；抬头，背向后靠（1分）；髋关节屈曲约90°（2分）；双手放在轮椅两侧的扶手上，双臂用力将身体撑起，使臀部悬空（10分）；保持15~20秒（3分）		
		双上肢肌力＜4级的截瘫患者： （1）独立完成：患者端坐于轮椅的正中部位（2分）；固定轮椅（2分）；将身体向左侧倾斜，使右侧的臀部悬空并保持15~20秒（5分）；再将身体向右侧倾斜，使左侧的臀部悬空并保持15~20秒（5分） （2）协助完成：患者端坐于轮椅的正中部位（2分）；固定轮椅（2分）；在护士的协助下将身体向前倾（5分）；使臀部悬空并保持15~20秒（5分）		
		四肢瘫患者： 患者端坐于轮椅的正中部位（1分）；抬头，背向后靠，髋关节屈曲约90°（2分）；护士固定轮椅（2分）；站在轮椅的后方（2分）；双手分别从患者腋下抓住其两肩（5分）；用力将患者抬起（5分）；使患者的臀部悬空并保持15~20秒（5分）		
操作后10分	态度5分	态度和蔼（1分）；人文关怀（1分）；安全意识（1分）；保护隐私（2分）		
	行为5分	动作熟练（3）；物品整理妥当（2）		
提问	5分	掌握（5分）；部分掌握（3分）；未掌握（0分）		
总分	100分			

考官签字： 考核日期： 年 月 日

十二、轮椅使用技术操作规程及评分标准

（一）操作规程

1. 目的

（1）提高患者的日常生活自理能力，扩大患者的活动范围。

（2）提高患者的自信心及自尊。

（3）患者离床活动增多，有利于促进血液循环和体力恢复。

（4）改善肺活量的功能，使患者在咳嗽时易于排出肺内痰液。

（5）坐姿进食有利于增强吞咽反射。

2. 评估

（1）患者

①整体情况　包括：手术部位、脊柱稳定性、各种留置管路的固定情况、有无骨盆骨

折、双上肢肌力、坐位平衡能力、生命体征、认知水平、皮肤状况、心理状况、日常生活自理能力、脊髓损伤节段、屈肘肌力3级以上、躯干控制能力、肢体活动情况、患者配合程度等。

②局部情况　包括：双上肢有无外伤、骨折等，骶尾部有无压伤。

（2）环境

①安全　病床床闸的制动性能良好，床栏完好，轮椅的制动性能良好。

②病房　温度、湿度适宜，空气清新，周围环境安静、宽敞、明亮，适宜操作。

3.准备

（1）护士　仪表端庄，着装整洁，去除尖锐物品，洗手，戴口罩；向患者及照护者讲解轮椅使用技术的目的及方法，取得他们的配合。

（2）物品　合适的轮椅1台、约束带、保暖用品（根据季节准备）、软枕、轮椅坐垫。

（3）患者及照护者　了解操作目的、过程、注意事项及配合要点。

4.操作步骤　在以下操作前，护士或照护者为患者系好安全带。

（1）正确坐姿训练　患者的臀部紧贴轮椅后靠背，躯干稍前倾；髋、膝、踝关节均屈曲，髋部与膝部处在同一高度，两膝的间距与骨盆同宽，坐姿端正。

（2）平地驱动训练

①患者坐在轮椅上，注视前方，保持身体平衡；

②向前驱动轮椅　双上肢后伸，双肘关节稍屈曲，双手紧握两侧轮环的后半部，然后躯干前倾，双上肢同时向前推动轮环并伸直肘关节，当肘关节完全伸直后便放开轮环，如此反复进行，使轮椅向前驱动；

③向后驱动轮椅的动作与上述动作相反。

（3）转向训练

①患者坐在轮椅上，注视前方，保持身体平衡，双手紧握两侧轮环；

②向左转轮椅

a.转大圈的方法：双手均用力推动轮椅的轮环，右手推动轮环的力度要大于左手；

b.转小圈的方法：Ⅰ左手握住轮环不用力，右手向前推动轮环；Ⅱ双手紧握轮环，左手向后推动轮环，右手向前推动轮环，两者同时进行；

③向右转轮椅的动作与上述动作相反。

（4）上、下坡训练

①患者坐在轮椅上，注视前方，双手紧握两侧轮环；

②在上坡时，躯干前倾，重心前移，其他方法同平地向前驱动轮椅的方法；

③在下坡时，患者需要倒行，稍弯腰以放低躯干，其他方法同平地向后驱动轮椅的方法，注意双手紧握轮环，以控制下坡速度。

（5）跨越障碍物训练

①协助完成　护士用双手握住轮椅的手把套并下压，使前方的两小轮抬起，以越过障碍物，然后双手提起后方的两轮环来越过障碍物。

②独立完成　患者将轮椅驱动到障碍物前停下，将重心向前移，驱动轮椅向后滑动5~10cm，再向前驱动轮椅，使前方的两小轮抬起，以越过障碍物；在两小轮越过障碍物后，再向前驱动轮椅，使后方的两轮环抬起，以越过障碍物。在训练时，护士或照护者需在旁保护患者。

5.注意事项

（1）在训练过程中，护士注意观察患者有无不适，若患者出现任何不适，护士应立即终止训练并采取相关措施。

（2）在训练过程中，如果患者出现体位性低血压，护士应立即将轮椅后仰；若病情不能缓解，护士应及时通知医生。

（3）护士不可暴力拖、拉、拽患者，以避免碰伤局部皮肤，动作要轻柔。

（4）轮椅椅面应平整无杂物，患者在乘坐轮椅时至少每30分钟进行轮椅减压1次。

（5）禁止在患者感觉障碍的肢体上放置水杯等物品，以防止烫伤。

（6）护士及照护者应确保患者安全，为其系好安全带，以避免发生跌倒等意外事件。

（二）评分标准（表6-1-12）

表6-1-12　轮椅使用技术考核评分标准

科室：　　　　　　　　　　考核者姓名：　　　　　　　　　　分数：

项目	分值	技术操作要求及分值	得分	扣分
仪表	5分	仪表端庄，着装整洁（2分）；去除尖锐物品，洗手，戴口罩（3分）		
操作前准备10分	评估5分	手术部位、脊柱稳定性、各种留置管路的固定情况、有无骨盆骨折、双上肢肌力、坐位平衡能力、生命体征、认知水平、皮肤状况、心理状况、日常生活自理能力、脊髓损伤节段、屈肘肌力3级以上、躯干控制能力、肢体活动情况、患者配合程度等（3分）；双上肢有无外伤、骨折等，骶尾部有无压伤（1分）；病床床闸的制动性能良好、床栏完好、轮椅的制动性能良好（1分）		
	沟通2分	讲解轮椅使用技术的目的及方法，取得患者及照护者的配合（2分）		
	用物3分	合适的轮椅1台、约束带、保暖用品（根据季节准备）、软枕、轮椅坐垫（3分）		
操作过程70分	正确坐姿训练12分	臀部紧贴轮椅的后靠背（2分）；躯干稍前倾（2分）；髋、膝、踝关节均屈曲（3分）；髋部与膝部处在同一高度，两膝间距与骨盆同宽（3分）；坐姿端正（2分）		
	平地驱动训练14分	双眼注视前方，身体保持平衡（2分）；向前驱动轮椅时，双上肢后伸，肘关节稍屈曲，双手紧握两侧轮环的后半部（4分）；躯干前倾，双上肢同时向前推动轮环并伸直肘关节（4分）；当肘关节完全伸直后便放开轮环，如此反复进行（2分）；向后驱动轮椅的动作与上述动作相反（2分）		

续表

项目	分值	技术操作要求及分值	得分	扣分
操作过程70分	转向训练12分	向左转轮椅： （1）转大圈的方法：双手均用力推动轮椅的轮环，右手推动轮环的力度要大于左手（4分） （2）转小圈的方法：①左手握住轮环不用力，右手向前推动轮环（2分）；②双手紧握轮环，左手向后推动轮环，右手向前推动轮环，两者同时进行（2分）		
		向右转轮椅：与向左转的动作相反（4分）		
	上、下坡训练12分	上坡：躯干前倾，重心前移，其他方法同平地向前驱动轮椅的方法（6分）		
		下坡：患者需要倒行，稍弯腰以放低躯干，其他方法同平地向后驱动轮椅的方法，注意双手紧握轮环，以控制下坡速度（6分）		
	跨越障碍物20分	协助完成：护士用双手握住轮椅的手把套并下压（2分）；使前方的两小轮抬起，以越过障碍物（4分）；然后用双手提起后方的两轮环来越过障碍物（4分）		
		独立完成：患者将轮椅驱动到障碍物前面停止，将重心向前移，驱动轮椅向后滑动5~10cm（2分）；再向前驱动轮椅，使前方的两小轮抬起，以越过障碍物（4分）；在两小轮越过障碍物后，再向前驱动轮椅，使后方的两轮环抬起，以越过障碍物（4分）		
操作后10分	态度5分	态度和蔼（1分）；人文关怀（1分）；安全意识（1分）；保护隐私（2分）		
	行为5分	动作熟练（3分）；物品整理妥当（2分）		
提问	5分	掌握（5分）；部分掌握（3分）；未掌握（0分）		
总分	100分			

考官签字：　　　　　　　　　　　　　　　　　　　考核日期：　　年　月　日

十三、排痰技术操作规程及评分标准

（一）操作规程

1. 目的

（1）改善颈髓损伤患者、T_1~T_6 损伤患者的呼吸功能。

（2）增强呼吸肌的肌力，增加有效肺活量，以利于排痰。

（3）预防肺部感染、肺不张等疾病，降低气管切开的概率。

2. 评估

（1）患者

①整体情况　包括：肺部情况、咳嗽及咳痰能力、损伤部位、伤口情况、各种留置管

路的固定情况、有无手术、全身有无骨折及牵引、进餐时间及方式、认知水平、生命体征、心理状况、日常生活自理能力、患者配合程度等。

②局部情况　包括：根据叩诊、听诊或影像结果等方法确定需要引流、叩背的位置。

（2）环境

①安全　病床床闸的制动性能良好，床栏完好。

②病房　温度、湿度适宜，空气清新，周围环境安静、宽敞、明亮，适宜操作。

3. 准备

（1）护士　仪表端庄，着装整洁，去除尖锐物品，洗手，戴口罩；向患者及照护者讲解排痰技术的目的及方法，取得他们的配合。

（2）物品　治疗车、枕头 1~4 个、纸巾、听诊器、血氧监测仪、吸痰装置、手消毒液、护理记录单、薄毛巾、颈托（根据患者病情选择是否准备）、薄毛巾。

（3）患者及照护者　了解操作目的、过程、注意事项及配合要点。

4. 操作步骤

（1）体位引流法

①护士将所需物品用治疗车推至患者床前，嘱患者放松，确定引流部位；

②患者根据引流部位取不同体位，具体体位如下：

a. 左肺上叶尖后段：护士摇高床头约 45°，患者取右侧卧位，胸部垫 3 个枕头；

b. 左肺下叶：护士摇高床尾约 45°，患者取右侧卧位，腹部垫 3 个枕头，足部垫 1 个枕头；

c. 右肺上叶：患者取左侧卧位，腹部垫 2 个枕头；

d. 右肺中叶：护士摇高床尾约 15°，患者取左侧卧位，左肩至左臀之间的下面垫 1 个枕头；

e. 右肺下叶：护士摇高床尾约 30°，患者取左侧卧位，两腿之间垫 1 个枕头。

③护士在引流部位进行叩击操作及震颤操作，并嘱患者做深度的咳嗽，以利于痰液流出；

④在操作过程中，注意观察患者的神志、呼吸频率等情况，防止发生意外，每次的引流时间为 10~15 分钟；

⑤操作完成后，护士协助患者取舒适体位，洗手，记录痰液的量及性状。

（2）叩背法　在餐后 2 小时或餐前 30 分钟进行。

①护士根据痰液潴留部位及病情，协助患者取合适的体位（取侧卧位或坐位）；

②用薄毛巾或其他保护物包盖叩击部位，以保护皮肤，在叩击时，护士的五指并拢呈空杯状，利用腕力快速、有节奏地叩击相关部位；

③每分钟叩击 80~100 次，每个部位叩击 2~5 分钟；叩击原则：从下至上、从外至内地叩击，避开乳房、心脏、脊柱及肩胛骨等部位；

④在操作过程中，鼓励患者咳嗽，注意观察患者的神志、呼吸频率等情况，防止发生意外，在排痰后再次为患者进行肺部听诊；

⑤操作完成后，护士协助患者取舒适体位，洗手，记录痰液的量及性状。

（3）推腹助力法

①护士协助患者取仰卧位，颈髓损伤的患者需要佩戴颈托，以保持颈椎稳定；

②护士将两侧手掌交叠，掌跟置于患者的剑突下方，要求患者深吸气，在吸气末，嘱患者屏气并用力咳嗽，同时护士快速向上、向内地按压，使患者的腹部压力增大，以利于

咳嗽、咳痰；

③在操作过程中，注意观察患者的神志、呼吸频率等情况，防止发生意外；

④操作完成后，护士协助患者取舒适体位，洗手，记录痰液的量及性状。

5. 注意事项

（1）在体位排痰时，护士应合理使用床栏，保证患者安全。

（2）患者在餐后2小时或餐前30分钟来进行叩背排痰。

（3）在排痰结束后，护士应仔细记录痰液的量及性质。

（4）排痰技术的禁忌症包括：肋骨及脊柱骨折、严重骨质疏松症、颅内高压、急性心肌梗死、严重高血压、生命体征不稳定、抗凝治疗及身体极度虚弱而无力排痰的患者。

（5）气管切开者，可经气管吸痰。

（二）评分标准（表6-1-13）

表6-1-13　排痰技术考核评分标准

科室：　　　　　　　　　考核者姓名：　　　　　　　　　分数：

项目	分值	技术操作要求及分值	得分	扣分
仪表	5分	仪表端庄，着装整洁（2分）；去除尖锐物品，洗手，戴口罩（3分）		
操作前准备10分	评估5分	肺部情况、咳嗽及咳痰能力、损伤部位、伤口情况、各种留置管路的固定情况、有无手术、全身有无骨折及牵引、进餐时间及方式、认知水平、生命体征、心理状况、日常生活自理能力、患者配合程度等（3分）；根据叩诊、听诊或影像结果等方法确定需要引流、叩背的位置（1分）；病床床闸的制动性能良好，床栏完好（1分）		
	沟通2分	讲解排痰技术的目的及方法，取得患者及照护者的配合（2分）		
	用物3分	治疗车、枕头1~4个、纸巾、听诊器、血氧监测仪、吸痰装置、手消毒液、护理记录单、薄毛巾、颈托（根据患者病情选择是否准备）、薄毛巾（3分）		
操作过程70分	体位引流法20分	护士将所需物品用治疗车推至患者床前，嘱患者放松，确定引流部位（1分）；具体体位： a.左肺上叶尖后段：护士摇高床头约45°，患者取右侧卧位，胸部垫3个枕头（2分）； b.左肺下叶：护士摇高床尾约45°，患者取右侧卧位，腹部垫3个枕头，足部垫1个枕头（2分）； c.右肺上叶：患者取左侧卧位，腹部垫2个枕头（2分）； d.右肺中叶：护士摇高床尾约15°，患者取左侧卧位，左肩至左臀之间的下面垫1个枕头（2分）； e.右肺下叶：护士摇高床尾约30°，患者取左侧卧位，两腿之间垫1个枕头（2分）； 在引流部位进行叩击操作及震颤操作，并嘱患者做深度的咳嗽，以利于痰液流出（2分）；引流时间：10~15分钟/次（2分）；观察患者神志、呼吸率等情况（1分）；操作完成后，协助患者取舒适体位（1分）；洗手，记录痰液的量及性质（3分）		

项目	分值	技术操作要求及分值	得分	扣分
操作过程70分	叩背法30分	根据痰液潴留部位及病情，协助患者取合适的体位（3分）；餐后2小时或餐前30分钟进行（1分）；用薄毛巾或其他保护物包盖叩击部位以保护皮肤（3分）；护士的五指并拢呈空杯状（3分）；利用腕力快速、有节奏地叩击相关部位（3分）；每分钟叩击80~100次（1分）；每个部位叩击2~5分钟（1分）；叩击原则正确（2分）；鼓励患者咳嗽（3分）；在操作中严密观察患者的神志、呼吸频率等情况（3分）；排痰后再次为患者进行肺部听诊（3分）；操作完成后，协助患者取舒适体位（1分）；洗手，记录痰液的量及性质（3分）		
	推腹助力法20分	护士协助患者取仰卧位，颈髓损伤的患者需要佩戴颈托，以保持颈椎稳定（3分）；护士将两侧手掌交叠，掌跟置于患者的剑突下方（3分）；要求患者深吸气，在吸气末，嘱患者屏气并用力咳嗽（4分）；同时护士快速向上、向内地按压，使患者的腹部压力增大（4分）；注意观察患者的神志、呼吸频率等情况，防止发生意外（2分）；操作完成后，协助患者取舒适体位（1分）；洗手，记录痰液的量及性状（3分）		
操作后10分	态度5分	态度和蔼（1分）；人文关怀（1分）；安全意识（1分）；保护隐私（2分）		
	行为5分	动作熟练（3分）；物品整理妥当（2分）		
提问	5分	掌握（5分）；部分掌握（3分）；未掌握（0分）		
总分	100分			

考官签字： 考核日期： 年 月 日

十四、呼吸功能训练技术操作规程及评分标准

（一）操作规程

1.目的

（1）尽可能恢复有效的腹式呼吸，改善呼吸功能。

（2）消除气道内的分泌物，减少气道的刺激因素。

（3）锻炼膈肌，降低呼吸频率和增加通气量。

（4）提高体能，尽可能恢复活动能力，使患者回归社会、家庭。

2.评估

（1）患者

①整体情况　包括：各种留置管路的固定情况、伤口部位、全身有无骨折及牵引、进餐时间及方式、膀胱是否排空、有无骨质疏松症、肢体功能、肩关节活动度、日常生活自理能力、生命体征、认知水平、心理状态、患者配合程度等。

②局部情况　包括：基础肺活量，膈肌肌力，呼吸频率，呼吸模式，咳嗽及咳痰能力，痰液黏稠度，有无气管切开、呼吸困难、胸闷憋气等，是否借助氧源，有无腹肌痉

挛、胸腔肿瘤、胸腔积液等。

（2）环境

①安全 病床床闸的制动性能良好，床栏完好。

②病房 温度、湿度适宜，空气清新，周围环境安静、宽敞、明亮，适宜操作。

3. 准备

（1）护士 仪表端庄，着装整洁，去除尖锐物品，洗手，戴口罩；向患者及照护者讲解呼吸功能训练技术的目的及方法，取得他们的配合。

（2）物品 软枕 3~5 个（视病情准备）、0.5~1kg 的沙袋 1~2 个、呼吸训练仪、纸片或布条、体位排痰仪、弯盘 2 个、纸巾若干、血氧检测仪、急救设备、呼吸功能训练记录单。

（3）患者及照顾者 了解操作目的、过程、注意事项及配合要点。

4. 操作步骤

（1）放松训练 是以下呼吸功能训练的基础。

①患者取坐位，上半身尽量放松，躯体前倾，双手放于膝盖上；

②护士指导患者正常呼吸，可播放轻音乐来帮助患者放松。

（2）缩唇呼吸训练

①患者取坐位，护士将布条或纸片置于距患者口唇 15~20cm 处（待患者熟练后可加大距离至 30cm），指导患者经鼻吸气、经口呼气，将布条或纸片徐徐吹动；

②患者在呼气时将嘴唇缩成"O"字形，深吸慢呼；

③吸呼比为 1 ∶ 1.5~2，频率为 15~20 次 / 分，3~4 组 / 天；

④在训练完成后，护士协助患者取舒适体位，洗手，填写呼吸功能训练记录单。

（3）腹式呼吸训练

①患者根据病情取舒适体位（平卧位、侧卧位、半坐卧位、坐位），经鼻深吸气，同时将腹部隆起，使膈肌尽量下移，吸气至不能再吸时稍屏息 2~3 秒（根据患者耐受度可适当逐渐延长至 5~10 秒）；

②缓慢地缩唇呼气达 4~6 秒，腹部尽量收回，同时患者可将双手放于腹部并随着呼气开始逐渐向腹部加压（双手活动障碍者可由护士或照护者帮助进行），以促进膈肌上移；

③对于呼吸肌无力的患者，护士或照护者可将双手置于患者的肋弓上，在患者呼气时向下压胸廓，以促进气体排出；

④呼吸要深而缓，吸呼比为 1 ∶ 1.5~2，每分钟 8~10 次，每组持续 5~10 分钟，每天数组，待患者熟练后可增加训练次数；

⑤在训练完成后，护士协助患者取舒适体位，洗手，填写呼吸功能训练记录单。

（4）呼吸肌训练

①呼吸训练器训练法

a. 护士向患者讲解呼吸训练器的结构及作用，连接呼吸训练器；

b. 吸气：患者取坐位或站位，护士指导患者在呼气末立即用嘴含住呼吸器的进气口并做深慢的吸气，吸至不能再吸时移开呼吸器并缓慢地缩唇呼气，护士正确观察浮球所指刻度并记录；

c. 呼气：患者取坐位或站位，护士指导患者在吸气末立即用嘴含住呼吸器的进气口并做深慢的呼气，呼至不能再呼时移开呼吸器并缓慢地用鼻子吸气，护士正确观察浮球所指刻度并记录；

d. 每分钟 8~10 次，每组持续 5~10 分钟，每天 3~4 组；

e. 在训练完成后，护士协助患者取舒适体位，整理物品，洗手，填写呼吸功能训练记录单。

②沙袋加压训练法

a. 患者取仰卧位，护士根据患者的评估结果选择适当重量的沙袋置于患者上腹部，指导患者经鼻吸气、经口呼气；

b. 患者在呼气时将嘴唇缩成"O"字形，深吸慢呼；

c. 每分钟 5~10 次，每组持续 3~5 分钟，每天 3~4 组，待患者熟练后可逐步增加沙袋重量及训练次数；

d. 在训练完成后，护士协助患者取舒适体位，整理物品，洗手，填写呼吸功能训练记录单。

5. 注意事项

（1）护士应了解患者的体力、耐受度及耐受体位，严格掌握适应证和禁忌证（病情不稳定者、感染未控制者、严重认知功能障碍而不能进行有效沟通者、不稳定心绞痛及近期心梗等严重心肺疾患者、呼吸衰竭者）。

（2）在训练过程中，护士注意观察患者有无发绀、头晕、出虚汗等不耐受体征。

（3）对耐受度差的患者，在训练初期应监测生命体征。

（4）呼吸训练器为单人单用，不可交叉使用。

（5）护士应记录每次的训练结果，以做对比。

（二）评分标准（表 6-1-14）

表 6-1-14　呼吸功能训练技术考核评分标准

科室：　　　　　　　　　　　　考核者姓名：　　　　　　　　　　　　分数：

项目	分值	技术操作要求及分值	得分	扣分
仪表	5分	仪表端庄，着装整洁（2分）；去除尖锐物品，洗手，戴口罩（3分）		
操作前准备10分	评估5分	各种留置管路的固定情况、伤口部位、全身有无骨折及牵引、进餐时间及方式、膀胱是否排空、有无骨质疏松症、肢体功能、肩关节活动度、日常生活自理能力、生命体征、认知水平、心理状态、患者配合程度等（3分）；基础肺活量，膈肌肌力，呼吸频率，呼吸模式，咳嗽及咳痰能力，痰液黏稠度，有无气管切开、呼吸困难、胸闷憋气等，是否借助氧源，有无腹肌痉挛、胸腔肿瘤、胸腔积液等（1分）；病床床闸的制动性能良好、床栏完好（1分）		
	沟通2分	讲解呼吸功能训练技术的目的及方法，取得患者及照护者的配合（2分）		
	用物3分	软枕 3~5 个（视病情准备）、0.5~1kg 的沙袋 1~2 个、呼吸训练仪、纸片或布条、体位排痰仪、弯盘 2 个、纸巾若干、血氧检测仪、急救设备、呼吸功能训练记录单（3分）		

项目	分值	技术操作要求及分值	得分	扣分
操作过程70分	放松训练5分	患者取坐位，上半身尽量放松，躯体前倾，双手放于膝盖上（2分）；护士指导患者正常呼吸，可播放轻音乐来帮助患者放松（3分）		
	缩唇呼吸训练15分	患者取坐位（1分）；护士将布条或纸片置于距患者口唇15~20cm处（2分）；指导患者经鼻吸气、经口呼气，将布条或纸片徐徐吹动（5分）；患者在呼气时将嘴唇缩成"O"字形（4分）；吸呼比为1∶1.5~2（1分）；频率为15~20次/分，3~4组/天（2分）		
	腹式呼吸训练20分	患者根据病情取舒适体位（平卧位、侧卧位、半坐卧位、坐位）（2分）；经鼻深吸气，同时将腹部隆起，使膈肌尽量下移（3分）；吸气至不能再吸时稍屏息2~3秒（根据患者耐受度可适当逐渐延长至5~10秒）（4分）；缓慢地缩唇呼气达4~6秒，腹部尽量收回（4分）；同时患者可将双手放于腹部并随着呼气开始逐渐向腹部加压（双手活动障碍者可由护士或照护者帮助进行），以促进膈肌上移（2分）；对于呼吸肌无力的患者，护士或照护者可将双手置于患者的肋弓上，在患者呼气时向下压胸廓，以促进气体排出（2分）；呼吸要深而缓，吸呼比为1∶1.5~2（1分）；每分钟8~10次，每组持续5~10分钟，每天数组，待患者熟练后可增加训练次数（2分）		
	呼吸肌训练30分	呼吸训练器训练：患者取坐位（2分）；护士指导患者正确运用呼吸训练器来进行训练（8分）；正确观察浮球所指刻度并记录（2分）；每分钟8~10次，每组持续5~10分钟，每天3~4组（2分）		
		沙袋加压训练法：患者取仰卧位（2分）；护士根据患者的评估结果选择适当重量的沙袋置于患者上腹部（4分）；指导患者经鼻吸气、经口呼气（4分）；患者在呼气时将嘴唇缩成"O"字形，深吸慢呼（3分）；每分钟5~10次，每组持续3~5分钟，每天3~4组，待患者熟练后可逐步增加沙袋重量及训练次数（3分）		
操作后10分	态度5分	态度和蔼（1分）；人文关怀（1分）；安全意识（1分）；保护隐私（2分）		
	行为5分	洗手并正确记录呼吸功能训练记录单（2分）；动作熟练（2分）；物品整理妥当（1分）		
提问	5分	掌握（5分）；部分掌握（3分）；未掌握（0分）		
总分	100分			

考官签字：　　　　　　　　　　　　　　　　　　　　考核日期：　　年　月　日

十五、神经源性肠道训练技术操作规程及评分标准

（一）操作规程

1.目的　帮助患者建立正常的排便机制，提高患者的生活质量。

2. 评估

（1）患者

①整体情况　包括：脊髓损伤节段、残损分级、胃肠功能现状、腹部体征、饮食情况及排便情况（排便习惯及时间、大便量及性状）、肢体活动情况、日常生活自理能力、生命体征、认知水平、心理状态、患者配合程度等。

②局部情况　包括：有无痔疮、肛周皮肤有无损伤等。

（2）环境

①安全　保护措施良好。

②病房　温度、湿度适宜，空气清新，周围环境私密、安静、宽敞、明亮，适宜操作。

3. 准备

（1）护士　仪表端庄，着装整洁，去除尖锐物品，洗手，戴口罩；向患者及照护者讲解神经源性肠道训练技术的目的及方法，取得他们的配合。

（2）物品　有保护设施的坐便器、开塞露、排便日记本、润滑油、一次性手套。

（3）患者及照顾者　了解操作目的、过程、注意事项及配合要点。

4. 操作步骤

（1）排便时间　采用受伤前的排便时间，也可根据患者自己的时间进行选择。每天的排便时间必须一致，即使患者没有便意，也应每日于同一时间段内模拟排便15分钟左右，联合提肛运动和排便动作，建立定时排便的习惯。

（2）排便姿势　以坐位姿势最佳。坐位姿势便于增加腹压，同时大便可借助重力作用更易于被排出，若病情不允许者以左侧卧位较佳。

（3）诱导排便方法　患者于餐后30分钟或排便前15分钟开始运用这些方法。

①腹部按摩　护士或照护者用手掌按、推、揉患者的腹部（也可由患者自己进行），顺序为从右下腹环形按、推、揉至左下腹，持续时间为5~10分钟；

②拍打臀部　护士或照护者用手掌拍打患者的臀部（也可由患者自己进行），持续时间约为5分钟；

③使用开塞露　护士或照护者往患者的肛门内正确挤入开塞露20~40ml，深度为3~5cm，在使用前检查开塞露的开口端是否光滑并润滑开口端；

④直肠刺激　若护士或照护者确认患者直肠内有坚硬的大便，可戴上手套，用手将其抠出；若为软便，可戴上手套，在示指上抹上润滑剂，用示指轻柔地插入患者的直肠内做顺时针环形运动1分钟左右，以刺激肠壁。

（4）排便技巧　患者在排便时深呼吸，往下腹部用力，以增加腹压；也可意念性用力，做排便的动作，将大便排出。

（5）运动辅助排便训练　每天进行站立训练和肌肉运动训练非常重要，这能增加肠道蠕动，以防止便秘。腹肌和骨盆肌的力量在排便过程中有着重要的作用，若病情允许，患者应尽早进行站立训练。

（6）口服药指导　患者遵医嘱服用安全的泻药，一般在排便前8~10小时使用泻药；应尽量少用泻药，养成良好的饮食习惯及排便习惯。

（7）康复专科训练

①直肠功能训练　腹式呼吸、腹部按摩、穴位刺激、肛周刺激、肛门内外括约肌刺激等；

②使用栓剂（如开塞露）应贴近肠壁，注意勿损伤肠壁；

③模拟排便　每日1~2次；

④若患者可耐受90°坐位，可坐在坐便器上，利用重力进行排便。

（8）记录　护士应详细记录患者每日排便的频率、单次排便所需的时间、大便的量及性质、排便姿势、诱导的排便方法。

5.注意事项

（1）护士加强与患者的沟通，鼓励患者建立信心；正确使用开塞露等栓剂，以防止损伤肠壁。

（2）护士每日详细记录患者的排便情况，方便寻找规律，制订个性化计划。

（二）评分标准（表6-1-15）

表6-1-15　神经源性肠道训练技术考核评分标准

科室：　　　　　　　　　　考核者姓名：　　　　　　　　　　分数：

项目	分值	技术操作要求及分值	得分	扣分
仪表	5分	仪表端庄，着装整洁（2分）；去除尖锐物品，洗手，戴口罩（3分）		
操作前准备10分	评估5分	脊髓损伤节段、残损分级、胃肠功能现状、腹部体征、饮食情况及排便情况（排便习惯及时间、大便量及性状）、肢体活动情况、日常生活自理能力、生命体征、认知水平、心理状态、患者配合程度等（3分）；有无痔疮、肛周皮肤有无损伤等（1分）；保护措施良好（1分）		
	沟通2分	讲解神经源性肠道训练技术的目的及方法，取得患者及照护者的配合（2分）		
	用物3分	有保护设施的坐便器、开塞露、排便日记本、润滑油、一次性手套（3分）		
操作前过程70分	排便时间及姿势15分	排便时间：采用受伤前的排便时间，也可根据患者自己的时间进行选择（2分）；每天的排便时间必须一致（3分）；即使患者没有便意，也应每日于同一时间段内模拟排便15分钟左右（3分）；联合提肛运动和排便动作，建立定时排便的习惯（3分）		
		排便姿势：以坐位姿势最佳（2分）；若病情不允许者以左侧卧位较佳（2分）		
	诱导排便方法及技巧30分	于餐后30分钟或排便前15分钟开始进行（4分）		
		腹部按摩：护士或照护者用手掌按、推、揉患者的腹部，顺序为从右下腹环形按、推、揉至左下腹，持续时间为5~10分钟（4分）		

项目	分值	技术操作要求及分值	得分	扣分
操作前过程70分	诱导排便方法及技巧30分	拍打臀部：护士或照护者用手掌拍打患者的臀部，持续时间约为5分钟（4分）		
		使用开塞露：护士或照护者往患者的肛门内正确挤入开塞露20~40ml（4分）；深度为3~5cm（2分）；在使用前检查开塞露的开口端是否光滑（2分）；润滑开口端（2分）		
		直肠刺激：若护士或照护者确认患者直肠内有坚硬的大便，可戴上手套，用手将其抠出（4分）；若为软便，可戴上手套，在示指上抹上润滑剂，用示指轻柔地插入患者的直肠内做顺时针环形运动1分钟左右（4分）		
	排便技巧及运动辅助排便14分	排便技巧：患者在排便时深呼吸（3分）；下腹部用力，以增加腹压（2分）；也可意念性用力，做排便的动作，将大便排出（5分）		
		运动辅助排便：若病情允许，患者应尽早进行站立训练（4分）		
	口服药指导6分	患者遵医嘱服用安全的泻药（2分）；一般在排便前8~10小时使用泻药（3分）；应尽量少用泻药，养成良好的饮食习惯及排便习惯（1分）		
	记录5分	详细记录患者每日排便的频率、单次排便所需的时间、大便的量及性状、排便姿势、诱导的排便方法（5分）		
操作后10分	态度5分	态度和蔼（1分）；人文关怀（1分）；安全意识（1分）；保护隐私（2分）		
	行为5分	动作熟练（3分）；物品整理妥当（2分）		
提问	5分	掌握（5分）；部分掌握（3分）；未掌握（0分）		
总分	100分			

考官签字：　　　　　　　　　　　　　　　　考核日期：　　年　月　日

十六、间歇性无菌导尿技术操作规程及评分标准

（一）操作规程

1.目的

（1）使膀胱规律性充盈与排空，接近生理状态。

（2）减少尿路感染。

（3）间歇性地扩张膀胱，可保持膀胱容量，利于膀胱恢复收缩功能。

2. 评估

（1）患者

①整体情况　包括：手术部位、脊柱稳定性、骶尾部有无压伤、有无骨盆骨折、双上肢肌力、各种留置管路的固定情况、生命体征、认知水平、皮肤状况、心理状况、日常生活自理能力、患者配合程度等。

②局部情况　包括：排尿情况、膀胱的充盈程度、会阴部的清洁情况及皮肤情况。

（2）环境

①安全　包括：病床床闸的制动性能良好，床栏完好。

②病房　温度、湿度适宜，空气清新，周围环境私密、安静、宽敞、明亮，适宜操作。

3. 准备

（1）护士　仪表端庄，着装整洁，去除尖锐物品，洗手，戴口罩；向患者及照护者讲解间歇性无菌导尿技术的目的及方法，取得他们的配合。

（2）物品　导尿包（需选择适宜型号和材料的导尿管）、清洁手套、尿垫、量杯、治疗车、屏风、膀胱排尿日记记录表。

（3）患者及照护者　了解操作目的、过程、注意事项及配合要点；照护者为患者提前清洁会阴部。

4. 操作步骤

（1）护士携用物至患者床旁，核对患者的床号、姓名；

（2）关闭门窗，屏风遮挡患者，协助患者垫好尿垫；

（3）站于患者右侧，松开被尾，协助患者取仰卧位，嘱患者屈曲膝关节并外展，脱去患者的对侧裤腿盖于近侧腿上，对侧下肢用被子遮挡，露出会阴部，注意为患者保暖；

（4）洗手（七步洗手法），打开导尿包，包装袋置于床尾来当作污物袋，按无菌原则戴好手套，铺孔巾；

（5）将弯盘置于孔巾上的无菌区域内（会阴部下方），倒出碘伏棉球、润滑剂等，润滑导尿管；

（6）根据患者的性别，选择不同的插管方式，具体如下：

①男性患者　护士的左手用纱布包裹患者阴茎并将其提起，将包皮后推，使尿道口暴露；右手持镊子来夹住碘伏棉球，进行尿道口消毒，顺序如下：先从尿道口螺旋式消毒至冠状沟 3 次，再消毒尿道口 1 次，停留约 5 秒；消毒完毕后将用过的镊子丢到污物袋里；左手再次用纱布包裹患者阴茎并将其提起，右手用镊子夹住导尿管并将其缓慢地插入患者尿道 20~22cm，嘱患者放松、深呼吸，在遇到阻力时（耻骨前弯）将阴茎提起与腹壁成 60° 左右，见尿液流出后再插入 1~2cm；在插入过程中，随时询问患者有无不适。

②女性患者　护士用纱布包裹自己左手的拇指及示指，再用拇指及示指分开患者的小阴唇，使尿道口暴露；右手持镊子来夹住碘伏棉球，进行尿道口消毒，顺序如下：尿道口→对侧小阴唇→近侧小阴唇→再次消毒尿道口；消毒完毕后将用过的镊子丢到污物袋里；

右手再次持镊子来夹住导尿管并将其缓慢地插入患者尿道 4~6cm，嘱患者放松、深呼吸，见尿液流出后再插入 1~2cm；在插入过程中，随时询问患者有无不适。

（7）在尿液停止流出时，护士轻轻按压患者耻骨联合上方的膀胱区，同时缓慢地把导尿管往外拔，在尿液完全排空后，夹住导尿管，将导尿管反折拔出；

（8）观察尿液的量及性状，摘下手套，协助患者整理衣物并取舒适卧位，处理用物；

（9）洗手，正确记录膀胱排尿日记记录表。

5.注意事项

（1）护士应准备合适（尿液可顺畅流出的最小适用型号）的导尿管，一般成人选择10~14 号，儿童选择 6~8 号，膀胱扩大术术后的患者可酌情选择更大型号的导尿管。

（2）动作宜轻柔，切忌用力过大。

（3）在操作过程中，护士嘱患者放松，若患者出现痉挛，护士可等待数分钟后再插导尿管或拔导尿管。

（4）尿潴留患者首次的导尿量不得超过 800~1000ml（在临床工作中常采取分次放尿，每次导尿量 ≤ 500ml，间隔 10 分钟进行 1 次），避免大量放尿导致膀胱黏膜急剧充血而发生血尿。

（5）若患者出现血尿、尿路疼痛等情况，护士应及时报告医生并协助处理。

（6）导尿的时间和频率　在尿流动力学检查的指导下确定。原则：每次导尿量不超过膀胱安全容量，一般 ≤ 400ml，每日导尿 4~6 次。

（7）进食、饮水　间歇导尿的患者需要规律进食及饮水。正常成年人每天摄入的液体量为 1500~2000ml，在夏季或大量运动时可酌情增加。在晨起及睡前的 3 小时内，患者可每小时均匀摄入液体 100~150ml，液体的来源包括粥、汤、牛奶、水果等；患者应避免单次大量摄入液体，使短时间内产生大量尿液。

（二）评分标准（表 6-1-16）

表 6-1-16　间歇性无菌导尿技术考核评分标准

科室：　　　　　　　　考核者姓名：　　　　　　　　　　分数：

项目	分值	技术操作要求及分值	得分	扣分
仪表	5分	仪表端庄，着装整洁（2分）；去除尖锐物品，洗手，戴口罩（3分）		
操作前准备10分	评估5分	手术部位、脊柱稳定性、骶尾部有无压伤、有无骨盆骨折、双上肢肌力、各种留置管路的固定情况、生命体征、认知水平、皮肤状况、心理状况、日常生活自理能力、患者配合程度等（3分）；排尿情况、膀胱的充盈程度、会阴部的清洁情况及皮肤情况（1分）；病床床闸的制动性能良好、床栏完好（1分）		
	沟通2分	讲解间歇性无菌导尿技术的目的及方法，取得患者及照护者的配合（2分）		
	用物3分	导尿包（需选择适宜型号和材料的导尿管）、尿垫、量杯、治疗车、屏风、膀胱排尿日记记录表（3分）		

项目	分值	技术操作要求及分值	得分	扣分
操作过程70分	间歇性无菌导尿技术70分	护士携用物至患者床旁，核对患者床号及姓名（2分）；关闭门窗，屏风遮挡患者（1分）；协助患者垫好尿垫（1分）；站于患者右侧，松开被尾，协助患者取仰卧位（2分）；嘱患者屈曲膝关节并外展，脱去患者的对侧裤腿盖于近侧腿上，对侧下肢用被子遮挡，露出会阴部，注意为患者保暖（2分）；洗手（七步洗手法），打开导尿包，包装袋置于床尾来当作污物袋（3分）；按无菌原则戴好手套，铺孔巾（3分）；将弯盘置于孔巾上的无菌区域内（会阴部下方）（3分）；倒出碘伏棉球、润滑剂等，润滑导尿管（3分）		
		男性患者：护士的左手用纱布包裹患者阴茎并将其提起，将包皮后推，使尿道口暴露（3分）；右手持镊子来夹住碘伏棉球，进行尿道口消毒，顺序如下：先从尿道口螺旋式消毒至冠状沟3次，再消毒尿道口1次，停留约5秒（5分）；消毒完毕后将用过的镊子丢到污物袋里（2分）；左手再次用纱布包裹患者阴茎并将其提起，右手用镊子夹住导尿管并将其缓慢地插入患者尿道20~22cm（3分）；嘱患者放松、深呼吸（1分）；在遇到阻力时（耻骨前弯）将阴茎提起与腹壁成60°左右（2分）；见尿液流出后再插入1~2cm（2分）；在插入过程中，随时询问患者有无不适（2分）		
		女性患者：护士用纱布包裹自己左手的拇指及示指，再用拇指及示指分开患者的小阴唇，使尿道口暴露（5分）；右手持镊子来夹住碘伏棉球，进行尿道口消毒，顺序如下：尿道口→对侧小阴唇→近侧小阴唇→再次消毒尿道口（5分）；消毒完毕后将用过的镊子丢到污物袋里（2分）；右手用镊子夹住导尿管并将其缓慢地插入患者尿道4~6cm（3分）；嘱患者放松、深呼吸（1分）；见尿液流出后再插入1~2cm（2分）；在插入过程中，随时询问患者有无不适（2分）		
		在尿液停止流出时，轻轻按压患者耻骨联合上方的膀胱区，同时缓慢地把导尿管往外拔（2分）；在尿液完全排空后，夹住导尿管，将导尿管反折拔出（2分）；观察尿液的量及性状，摘下手套（2分）；协助患者整理衣物并取舒适卧位，处理用物（2分）；洗手，正确记录膀胱排尿日记记录表（2分）		
操作后10分	态度5分	态度和蔼（1分）；人文关怀（1分）；安全意识（1分）；保护隐私（2分）		
	行为5分	动作熟练（3分）；物品整理妥当（2分）		
提问	5分	掌握（5分）；部分掌握（3分）；未掌握（0分）		
总分	100分			

考官签字：   考核日期：　　年　　月　　日

【附】

膀胱排尿日记记录表

护士规律记录膀胱排尿日记记录表，这能有效指导患者居家间歇导尿，膀胱排尿日记记录表的具体内容见表6-1-17。

表6-1-17　膀胱排尿日记记录表

时间	尿量 /ml	尿急 （0~5）	漏尿 /ml	残余尿 /ml	备　注	饮水 （类型、数量）/ 次
6：00						
12：00						
18：00						
24：00						

续表

时间	尿量 /ml	尿急 （0~5）	漏尿 /ml	残余尿 /ml	备　注	饮水 （类型、数量）/次

全天液体摄入总量：　　　　　　　全天排尿总量：　　　　　　　全天排尿次数：
夜尿次数：　　　　　　　　　　　尿失禁次数：　　　　　　　　导尿次数：
全天导尿总量：　　　　　　　　　全天平均排尿量：　　　　　　全天更换尿垫次数：

十七、第三方清洁间歇导尿技术操作规程及评分标准

（一）操作规程

1. 目的

（1）使膀胱规律性充盈与排空，接近生理状态。

（2）减少尿路感染。

（3）间歇性地扩张膀胱，可保持膀胱容量，利于膀胱恢复收缩功能。

2. 评估

（1）患者

①整体情况　包括：手术部位、脊柱稳定性、骶尾部有无压伤、有无骨盆骨折、双上肢肌力、各种留置管路的固定情况、生命体征、认知水平、皮肤状况、心理状况、日常生活自理能力、患者配合程度等。

②局部情况　包括：排尿情况、膀胱的充盈程度、会阴部的清洁情况及皮肤情况。

（2）环境

①安全　包括：病床床闸的制动性能良好，床栏完好。

②病房　温度、湿度适宜，空气清新，周围环境私密、安静、宽敞、明亮，适宜操作。

3. 准备

（1）护士　仪表端庄，着装整洁，去除尖锐物品，洗手，戴口罩；向患者及照护者讲解第三方清洁间歇导尿技术的目的及方法，取得他们的配合。

（2）物品　一次性导尿管＋润滑剂/一次性亲水涂层导尿管/简易导尿包（需选择适宜型号和材料的导尿管）、消毒湿巾、清洁手套、量杯、尿垫、治疗车、屏风、膀胱排尿日记记录表。

（3）患者及照护者　了解操作目的、过程、注意事项及配合要点；照护者为患者提前清洁会阴部。

4. 操作步骤

（1）护士携用物至患者床旁，核对患者的床号、姓名；

（2）关闭门窗，用屏风遮挡患者，协助患者垫好尿垫，放置量杯；

（3）站于患者右侧，松开被尾，协助患者取仰卧位，嘱患者屈曲膝关节并外展，脱去患者的对侧裤腿盖于近侧腿上，对侧下肢用被子遮挡，露出会阴部，注意为患者保暖；

（4）洗手（七步洗手法），戴手套，润滑导尿管，将导尿管置于方便拿取处；

（5）根据患者的性别，选择不同的插入方式，具体如下：

①男性患者　护士用左手将患者的阴茎提起并将包皮往后推，使尿道口暴露，用消毒湿巾擦拭患者的会阴部以消毒，按以下顺序擦拭两遍：尿道口→龟头→冠状沟→再次擦拭尿道口；再次洗手，戴手套，取导尿管，左手再次提起阴茎，右手采用零接触的方式（持导尿管外包装或使用无菌手套包裹导尿管）将导尿管插入患者尿道20~22cm，嘱患者放松、深呼吸，在遇到阻力时（耻骨前弯）将阴茎提起与腹壁成60°左右，见尿液流出后再插入1~2cm；在插入过程中，随时询问患者有无不适。

②女性患者　护士协助患者暴露尿道口，用消毒湿巾擦拭患者的会阴部以消毒，按以下顺序擦拭两遍：尿道口→对侧小阴唇→近侧小阴唇→再次擦拭尿道口；再次洗手，戴手套，取导尿管，右手采用零接触的方式将导尿管插入患者尿道4~6cm，嘱患者放松、深呼吸，见尿液流出后再插入1~2cm；在插入过程中，随时询问患者有无不适。

（6）在尿液停止流出时，护士轻轻按压患者耻骨联合上方的膀胱区，同时缓慢地把导尿管往外拔，在尿液完全排空后，夹住导尿管，将导尿管反折拔出；

（7）观察尿液的量及性状，摘下手套，协助患者整理衣物并取舒适卧位，处理用物；

（8）洗手，正确记录膀胱排尿日记记录表。

5.注意事项　同本章十六节间歇性无菌导尿技术操作规程及评分标准的注意事项。

（二）评分标准（表6-1-18）

表6-1-18　第三方清洁间歇导尿技术考核评分标准

科室：　　　　　　　　考核者姓名：　　　　　　　　分数：

项目	分值	技术操作要求及分值	得分	扣分
仪表	5分	仪表端庄，着装整洁（2分）；去除尖锐物品，洗手，戴口罩（3分）		
操作前准备10分	评估5分	手术部位、脊柱稳定性、骶尾部有无压伤、有无骨盆骨折、双上肢肌力、各种留置管路的固定情况、生命体征、认知水平、皮肤状况、心理状况、日常生活自理能力、患者配合程度等（3分）；排尿情况、膀胱的充盈程度、会阴部的清洁情况及皮肤情况（1分）；病床床闸的制动性能良好、床栏完好（1分）		
	沟通2分	讲解第三方清洁间歇导尿技术的目的及方法，取得患者及照护者的配合（2分）		
	用物3分	一次性导尿管+润滑剂/一次性亲水涂层导尿管/简易导尿包（需选择适宜型号和材料的导尿管）、消毒湿巾、清洁手套、量杯、尿垫、治疗车、屏风、膀胱排尿日记记录表（3分）		

续表

项目	分值	技术操作要求及分值	得分	扣分
操作过程70分	第三方清洁间歇导尿技术70分	护士携用物至患者床旁，核对患者的床号、姓名（2分）；关闭门窗，用屏风遮挡患者（2分）；协助患者垫好尿垫，放置量杯（2分）；站于患者右侧，松开被尾，协助患者取仰卧位（2分）；嘱患者屈曲膝关节并外展（2分）；脱去患者的对侧裤腿盖于近侧腿上，对侧下肢用被子遮挡，露出会阴部，注意为患者保暖（4分）；洗手（七步洗手法），戴手套（2分）；润滑导尿管，将导尿管置于方便拿取处（4分）		
		男性患者：护士用左手将患者的阴茎提起并将包皮往后推，使尿道口暴露（2分）；用消毒湿巾擦拭患者的会阴部以消毒，按以下顺序擦拭两遍：尿道口→龟头→冠状沟→再次擦拭尿道口（5分）；再次洗手，戴手套，取导尿管（3分）；左手再次提起阴茎，右手采用零接触的方式将导尿管插入患者尿道20~22cm（3分）；嘱患者放松、深呼吸（1分）；在遇到阻力时（耻骨前弯）将阴茎提起与腹壁成60°左右（2分）；见尿液流出后再插入1~2cm（2分）；在插入过程中，随时询问患者有无不适（2分）		
		女性患者：协助患者暴露尿道口（2分）；用消毒湿巾擦拭患者的会阴部以消毒，按以下顺序擦拭两遍：尿道口→对侧小阴唇→近侧小阴唇→再次擦拭尿道口（5分）；再次洗手，戴手套，取导尿管（3分）；右手采用零接触的方式将导尿管插入患者尿道4~6cm（4分）；嘱患者放松、深呼吸（1分）；见尿液流出后再插1~2cm（3分）；在插入过程中，随时询问患者有无不适（2分）		
		在尿液停止流出时，轻轻按压患者耻骨联合上方的膀胱区，同时缓慢地把导尿管往外拔（2分）；在尿液完全排空后，夹住导尿管，将导尿管反折拔出（2分）；观察尿液的量及性状，摘下手套（2分）；协助患者整理衣物并取舒适卧位，处理用物（2分）；洗手，正确记录膀胱排尿日记记录表（2分）		
操作后10分	态度5分	态度和蔼（1分）；人文关怀（1分）；安全意识（1分）；保护隐私（2分）		
	行为5分	动作熟练（3分）；物品整理妥当（2分）		
提问	5分	掌握（5分）；部分掌握（3分）；未掌握（0分）		
总分	100分			

考官签字：　　　　　　　　　　　　　　　　　　　　　　　考核日期：　　年　月　日

十八、自家清洁间歇导尿技术操作规程及评分标准

（一）操作规程

1. 目的

（1）使膀胱规律性充盈与排空，接近生理状态。

（2）减少尿路感染。

（3）间歇性地扩张膀胱，可保持膀胱容量，利于膀胱恢复收缩功能。

2. 评估

（1）患者

①整体情况　包括：手术部位、脊柱稳定性、骶尾部有无压伤、有无骨盆骨折、双上肢肌力、各种留置管路的固定情况、生命体征、认知水平、皮肤状况、心理状况、日常生活自理能力、患者配合程度等。

②局部情况　包括：排尿情况、膀胱的充盈程度、会阴部的清洁情况及皮肤情况。

（2）环境

①安全　包括：病床床闸的制动性能良好，床栏完好。

②病房　温度、湿度适宜，空气清新，周围环境私密、安静、宽敞、明亮，适宜操作。

3. 准备

（1）护士　仪表端庄，着装整洁；向患者及照护者讲解自家清洁间歇导尿技术的目的及方法，取得他们的配合；指导患者如何进行自家清洁间歇导尿。

（2）物品　一次性导尿管＋润滑剂／一次性亲水涂层导尿管／简易导尿包（需选择适宜型号和材料的导尿管）、消毒湿巾、量杯、镜子、膀胱排尿日记记录表。

（3）患者及照护者　了解操作目的、过程、注意事项及配合要点；患者着装方便，提前清洁会阴部。

4. 操作步骤

（1）患者洗手（七步洗手法），将导尿管、消毒湿巾、量杯等物品置于方便拿取处，并润滑导尿管；

（2）选择合适体位，脱下裤子，以暴露会阴部；

（3）不同性别的患者选择不同的插入方式，具体如下：

①男性患者　患者用消毒湿巾擦拭会阴部两遍，擦拭顺序：尿道口→龟头→冠状沟→再次擦拭尿道口，左手提起阴茎使之与腹壁成 60° 左右，放松、深呼吸，右手采用零接触的方式将导尿管插入尿道 20~22cm，见尿液流出后再插入 1~2cm，在操作过程中注意自己有无不适。

②女性患者　患者用消毒湿巾清洁会阴部两遍，擦拭顺序：尿道口→对侧小阴唇→近侧小阴唇→再次擦拭尿道口，放松、深呼吸，右手采用零接触的方式将导尿管插入尿道 4~6cm，见尿液流出后再插入 1~2cm，在操作过程中注意自己有无不适。

（4）在尿液停止流出时，患者可轻轻按压耻骨联合上方的膀胱区，同时缓慢地拔将导尿管往外拔，在尿液完全排空后，反折导尿管并缓慢拔出；

（5）患者观察尿液的性状及量，并处理用物，洗手，正确记录膀胱排尿日记记录表。

5.注意事项

（1）患者应选择合适（尿液可顺畅流出的最小适用型号）的导尿管，一般成人选择10~14号，儿童选择6~8号，膀胱扩大术术后的患者可酌情选择更大型号的导尿管。

（2）双手功能完好的患者可自行完成自家清洁间歇导尿技术，过于肥胖的男性患者在自行操作时，需要镜子等辅助用具。

（3）注意手及会阴部的卫生。

（4）在操作时，动作宜轻柔，切忌太过用力。

（5）在操作过程中，患者放松，若出现痉挛，可等待数分钟再插或拔导尿管。

（6）尿潴留患者首次的导尿量不得超过800~1000ml，避免大量放尿导致膀胱黏膜急剧充血而发生血尿。

（7）若患者出现血尿、尿路疼痛等情况，应及时报告医生。

（8）导尿的时间和频率　在尿流动力学检查的指导下确定。原则：每次导尿量不超过膀胱安全容量，一般≤400ml，每日导尿4~6次。

（9）进食、饮水　间歇导尿的患者需要规律进食及饮水。正常成年人每天摄入的液体量为1500~2000ml，在夏季或大量运动时可酌情增加。在晨起及睡前的3小时内，患者可每小时均匀摄入液体100~150ml，液体的来源包括粥、汤、牛奶、水果等；患者应避免单次大量摄入液体，使短时间产生大量尿液。

（二）评分标准（见表6-1-19）

表6-1-19　自家清洁间歇导尿技术考核评分标准

科室：　　　　　　　　　　考核者姓名：　　　　　　　　　　分数：

项目	分值	技术操作要求	得分	扣分
仪表	2分	仪表端庄，着装整洁（2分）		
操作前准备10分	评估5分	手术部位、脊柱稳定性、骶尾部有无压伤、有无骨盆骨折、双上肢肌力、各种留置管路的固定情况、生命体征、认知水平、皮肤状况、心理状况、日常生活自理能力、患者配合程度等（3分）；排尿情况、膀胱的充盈程度、会阴部的清洁情况及皮肤情况（1分）；病床床闸的制动性能良好、床栏完好（1分）		
	沟通5分	讲解自家清洁间歇导尿技术的目的及方法，取得患者及照护者的配合（2分）；指导患者如何进行自家清洁间歇导尿（3分）		
	用物3分	一次性导尿管＋润滑剂/一次性亲水涂层导尿管/简易导尿包（需选择适宜型号和材料的导尿管）、消毒湿巾、量杯、镜子、膀胱排尿日记记录表（3分）		

续表

项目	分值	技术操作要求	得分	扣分
操作过程70分	自身清洁间歇导尿技术70分	患者洗手（七步洗手法）（3分）；将导尿管、消毒湿巾、量杯等物品置于方便拿取处（4分）；并润滑导尿管（3分）；选择合适体位（4分）；脱下裤子，以暴露会阴部（6分）		
		男性患者：患者用消毒湿巾清洁会阴部两遍，擦拭顺序正确（6分）；左手提起阴茎使之与腹壁成60°左右（4分）；放松、深呼吸（2分）；右手采用零接触的方式将导尿管插入尿道20~22cm（4分）；见尿液流出后再插入1~2cm（2分）；在操作过程中注意自己有无不适（2分）		
		女性患者：患者用消毒湿巾清洁会阴部两遍，擦拭顺序正确（6分）；放松、深呼吸（2分）；右手采用零接触的方式将导尿管插入尿道4~6cm（6分）；见尿液流出后再插入1~2cm（4分）；在操作过程中注意自己有无不适（2分）		
		在尿液停止流出时，患者可轻轻按压耻骨联合上方的膀胱区，同时缓慢地拔将导尿管往外拔（2分）；在尿液完全排空后，反折导尿管并缓慢拔出（2分）；患者观察尿液的性状及量，处理用物（2分）；洗手（2分）；正确记录膀胱排尿日记记录表（2分）		
操作后10分	态度5分	态度和蔼（1分）；人文关怀（1分）；安全意识（1分）；保护隐私（2分）		
	行为5分	动作熟练（3分）；物品整理妥当（2分）		
提问	5分	掌握（5分）；部分掌握（3分）；未掌握（0分）		
总分	100分			

考官签字：　　　　　　　　　　　　　　　　　　考核日期：　　年　　月　　日

第二节　中医护理技术操作规程及评分标准

一、耳穴贴压技术操作规程及评分标准

（一）操作规程

1.目的

（1）解除或缓解各种急、慢性疾病的临床症状。

（2）通过疏通经络及调整脏腑气血功能，来促进机体恢复阴阳平衡。

2.评估

（1）患者

①整体情况　包括：体质、对疼痛的耐受程度、主要症状、既往史、日常生活自理能

力、认知及心理状况、文化程度、肢体活动情况、配合程度、有无对胶布及药物等过敏情况，女性患者还需要评估是否妊娠。

②局部情况　包括：耳部皮肤有无破溃、炎症、冻疮等。

（2）环境

①安全　病床床闸的制动性能良好，床栏完好，轮椅的制动性能良好。

②病房　温度、湿度适宜，空气清新，周围环境安静、宽敞、明亮，适宜操作。

3. 准备

（1）护士　仪表端庄，着装整洁，去除尖锐物品，洗手，戴口罩；向患者及照护者讲解耳穴贴压技术的目的及方法。

（2）物品　治疗盘、王不留行籽或莱菔子等丸状物、胶布、75% 乙醇溶液、棉签、探棒、止血钳或镊子、弯盘、污物碗、耳穴模型（根据患者情况选择是否需要准备）。

（3）患者及照护者　了解操作目的、过程、注意事项及配合要点。

4. 常用按压手法

（1）对压法　护士将拇指和示指的指腹置于患者耳郭贴压部位的正面和背面，相对按压王不留行籽或莱菔子，直至患者出现热、麻、胀、痛等感觉；拇指和示指可边压边左右移动或做环形移动，一旦找到敏感点，则持续对压 20~30 秒。

（2）直压法　护士用示指指尖垂直按压王不留行籽或莱菔子，直至患者产生热、麻、胀、痛等感觉，再持续按压 20~30 秒，间隔少许，重复按压；每次按压时间为 3~5 分钟。

（3）点压法　护士用示指指尖一压一松地按压王不留行籽或莱菔子，间隔时间为 0.5 秒；本法以患者感到胀而略刺痛为宜，用力不宜过重，一般一个部位每次可按压 27 下，具体按压次数可视病情而定。

5. 操作步骤

（1）护士携用物至患者床旁，核对医嘱、患者姓名及床号等；

（2）协助患者取合理、舒适的体位（偏瘫患者取良肢位，截瘫患者取功能位）；

（3）遵医嘱探查患者耳穴的敏感点，确定贴压部位；

（4）用棉签蘸取 75% 乙醇溶液，对耳部皮肤进行消毒，消毒顺序：自上而下、由内到外、从前到后；

（5）选用质硬而光滑的王不留行籽或莱菔子等丸状物黏附在 0.7cm×0.7cm 大小的胶布中央，用止血钳或镊子夹住胶布，然后将其贴敷在选好的耳穴部位上，并适当按压（或揉）王不留行籽或莱菔子，使患者有酸、麻、胀、痛的感觉，即"得气"；

（6）询问患者有无不适，根据患者情况，留置胶布 2~3 小时（教会患者及照护者按压手法，在留置期间由患者或照护者来进行按压）；

（7）撤去胶布，观察患者局部皮肤（有无红肿、破溃，若患者出现异常，及时给予处理）；

（8）协助患者取舒适体位，整理床单位及物品，洗手，记录，签字。

6. 注意事项

（1）耳郭局部有炎症、冻疮及破溃的患者，有习惯性流产史的孕妇均不宜被施行此项技术。

（2）每次选择一侧耳穴进行贴压，双侧耳穴轮流使用。

（3）护士注意观察患者的耳部皮肤情况，在胶布留置期间应防止胶布脱落或污染，对普通胶布过敏的患者改用脱敏胶布。

（4）患者在侧卧位耳部感觉不适时，可适当调整体位。

（5）在操作过程中，护士定时协助患者翻身，若患者乘坐轮椅，定时进行局部减压。

（6）若语言功能障碍的患者在操作过程中出现不适，可用手势或眼神示意。

（7）在操作过程中，护士密切观察肢体感觉障碍的患者，在发现问题后立即停止操作并及时处理。

（8）意识障碍或认知障碍的患者，由照护者按要求协助护士完成耳穴贴压。

（二）评分标准（表6-2-1）

表6-2-1　耳穴贴压技术考核评分标准

科室：　　　　　　　　　　考核者姓名：　　　　　　　　　　分数：

项目	分值	技术操作要求及分值	得分	扣分
仪表	5分	仪表端庄，着装整洁（2分）；去除尖锐物品，洗手，戴口罩（3分）		
操作前准备10分	评估5分	体质、对疼痛的耐受程度、主要症状、既往史、日常生活自理能力、认知及心理状况、文化程度、肢体活动情况、配合程度、有无对胶布及药物等过敏情况，女性患者还需要评估是否妊娠（3分）；耳部皮肤有无破溃、炎症、冻疮等（1分）；病床床闸的制动性能良好、床栏完好、轮椅的制动性能良好（1分）		
	沟通2分	讲解耳穴贴压技术的目的及方法，取得患者及陪护者的配合（2分）		
	用物3分	治疗盘、王不留行籽或莱菔子等丸状物、胶布、75%乙醇、棉签、探棒、止血钳或镊子、弯盘、污物碗、耳穴模型（根据患者情况选择是否需要准备）（3分）		
操作过程70分	准备10分	护士携用物至患者床旁（2分）；核对医嘱、患者姓名及床号等（2分）；协助患者取舒适体位（偏瘫患者取良肢位，截瘫患者取功能位）（4分）；充分暴露耳部，确定贴压部位（2分）		
	埋豆45分	用棉签蘸取75%乙醇溶液，对耳部皮肤进行消毒，消毒顺序：自上而下、由内到外、从前到后（5分）；选用质硬而光滑的王不留行籽或莱菔子等丸状物黏附在0.7cm×0.7cm大小的胶布中央（5分）；用止血钳或镊子夹住胶布，然后将其贴敷在选好的耳穴部位上（5分）；适当按压（或揉）王不留行籽或莱菔子，使患者有酸、麻、胀、痛的感觉，即"得气"（10分）；询问患者有无不适，若患者出现不适，及时停止操作（5分）；根据需要留置胶布2~3小时（2分）；教会患者或家属按压手法（4分）		

项目	分值	技术操作要求及分值	得分	扣分
操作过程70分	埋豆45分	注意事项：提醒语言沟通障碍的患者如有不适可用手势或眼神示意，并根据患者的反应及时调整或停止操作，以防意外（3分）；密切观察肢体感觉障碍的患者，在发现问题后立即停止操作并及时处理（3分）；意识障碍或认知障碍的患者，由照护者按要求协助护士完成耳穴贴压（3分）		
	撤豆15分	撤除胶布（3分）；观察局部皮肤有无红肿、破溃，若患者出现异常，及时给予处理（4分）；协助患者取舒适体位（3分）；整理床单位及物品（2分）；洗手，记录，签字（3分）		
操作后10分	态度5分	态度和蔼（1分）；人文关怀（1分）；安全意识（1分）；保护隐私（2分）		
	行为5分	动作熟练（3分）；物品整理妥当（2分）		
提问	5分	掌握（5分）；部分掌握（3分）；未掌握（0分）		
总分	100分			

考官签字：　　　　　　　　　　　　　　　　　　　　　　　　考核日期：　　年　月　日

二、穴位贴敷技术操作规程及评分标准

（一）操作规程

1. 目的

（1）活血行气，消痞散结。

（2）止咳平喘，宣肺理气。

（3）平肝泻火，提脓去腐。

2. 评估

（1）患者

①整体情况　包括：体质、对疼痛的耐受程度、主要症状、既往史、日常生活自理能力、认知及心理状况、文化程度、肢体活动情况、配合程度、有无对胶布及药物等过敏情况，女性患者还需要评估是否妊娠。

②局部情况　敷药部位的皮肤有无破溃、炎症、水疱等。

（2）环境

①安全　病床的床闸制动性能良好，床栏完好，轮椅的制动性能良好。

②病房　温度、湿度适宜，空气清新，周围环境安静、宽敞、明亮，适宜操作。

3. 准备

（1）护士　仪表端庄，着装整洁，去除尖锐物品，洗手，戴口罩；向患者及照护者讲解穴位贴敷技术的目的及方法。

（2）物品　治疗盘、穴位贴、75% 乙醇溶液、棉签、屏风、保暖用品（根据季节合理准备）。

（3）患者及照护者　了解操作目的、过程、注意事项及配合要点。

4. 操作步骤

（1）护士携用物至患者床旁，核对医嘱、患者姓名及床号等；

（2）关闭门窗，协助患者取合理、舒适的体位（偏瘫患者取良肢位，截瘫患者取功能位），必要时用屏风遮挡患者；

（3）遵医嘱取穴、定位，使贴敷部位充分暴露（注意为患者保暖），用棉签蘸取 75% 乙醇溶液，对贴敷部位进行消毒，然后将穴位贴准确地贴于穴位处；

（4）贴穴操作完毕，协助患者取舒适体位及穿衣，整理床单位；

（5）穴位贴留置 4~6 小时，在留贴期间注意观察患者情况；

（6）协助患者取下穴位贴，观察其皮肤情况，并清洁局部皮肤；

（7）协助患者取舒适体位，整理床单位及物品，洗手，记录，签字。

5. 注意事项

（1）充分暴露贴敷部位，注意为患者保暖并保护隐私。

（2）护士观察患者的局部及全身情况，若患者出现红疹、瘙痒、水疱等过敏现象，护士应停止操作，立即报告医师，遵医嘱予以处理。

（3）在贴敷期间，患者应避免食用寒凉、过咸的食物，避免食用海鲜、牛羊肉及辣椒等刺激性食物，还应禁烟、禁酒。

（4）对残留在皮肤上的药物，不宜采用肥皂或刺激性物品擦洗。

（5）贴敷部位应交替使用，不宜在单个部位连续贴敷。

（6）在操作过程中，护士定时协助患者翻身，若患者乘坐轮椅，定时进行局部减压。

（7）若语言功能障碍的患者在操作过程中出现不适，可用手势或眼神示意。

（8）在操作过程中，护士密切观察肢体感觉障碍的患者，在发现问题后立即停止操作并及时处理。

（9）意识障碍或认知障碍的患者，由照护者按要求协助护士完成穴位贴敷。

（二）评分标准（见表 6-2-2）

表 6-2-2　穴位贴敷技术考核评分标准

科室：　　　　　　　　　　考核者姓名：　　　　　　　　　　分数：

项目	分值	技术操作要求及分值	得分	扣分
仪表	5分	仪表端庄，着装整洁（2分）；去除尖锐物品，洗手，戴口罩（3分）		
操作前准备10分	评估5分	体质、对疼痛的耐受程度、主要症状、既往史、日常生活自理能力、认知及心理状况、文化程度、肢体活动情况、配合程度、有无对胶布及药物等过敏情况，女性患者还需要评估是否妊娠（3分）；敷药部位的皮肤有无破溃、炎症、水疱等（1分）；病床床闸的制动性能良好、床栏完好、轮椅的制动性能良好（1分）		

续表

项目	分值	技术操作要求及分值	得分	扣分
操作前准备 10分	沟通 2分	讲解穴位贴敷技术的目的及方法，取得患者及陪护者的配合（2分）		
	用物 3分	治疗盘、穴位贴、75%乙醇溶液、棉签、屏风、保暖用品（根据季节合理准备）（3分）		
操作过程 70分	准备 10分	护士携用物至患者床旁，核对医嘱、患者姓名及床号等（2分）；关闭门窗（3分）；协助患者取合理、舒适的体位（偏瘫患者取良肢位，截瘫患者取功能位）（3分）；必要时用屏风遮挡患者（2分）		
	留贴 45分	遵医嘱取穴、定位，使贴敷部位充分暴露（注意为患者保暖）（6分）；用棉签蘸取75%乙醇溶液，对贴敷部位进行消毒（8分）；然后将穴位贴准确地贴于穴位处（5分）；贴穴操作完毕，协助患者取舒适体位及穿衣，整理床单位（5分）；穴位贴留置4~6小时（6分）；在留贴期间注意观察患者情况（6分）		
		注意事项：提醒语言沟通障碍的患者如有不适可用手势或眼神示意，并根据患者的反应及时调整或停止操作，以防意外（3分）；密切观察肢体感觉障碍的患者，在发现问题后立即停止操作并及时处理（3分）；意识障碍或认知障碍的患者，由照护者按要求协助护士完成穴位贴敷（3分）		
	取贴 15分	协助患者取下穴位贴（5分）；观察其皮肤情况，并清洁局部皮肤（5分）；协助患者取舒适体位，整理床单位及物品（2分）；洗手，记录，签字（3分）		
操作后 10分	态度 5分	态度和蔼（1分）；人文关怀（1分）；安全意识（1分）；保护隐私（2分）		
	行为 5分	动作熟练（3分）；物品整理妥当（2分）		
提问	5分	掌握（5分）；部分掌握（3分）；未掌握（0分）		
总分	100分			

考官签字：　　　　　　　　　　　　　　　　　　　　　　考核日期：　年　月　日

三、刮痧技术操作规程及评分标准

（一）操作规程

1. 目的

（1）解除或缓解外感时邪所致的高热头痛、恶心呕吐、腹痛、腹泻等症状。

（2）使脏腑秽浊之气通达于外，使周身气血流畅。

2. 评估

（1）患者

①整体情况　包括：体质、对疼痛的耐受程度、主要症状、既往史、日常生活自理能

力、认知及心理状况、文化程度、肢体活动情况、配合程度、是否存在出血性疾病等，女性患者还需要评估是否妊娠、是否在月经期。

②局部情况　刮痧部位的皮肤有无破溃、炎症、水疱等。

（2）环境

①安全　病床床闸的制动性能良好，床栏完好。

②病房　温度、湿度适宜，空气清新，周围环境安静、宽敞、明亮，适宜操作。

3. 准备

（1）护士　仪表端庄，着装整洁，去除尖锐物品，洗手，戴口罩；向患者及照护者讲解刮痧技术的目的及方法。

（2）物品　治疗盘、刮具（牛角刮板、瓷匙等）、介质（刮痧油、清水、润肤乳等）、纱布、棉签、75%乙醇溶液、浴巾、屏风、保暖用品（根据季节合理准备）。

（3）患者及照护者　了解操作目的、过程、注意事项及配合要点。

4. 操作步骤

（1）护士携用物至患者床旁，核对医嘱、患者姓名及床号等；

（2）关闭门窗，协助患者取合理、舒适的体位（偏瘫患者取良肢位，截瘫患者取功能位），必要时用屏风遮挡患者；

（3）遵医嘱确定刮痧部位，使刮痧部位充分暴露（注意为患者保暖），用棉签蘸取75%乙醇溶液，对刮痧部位进行消毒；

（4）检查刮具边缘是否光滑、有无缺损，以免划破皮肤，将适量的介质均匀涂抹在刮痧部位；

（5）手持刮具从上至下、从左至右、单一方向地刮擦，用力均匀，禁用暴力，刮治时间以皮肤出现红、紫色痧点为宜（一般每一部位刮擦20~30次，局部刮擦5~10分钟），若刮痧板出现干涩，要及时蘸取介质；

（6）刮痧顺序　先头面后手足，先腰背后胸腹，先上肢后下肢，先内侧后外侧；

（7）在刮痧过程中，随时询问患者有无不适，观察病情及局部皮肤的颜色变化，及时调整手法及力度；

（8）在刮痧结束后，清洁刮痧部位的皮肤；

（9）协助患者取舒适体位，整理床单位及物品，洗手，记录，签字。

5. 注意事项

（1）注意为患者保暖，以防患者复感风寒而加重病情。

（2）用力要均匀，勿损伤皮肤。

（3）护士随时观察患者的病情变化，在发现异常后应立即停止操作，报告医师并配合处理。

（4）患者在刮痧结束后应保持平静，勿激动，宜清淡饮食，忌食生冷、油腻的食物。

（5）使用过的刮具应消毒。

（6）在操作过程中，护士定时协助患者翻身。

（7）若语言功能障碍的患者在操作过程中出现不适，可用手势或眼神示意。

（8）在操作过程中，护士密切观察肢体感觉障碍的患者，在发现问题后立即停止操作并及时处理。

（二）评分标准（表6-2-3）

表6-2-3　刮痧技术考核评分标准

科室：　　　　　　　　　　　　考核者姓名：　　　　　　　　　　　　分数：

项目	分值	技术操作要求及分值	得分	扣分
仪表	5分	仪表端庄，着装整洁（2分）；去除尖锐物品，洗手，戴口罩（3分）		
操作前准备10分	评估5分	体质、对疼痛的耐受程度、主要症状、既往史、日常生活自理能力、认知及心理状况、文化程度、肢体活动情况、配合程度、是否存在出血性疾病等，女性患者还需要评估是否妊娠、是否在月经期（3分）；刮痧部位的皮肤有无破溃、炎症、水疱等（1分）；病床床闸的制动性能良好、床栏完好（1分）		
	沟通2分	讲解刮痧技术的目的及方法，取得患者及陪护者的配合（2分）		
	用物3分	治疗盘、刮具（牛角刮板、瓷匙等）、介质（刮痧油、清水、润肤乳等）、纱布、棉签、75%乙醇溶液、浴巾、屏风、保暖用品（根据季节合理准备）（3分）		
操作过程70分	准备10分	护士携用物至患者床旁，核对医嘱、患者姓名及床号等（2分）；关闭门窗（3分）；协助患者取合理、舒适的体位（偏瘫患者取良肢位，截瘫患者取功能位）（3分）；必要时用屏风遮挡患者（2分）		
	刮痧60分	遵医嘱确定刮痧部位（2分）；使刮痧部位充分暴露（注意为患者保暖）（2分）；用棉签蘸取75%乙醇溶液，对刮痧部位进行消毒（2分）；检查刮具边缘是否光滑、有无缺损，以免划破皮肤（2分）；将适量的介质均匀涂抹在刮痧部位（2分）；手持刮具从上至下、从左至右、单一方向地进行刮擦（6分）；用力均匀（2分）；禁用暴力（2分）；刮治时间以皮肤出现红、紫色痧点为宜（一般每一部位刮擦20~30次，局部刮擦5~10分钟）（4分）；若刮痧板出现干涩，要及时蘸取介质（4分）；询问患者有无不适，观察病情及局部皮肤的颜色变化，及时调整手法及力度（4分）；清洁刮痧部位的皮肤（4分）；协助患者取舒适体位（2分）；整理床单位及物品（2分）；洗手，记录，签字（4分）		
		刮痧顺序：先头面后手足（2.5分）；先腰背后胸腹（2.5分）；先上肢后下肢（2.5分）；先内侧后外侧（2.5分）		
		注意事项：提醒语言沟通障碍的患者如有不适可用手势或眼神示意，并根据患者的反应及时调整或停止操作，以防意外（3分）；密切观察肢体感觉障碍的患者，在发现问题后立即停止操作并及时处理（3分）		

续表

项目	分值	技术操作要求及分值	得分	扣分
操作后10分	态度5分	态度和蔼（1分）；人文关怀（1分）；安全意识（1分）；保护隐私（2分）		
	行为5分	动作熟练（3分）；物品整理妥当（2分）		
提问	5分	掌握（5分）；部分掌握（3分）；未掌握（0分）		
总分	100分			

考官签字：　　　　　　　　　　　　　　　　　　考核日期：　　年　月　日

四、拔罐技术操作规程及评分标准

（一）操作规程

1. 目的

（1）疏通经络，缓解肌肉疲劳，治疗多种病症（腕关节屈伸不利、肌肉及关节疼痛、足内翻、足外翻、口眼歪斜等）。

（2）促进血液循环，调节新陈代谢。

（3）消肿止痛，疏风散寒。

2. 评估

（1）患者

①整体情况　包括：体质、对疼痛的耐受程度、主要症状、既往史、日常生活自理能力、认知及心理状况、文化程度、肢体活动情况、配合程度、对拔罐操作的接受程度，女性患者还需要评估是否妊娠、是否在月经期。

②局部情况　包括：拔罐部位的皮肤有无破溃、炎症、水疱等。

（2）环境

①安全　病床床闸的制动性能良好，床栏完好。

②病房　温度、湿度适宜，空气清新，周围环境安静、宽敞、明亮，适宜操作。

3. 准备

（1）护士　仪表端庄，着装整洁，去除尖锐物品，洗手，戴口罩；向患者及照护者讲解拔罐技术的目的及方法。

（2）物品　治疗盘、火罐数个（包括玻璃罐、陶罐、竹罐、抽气罐等）、润滑剂、止血钳、95%乙醇棉球、打火机、小口瓶、屏风、清洁纱布、保暖用品（根据季节合理准备）。

（3）患者及照护者　了解操作目的、过程、注意事项及配合要点。

4. 操作步骤

（1）护士携用物至患者床旁，核对医嘱、患者姓名及床号等；

（2）关闭门窗，协助患者取合理、舒适的体位（偏瘫患者取良肢位，截瘫患者取功能位），必要时用屏风遮挡患者；

（3）遵医嘱确定拔罐部位，使拔罐部位充分暴露，注意为患者保暖；

（4）一手持止血钳夹住干湿适宜的95%乙醇棉球并将其点燃，一手持火罐；

（5）将点燃的棉球伸入火罐内的中下段并环绕 1~2 周后再拿出（勿烧罐口），然后将罐体快速、精确地吸附在拔罐部位上；

（6）将燃烧的棉球投放至小口瓶中，使其熄灭；

（7）留罐 10~15 分钟，在留罐期间，注意观察罐体吸附情况和局部皮肤颜色变化，并询问患者有无不适；

（8）在起罐时，用左手轻按罐体并使其向左倾斜，用右手的拇指或示指按住罐口右侧皮肤，让罐口与皮肤之间形成空隙，便可使空气进入罐内，这时，顺势将火罐取下，不可硬行上提或旋转提拔火罐；

（9）用清洁纱布擦拭拔罐部位的皮肤，并检查局部皮肤情况；

（10）协助患者取舒适体位，整理床单位及物品，洗手，记录，签字。

5．注意事项

（1）拔罐部位应为肌肉丰满的部位，骨骼凸凹不平、毛发较多的部位，均不可取。

（2）护士根据拔罐部位的面积来选择大小合适的火罐；操作动作应迅速、精准，这样才能使罐体紧贴皮肤。

（3）注意勿灼伤或烫伤患者皮肤。护士因患者烫伤或留罐时间太长，导致皮肤出现水疱，若水疱较小，则不需要处理，护士用无菌纱布覆盖，防止其擦破即可；若水疱较大，护士在消毒局部皮肤后，用无菌注射器抽取水疱内液体并在相应位置涂抹药物，再用无菌纱布包敷即可。

（4）过敏、溃疡、水肿、高热、抽搐的患者，大血管分布部位，孕妇的腹部及腰骶部，均不宜拔罐。

（5）在操作过程中，护士根据患者病情为其设置良肢位或功能位，定时协助患者翻身。

（6）若语言功能障碍的患者在操作过程中出现不适，可用手势或眼神示意。

（7）在操作过程中，护士密切观察肢体感觉障碍的患者，在发现问题后立即停止操作并及时处理。

（二）评分标准（表 6-2-4）

表 6-2-4　拔罐技术考核评分标准

科室：　　　　　　　　　考核者姓名：　　　　　　　　　　　分数：

项目	分值	技术操作要求及分值	得分	扣分
仪表	5分	仪表端庄，着装整洁（2分）；去除尖锐物品，洗手，戴口罩（3分）		
操作前准备10分	评估5分	体质、对疼痛的耐受程度、主要症状、既往史、日常生活自理能力、认知及心理状况、文化程度、肢体活动情况、配合程度、对拔罐操作的接受程度，女性患者还需要评估是否妊娠、是否在月经期（3分）；拔罐部位的皮肤有无破溃、炎症、水疱等（1分）；病床床闸的制动性能良好、床栏完好（1分）		
	沟通2分	讲解拔罐技术的目的及方法，取得患者及照护者的配合（2分）		
	用物3分	治疗盘、火罐数个（包括玻璃罐、陶罐、竹罐、抽气罐等）、润滑剂、止血钳、95%乙醇棉球、打火机、小口瓶、屏风、清洁纱布或自备毛巾、保暖用品（根据季节合理准备）（3分）		

项目	分值	技术操作要求及分值	得分	扣分
操作过程70分	准备10分	护士携用物至患者床旁，核对医嘱、患者姓名及床号等（2分）；关闭门窗（3分）；协助患者取合理、舒适的体位（偏瘫患者取良肢位，截瘫患者取功能位）（3分）；必要时用屏风遮挡患者（2分）		
	留罐45分	遵医嘱确定拔罐部位（3分）；使拔罐部位充分暴露（3分）；注意为患者保暖（2分）；一手持止血钳夹住干湿适宜的95%乙醇棉球并将其点燃（4分）；一手持火罐（2分）；将点燃的棉球伸入火罐内的中下段并环绕1~2周后再拿出（勿烧罐口）（6分）；将罐体快速、精确地吸附在拔罐部位上（6分）；将燃烧的棉球投放至小口瓶中，使其熄灭（3分）；留罐10~15分钟（5分）；在留罐期间，注意观察罐体吸附情况和局部皮肤颜色变化，并询问患者有无不适（5分）		
		注意事项：提醒语言沟通障碍的患者如有不适可用手势或眼神示意，并根据患者的反应及时调整或停止操作，以防意外（3分）；密切观察肢体感觉障碍的患者，在发现问题后立即停止操作并及时处理（3分）		
	起罐15分	用左手轻按罐体并使其向左倾斜，用右手的拇指或示指按住罐口右侧皮肤，让罐口与皮肤之间形成空隙，便可使空气进入罐内（4分）；顺势将火罐取下，不可硬行上提或旋转提拔火罐（2分）；用清洁纱布擦拭拔罐部位皮肤，并检查局部皮肤情况（2分）；协助患者取舒适体位（2分）；整理床单位及物品（2分）；洗手，记录，签字（3分）		
操作后10分	态度5分	态度和蔼（1分）；人文关怀（1分）；安全意识（1分）；保护隐私（2分）		
	行为5分	动作熟练（3分）；物品整理妥当（2分）		
提问	5分	掌握（5分）；部分掌握（3分）；未掌握（0分）		
总分	100分			

考官签字：　　　　　　　　　　　　　　　　　　考核日期：　　年　月　日

五、穴位按摩技术操作规程及评分标准

（一）操作规程

1.目的

（1）疏通经络，调动机体的抗病能力。

（2）防病治病，保健强身。

2.评估

（1）患者

①整体情况　包括：体质、对疼痛的耐受程度、主要症状、既往史、日常生活自理能

力、认知及心理状况、文化程度、肢体活动情况、配合程度、对穴位按摩操作的接受程度，女性患者还需要评估是否妊娠、是否在月经期。

②局部情况　包括：穴位按摩部位的皮肤有无破溃、炎症、水疱等。

（2）环境

①安全　病床床闸的制动性能良好，床栏完好。

②病房　温度、湿度适宜，空气清新，周围环境安静、宽敞、明亮，适宜操作。

3. 准备

（1）护士　仪表端庄，着装整洁，去除尖锐物品，洗手，戴口罩；向患者及照护者讲解穴位按摩技术的目的及方法。

（2）物品　治疗巾、保暖用品（根据季节合理准备）、屏风。

（3）患者及照护者　了解操作目的、过程、注意事项及配合要点。

4. 操作步骤

（1）护士携用物至患者床旁，核对医嘱、患者姓名及床号等；

（2）关闭门窗，协助患者取合理、舒适的体位（偏瘫患者取良肢位，截瘫患者取功能位），必要时用屏风遮挡患者；

（3）根据患者的症状、发病部位、年龄及耐受性，遵医嘱准确选择按摩部位（必要时可使按摩部位暴露）及按摩手法，在按摩部位铺治疗巾，注意为患者保暖；在进行腰腹部的按摩时，嘱患者先排空膀胱；

（4）选择适宜的刺激强度来进行按摩，用力均匀，禁用暴力，按摩时间及频率合理；

（5）在按摩过程中，询问患者有无酸、麻、胀、痛等"得气"感；

（6）协助患者取舒适体位，整理床单位及物品，洗手，记录，签字。

5. 注意事项

（1）护士应修剪指甲，防止损伤患者皮肤。

（2）用力要均匀、柔和，注意为患者保暖及保护隐私。

（3）在操作过程中，护士要密切观察患者的反应，若患者出现不适，护士应立即停止操作并及时处理。

（4）在操作过程中，护士定时协助患者翻身。

（5）若语言功能障碍的患者在操作过程中出现不适，可用手势或眼神示意。

（6）在操作过程中，护士密切观察肢体感觉障碍的患者，在发现问题后立即停止操作并及时处理。

（二）评分标准（表6-2-5）

表6-2-5 穴位按摩技术考核评分标准

科室：　　　　　　　　　　　　考核者姓名：　　　　　　　　　　　　分数：

项目	分值	技术操作要求及分值	得分	扣分
仪表	5分	仪表端庄，着装整洁（2分）；去除尖锐物品，洗手，戴口罩（3分）		
操作前准备10分	评估5分	体质、对疼痛的耐受程度、主要症状、既往史、日常生活自理能力、认知及心理状况、文化程度、肢体活动情况、配合程度、对穴位按摩操作的接受程度，女性患者还需要评估是否妊娠、是否在月经期（3分）；穴位按摩部位的皮肤有无破溃、炎症、水疱等（1分）；病床床闸的制动性能良好、床栏完好（1分）		
	沟通2分	讲解穴位按摩技术的目的及方法，取得患者及照护者的配合（2分）		
	用物3分	治疗巾、保暖用品（根据季节合理准备）、屏风（3分）		
操作过程70分	准备10分	护士携用物至患者床旁，核对医嘱、患者姓名及床号等（2分）；关闭门窗（3分）；协助患者取合理、舒适的体位（偏瘫患者取良肢位，截瘫患者取功能位）（3分）；必要时用屏风遮挡患者（2分）		
	穴位按摩60分	根据患者的症状、发病部位、年龄及耐受性，遵医嘱准确选择按摩部位（必要时可使按摩部位暴露）及按摩手法（12分）；在按摩部位铺治疗巾（5分）；注意为患者保暖（5分）；在进行腰腹部的按摩时，嘱患者先排空膀胱（5分）；选择适宜的刺激强度来进行按摩（5分）；用力均匀，禁用暴力，按摩时间及频率合理（6分）；在按摩过程中，询问患者有无酸、麻、胀、痛等"得气"感（5分）；协助患者取舒适体位（4分）；整理床单位及物品（4分）；洗手，记录，签字（3分）		
		注意事项：提醒语言沟通障碍的患者如有不适可用手势或眼神示意，并根据患者的反应及时调整或停止操作，以防意外（3分）；密切观察肢体感觉障碍的患者，在发现问题后立即停止操作并及时处理（3分）		
操作后10分	态度5分	态度和蔼（1分）；人文关怀（1分）；安全意识（1分）；保护隐私（2分）		
	行为5分	动作熟练（3分）；物品整理妥当（2分）		
提问	5分	掌握（5分）；部分掌握（3分）；未掌握（0分）		
总分	100分			

考官签字：　　　　　　　　　　　　　　　　考核日期：　　年　月　日

六、艾灸技术操作规程及评分标准

（一）操作规程

1. 目的

（1）温阳散寒，可治疗寒邪所致的疾患。

（2）升提中气或引气下行，可治疗中气下陷、肝阳上亢之证。

（3）回阳固脱，补气固本，可治疗阳气虚脱证。

（4）行气活血，消肿散瘀，可治疗各种痛证和寒性疖肿等。

2. 评估

（1）患者

①整体情况　包括：体质、对热及疼痛的耐受程度、主要症状、既往史、日常生活自理能力、认知及心理状况、文化程度、肢体活动情况、配合程度、对艾灸操作的接受程度，女性患者还需要评估是否妊娠、是否在月经期。

②局部情况　包括：艾灸部位的皮肤有无破溃、炎症、水疱等。

（2）环境

①安全　病床床闸的制动性能良好，床栏完好。

②病房　温度、湿度适宜，空气清新，周围环境安静、宽敞、明亮，适宜操作（无吸氧装置及易燃物品）。

3. 准备

（1）护士　仪表端庄，着装整洁，去除尖锐物品，洗手，戴口罩；向患者及照护者讲解艾灸技术的目的及方法。

（2）物品　治疗盘、艾条、火柴、弯盘、小口瓶、浴巾（必要时准备）、屏风。

（3）患者及照护者　了解操作目的、过程、注意事项及配合要点。

4. 操作步骤

（1）护士携用物至患者床旁，核对医嘱、患者姓名及床号等；

（2）协助患者取合理、舒适的体位（偏瘫患者取良肢位，截瘫患者取功能位），必要时用屏风遮挡患者；

（3）遵医嘱确定施灸穴位及施灸方法，使施灸穴位充分暴露，注意为患者保暖；

（4）点燃艾条的一端，手持艾条，使燃端距施灸穴位或局部3~5cm，然后采用正确的手法进行熏灸；

（5）在施灸过程中，随时询问患者有无灼痛感，及时调整距离，及时将艾灰弹入弯盘内，以防止烫伤局部皮肤（对于小儿和皮肤感觉障碍的患者，可用手指轻触施灸部位的皮肤，来测知局部受热程度）；

（6）施灸时间为15~20分钟，以皮肤稍起红晕为宜；

（7）在施灸结束后，将艾条先熄灭，再装入小口瓶内，为患者清洁施灸部位的皮肤；

（8）协助患者取舒适体位，整理床单位及物品，洗手，记录，签字。

5. 注意事项

（1）在施灸过程中，护士注意观察局部皮肤情况及病情变化，随时询问患者有无灼痛感，及时调整距离，防止烫伤局部皮肤或损坏衣物。

（2）护士及时将艾灰弹入弯盘内，防止烫伤局部皮肤或损坏衣物。

（3）在施灸结束后，施灸部位的皮肤出现微红、灼热，这属于正常现象。对艾灸后出现的小水疱，无须处理，小水疱可自行吸收；对较大的水疱，护士可用无菌注射器抽去疱内液体，再以无菌纱布覆盖，使其保持干燥，防止感染。

（4）患者宜食清淡、易消化的食物，忌食辛辣、刺激的食物；注意保暖，避免受风、受凉。

（二）评分标准（表6-2-6）

表6-2-6　艾灸技术考核评分标准

科室：　　　　　　　　　　　考核者姓名：　　　　　　　　　　　　分数：

项目	分值	技术操作要求及分值	得分	扣分
仪表	5分	仪表端庄，着装整洁（2分）；去除尖锐物品，洗手，戴口罩（3分）		
操作前10分	评估5分	体质、对热及疼痛的耐受程度、主要症状、既往史、日常生活自理能力、认知及心理状况、文化程度、肢体活动情况、配合程度、对艾灸操作的接受程度，女性患者还需要评估是否妊娠、是否在月经期（3分）；艾灸部位的皮肤有无破溃、炎症、水疱等（1分）；病床床闸的制动性能良好、床栏完好（1分）		
	沟通2分	讲解艾灸技术的目的及方法，取得患者及照护者的配合（2分）		
	用物3分	治疗盘、艾条、火柴、弯盘、小口瓶、浴巾（必要时准备）、屏风（3分）		
操作过程70分	准备10分	护士携用物至患者床旁，核对医嘱、患者姓名及床号等（4分）；协助患者取合理、舒适的体位（偏瘫患者取良肢位，截瘫患者取功能位）（4分）；必要时用屏风遮挡患者（2分）		
	施灸60分	遵医嘱确定施灸穴位及施灸方法（8分）；使施灸穴位充分暴露（3分）；注意为患者保暖（2分）；点燃艾条的一端，手持艾条，使燃端距施灸穴位或局部3~5cm（5分）；然后采用正确的手法进行熏灸（8分）；随时询问患者有无灼痛感（4分）；及时调整距离（4分）；及时将艾灰弹入弯盘内（对于小儿和皮肤感觉障碍的患者，可用手指轻触施灸部位的皮肤，来测知局部受热程度）（4分）；施灸时间为15~20分钟，以皮肤稍起红晕为宜（6分）；将艾条先熄灭，再装入小口瓶内（6分）；为患者清洁施灸部位的皮肤（2分）；协助患者取舒适体位（2分）；整理床单位及物品（3分）；洗手，记录，签字（3分）		
操作后10分	态度5分	态度和蔼（1分）；人文关怀（1分）；安全意识（1分）；保护隐私（2分）		
	行为5分	动作熟练（3分）；物品整理妥当（2分）		
提问	5分	掌握（5分）；部分掌握（3分）；未掌握（0分）		
总分	100分			

考官签字：　　　　　　　　　　　　　　　　　　　考核日期：　　　年　月　日

七、中药熏药技术操作规程及评分标准

（一）操作规程

1. 目的

（1）缓解关节疼痛、肿胀及屈伸不利，会阴部的皮肤瘙痒等症状。

（2）缓解眼结膜红肿、瘙痒、糜烂等症状。

（3）促进肛门及肠道的伤口愈合。

2. 评估

（1）患者

①整体情况　包括：体质、对热及疼痛的耐受程度、主要症状、既往史、日常生活自理能力、认知及心理状况、文化程度、肢体活动情况、配合程度、药物过敏情况、对中药熏药操作的接受程度，女性患者还需要评估是否妊娠、是否在月经期。

②局部情况　包括：熏药部位的皮肤有无破溃、炎症、水疱等。

（2）环境

①安全　病床床闸的制动性能良好，床栏完好。

②病房　温度、湿度适宜，空气清新，周围环境安静、宽敞、明亮，适宜操作。

3. 准备

（1）护士　仪表端庄，着装整洁，去除尖锐物品，洗手，戴口罩；向患者及照护者讲解中药熏药技术的目的及方法。

（2）物品　熏药仪、治疗盘、药包或药液、盛放药液的药缸、水温计、医用消毒湿巾、消毒毛巾、纱布、一次性洞巾、屏风。

（3）患者及照护者　了解操作目的、过程、注意事项及配合要点。

4. 操作步骤

（1）护士携用物至患者床旁，核对医嘱、患者姓名及床号等；

（2）关闭门窗，协助患者取合理、舒适的体位（偏瘫患者取良肢位，截瘫患者取功能位），必要时用屏风遮挡患者；

（3）遵医嘱确定熏药部位，使熏药部位充分暴露，注意为患者保暖；

（4）将药液倒入熏药仪内，加水 1200~1800ml，设置温度 90℃，在药液加热至 38℃~41℃后，使熏药仪距熏药部位 15~20cm；

（5）根据医嘱实施各种中药熏药法，根据患者耐受程度调节熏药仪温度，设定时间为 15~30 分钟，防止患者烫伤；

（6）在熏药过程中，随时询问患者有无不适，观察局部皮肤情况；

（7）在熏药结束后，关闭熏药仪的电源，清洁、擦干局部皮肤；

（8）协助患者取舒适体位，整理床单位及物品，洗手，记录（熏药时间、部位及局部皮肤情况），签字。

5. 注意事项

（1）患者在餐后 30 分钟内及空腹时，不宜进行熏药。

（2）患者在熏药前及熏药后分别饮温开水或淡盐水 200ml，避免出汗过多而引起脱水。

（3）药液的温度适宜，不宜过热，避免患者烫伤。

（4）在熏药过程中，护士注意患者有无胸闷、心慌等不适症状；若患者出现不适，护

士立即停止操作并采取相应措施。

（5）在熏药后，患者注意保暖，避免直接吹风。

（6）护士对伤口部位进行熏药治疗时，按无菌操作进行；对包扎部位进行熏药治疗时，应揭去敷料，在熏洗结束后，为患者更换敷料。

（7）所用物品需要清洁、消毒，用具一人一份，避免交叉感染。

（二）评分标准（表6-2-7）

表6-2-7　中药熏药技术考核评分标准

科室：　　　　　　　　　　考核者姓名：　　　　　　　　　　　　　分数：

项目	分值	技术操作要求及分值	得分	扣分
仪表	5分	仪表端庄，着装整洁（2分）；去除尖锐物品，洗手，戴口罩（3分）		
操作前准备10分	评估5分	体质、对热及疼痛的耐受程度、主要症状、既往史、日常生活自理能力、认知及心理状况、文化程度、肢体活动情况、配合程度、药物过敏情况、对中药熏药操作的接受程度，女性患者还需要评估是否妊娠、是否在月经期（3分）；熏药部位的皮肤有无破溃、炎症、水疱等（1分）；病床床闸的制动性能良好，床栏完好（1分）		
	沟通2分	讲解中药熏药技术的目的及方法，取得患者及照护者的配合（2分）		
	用物3分	熏药仪、治疗盘、药包或药液、盛放药液的药缸、水温计、医用消毒湿巾、消毒毛巾、纱布、一次性洞巾、屏风（3分）		
操作过程70分	准备10分	护士携用物至患者床旁，核对医嘱、患者姓名及床号等（2分）；关闭门窗（3分）；协助患者取合理、舒适的体位（偏瘫患者取良肢位，截瘫患者取功能位）（3分）；必要时用屏风遮挡患者（2分）		
	熏药60分	遵医嘱确定熏药部位（4分）；使熏药部位充分暴露（3分）；注意为患者保暖（2分）；将药液倒入熏药仪内，加水1200~1800ml，设置温度90℃（4分）；药液加热至38℃~41℃（5分）；使熏药仪距熏药部位15~20cm（4分）；根据医嘱实施各种中药熏药法（6分）；根据患者耐受程度调节熏药仪温度（4分）；设定时间为15~30分钟（6分）；随时询问患者有无不适，观察局部皮肤情况（4分）；在熏药结束后，关闭熏药仪的电源（4分）；清洁、擦干局部皮肤（4分）；协助患者取舒适体位（2分）；整理床单位及物品（4分）；洗手，记录（熏药时间、部位及局部皮肤情况），签字（4分）		
操作后10分	态度5分	态度和蔼（1分）；人文关怀（1分）；安全意识（1分）；保护隐私（2分）		
	行为5分	动作熟练（3分）；物品整理妥当（2分）		
提问	5分	掌握（5分）；部分掌握（3分）；未掌握（0分）		
总分	100分			

考官签字：　　　　　　　　　　　　　　　　考核日期：　　年　月　日

八、中药竹罐技术操作规程及评分标准

（一）操作规程

1. 目的

（1）疏通经络，缓解肌肉疲劳，治疗多种病症（腕关节屈伸不利、肌肉及关节疼痛、足内翻、足外翻、口眼歪斜等）。

（2）促进血液循环，调节新陈代谢。

（3）消肿止痛，疏风散寒。

2. 评估

（1）患者

①整体情况　包括：体质、对疼痛的耐受程度、主要症状、既往史、日常生活自理能力、认知及心理状况、文化程度、肢体活动情况、配合程度、药物过敏情况、对中药竹罐操作的接受程度，女性患者还需要评估是否妊娠、是否在月经期。

②局部情况　包括：拔罐部位的皮肤有无破溃、炎症、水疱等。

（2）环境

①安全　病床床闸的制动性能良好，床栏完好。

②病房　温度、湿度适宜，空气清新，周围环境安静、宽敞、明亮，适宜操作。

3. 准备

（1）护士　仪表端庄，着装整洁，去除尖锐物品，洗手，戴口罩；向患者及照护者讲解中药竹罐技术的目的及方法。

（2）物品　治疗盘、竹罐数个、药物成方（根据医嘱准备）、卵圆钳、毛巾、污物桶、清洁纱布、保暖用品（根据季节准备）。

（3）患者及照护者　了解操作目的、过程、注意事项及配合要点。

4. 操作步骤

（1）护士携用物至患者床旁，核对医嘱、患者姓名及床号等，嘱患者排空大便及小便；

（2）关闭门窗，协助患者取合理、舒适的体位（偏瘫患者取良肢位，截瘫患者取功能位），必要时用屏风遮挡患者；

（3）检查罐口周围是否光滑及有无缺损、裂痕；

（4）遵医嘱确定拔罐部位，使拔罐部位充分暴露，注意为患者保暖；

（5）遵医嘱并结合患者症状，选择相应的药物成方，将竹罐置于药液中，煮沸1~2分钟；

（6）用卵圆钳夹住罐底，将所有竹罐提出后用毛巾吸去表面的水分，趁热将其快速、精确地按在拔罐部位上30秒，然后松手，使竹罐牢牢吸附在拔罐部位上；

（7）留罐10~15分钟，在留罐期间，注意观察罐体吸附情况和局部皮肤颜色变化，并询问患者有无不适；

（8）在起罐时，用左手轻按罐体并使其向左倾斜，用右手的拇指或示指按住罐口右侧皮肤，让罐口与皮肤之间形成空隙，便可使空气进入罐内，这时，顺势将竹罐取下，不可硬行上提或旋转提拔竹罐；

（9）用清洁纱布擦拭拔罐部位皮肤，并检查局部皮肤情况；

（10）协助患者取舒适体位，整理床单位及物品，洗手，记录，签字。

5. 注意事项

（1）拔罐部位应为肌肉丰满的部位，骨骼凸凹不平、毛发较多的部位，均不可取。

（2）护士根据拔罐部位的面积来选择大小合适的竹罐；操作动作应迅速、精准，这样才能使罐体紧贴皮肤；一定要甩净或拭干竹罐表面的热水，避免患者烫伤。

（3）室内温度适宜，注意为患者保暖，避免患者着凉。

（4）过敏、溃疡、水肿、高热、抽搐的患者，大血管分布部位，孕妇的腹部及腰骶部，均不宜拔罐。

（5）护士根据患者病情为其设置良肢位或功能位，定时协助患者翻身。

（6）若语言功能障碍的患者在操作过程中出现不适，可用手势或眼神示意。

（7）在操作过程中，护士密切观察肢体感觉障碍的患者，在发现问题后立即停止操作并及时处理。

（二）评分标准（表 6-2-8）

表 6-2-8　中药竹罐技术操作考核评分标准

科室：　　　　　　　　　考核者姓名：　　　　　　　　　　分数：

项目	分值	技术操作要求及分值	得分	扣分
仪表	5分	仪表端庄，着装整洁（2分）；去除尖锐物品，洗手，戴口罩（3分）		
操作前准备10分	评估5分	体质、对疼痛的耐受程度、主要症状、既往史、日常生活自理能力、认知及心理状况、文化程度、肢体活动情况、配合程度、药物过敏情况、对中药竹罐操作的接受程度，女性患者还需要评估是否妊娠、是否在月经期（3分）；拔罐部位的皮肤有无破溃、炎症、水疱等（1分）；病床床闸的制动性能良好，床栏完好（1分）		
	沟通2分	讲解中药竹罐技术的目的及方法，取得患者及照护者的配合（2分）		
	用物3分	治疗盘、竹罐数个、药物成方（根据医嘱准备）、卵圆钳、毛巾、污物桶、清洁纱布、保暖用品（根据季节准备）（3分）		
操作过程70分	准备10分	护士携用物至患者床旁，核对医嘱、患者姓名及床号等（2分）；嘱患者排空大便及小便（2分）；关闭门窗（2分）；协助患者取合理、舒适的体位（偏瘫患者取良肢位，截瘫患者取功能位）（2分）；必要时用屏风遮挡患者（2分）		
	留罐45分	检查灌口周围是否光滑及有无缺损、裂痕（4分）；遵医嘱确定拔罐部位（3分）；使拔罐部位充分暴露（2分）；注意为患者保暖（2分）；遵医嘱并结合患者症状，选择相应的药物成方（5分）；将竹罐置于药液中，煮沸1~2分钟（3分）；用卵圆钳夹住罐底，将所有竹罐提出后用毛巾吸去表面的水分（5分）；趁热将其快速、精确地按在拔罐部位上30秒，然后松手，使竹罐牢牢吸附在拔罐部位上（5分）；留罐10~15分钟（5分）；在留罐期间，注意观察罐体吸附情况和局部皮肤颜色变化，并询问患者有无不适（5分）		

项目	分值	技术操作要求及分值	得分	扣分
操作过程70分	留罐45分	注意事项：提醒语言沟通障碍的患者如有不适可用手势或眼神示意，并根据患者的反应及时调整或停止操作，以防意外（3分）；密切观察肢体感觉障碍的患者，在发现问题后立即停止操作并及时处理（3分）		
	起罐15分	用左手轻按罐体并使其向左倾斜，用右手的拇指或示指按住罐口右侧皮肤，让罐口与皮肤之间形成空隙，便可使空气进入罐内（4分）；顺势将竹罐取下，不可硬行上提或旋转提拔竹罐（2分）；用清洁纱布擦拭拔罐部位皮肤，并检查局部皮肤情况（2分）；协助患者取舒适体位（2分）；整理床单位及物品（2分）；洗手，记录，签字（3分）		
操作后10分	态度5分	态度和蔼（1分）；人文关怀（1分）；安全意识（1分）；保护隐私（2分）		
	行为5分	动作熟练（3分）；物品整理妥当（2分）		
提问	5分	掌握（5分）；部分掌握（3分）；未掌握（0分）		
总分	100分			

考官签字：　　　　　　　　　　　　　　　　　　　考核日期：　　年　月　日

参考答案

第一章 绪论测试题

一、名词解释

康复：指综合、协调地应用各种措施，以减少病、伤、残者身体、心理和社会的功能障碍，让其发挥其最高潜能，使其能重返社会，提高生存质量。

二、填空题

康复领域包括（医学康复）、（教育康复）、（职业康复）、（社会康复）。

三、判断题

康复提供全由康复提供者进行。（×）

四、简答题

现代康复的分类。

答：医学康复、教育康复、职业康复、社会康复。

第二章 脊髓损伤知识概述测试题

一、名词解释

脊髓损伤（spinal cord injury, SCI）指由损伤或疾病等因素引起的脊髓结构或功能损害，导致损伤水平面以下运动、感觉、自主神经功能改变的一种临床综合征。

二、填空题

脊髓损伤的综合治疗包括（物理治疗）、（作业治疗）、（心理护理）、（康复工程）、（临床护理）和（中国传统康复治疗）。

三、判断题

膀胱功能在脊髓休克期中表现为无张力性膀胱。（√）

四、简答题

详细解答肢体肌力评级。

答：肢体肌力评级可以按6级评分法进行，分为0～5级：

0级：触诊完全测不到肌肉收缩。

1级：可见肌肉轻微收缩但不能产生动作。

2级：可以在床上水平移动但不能抵抗重力作用，也就是肢体抬不起来。

3级：肢体可以克服地心吸引力，能抬离床面，但不能抵抗外力。

4级：能做抵抗阻力运动，但比正常者弱。

5级：正常肌力。

第三章　中西医结合康复护理知识概述

第一节　护理学基础知识

一、名词解释

护理程序：是指导护士以满足护理对象的身心需要，以恢复或增进护理对象的健康为目标，科学地确认护理对象的健康问题，运用系统方法实施计划性、连续性、全面整体护理的一种理论与实践模式。

二、填空题

1. 护理程序一般可分为五个步骤，即（评估）、（护理诊断）、（计划）、（实施）、（评价）。

2. 人类基本需要层次理论分为五个层次：（生理需要）、（安全需要）、（爱和归属的需要）、（尊重需要）、（自我实现需要）。

三、判断题

现代护理学包含四个最基本的概念：人、环境、健康和护理。这四个概念的认识直接影响护理学的研究领域、护理工作的范围和内容。（√）

四、简答题

护理学的变化和发展可概括地分为哪三个阶段？

答：1. 以疾病为中心的护理阶段。

2. 以患者为中心的护理阶段。

3. 以人的健康为中心的护理阶段。

第二节　中医护理基础知识

一、名词解释

穴位按摩：又称指针疗法、指压推拿，是在中医护理基本理论指导下以手指点、按、压、掐人体穴位来疏通经络，调动机体抗病能力，从而达到预防治病、保健强身目的的一种技术操作。

二、填空题

中医护理的主要内容包括：（生活起居护理）、（情志护理）、（饮食护理）、（自我调理）及（预防护理）等。

三、判断题

涌泉穴位于足底，足前部凹陷处第2、3趾趾缝纹头端与足跟连线的前三分之二处。（×）

四、简答题

简述中医护理的主要原则有哪些。

答：1. 预防为主原则。

2. 既病防变原则。

3. 施护求本原则。

4. 扶正祛邪原则。

5. 病护异同原则。

6. 随机制宜原则。

第三节　康复护理基础知识

一、名词解释

康复护理：是诊断和处理人类由于现存的或潜在的功能障碍并导致生活方式改变所引发的健康问题的反应。

二、填空题

康复评价是完成康复流程的重要记录，康复评价分为（初期评价）、（中期评价）及（末期评价）。

三、判断题

护理评估是有计划、有目的、有系统地收集病人资料的过程。根据收集到的资料信息，对护理对象和相关事物作出大概的护理评估和推断，从而为护理活动提供基本依据。（√）

四、简答题

简述康复护理与一般护理的区别。

答：康复护理和一般护理，既有相同点，又有不同点。两种护理区别主要表现在五个方面：

1. 护理对象不同。

2. 护理目的不同。

3. 护理内容不同。

4. 护理方法不同。

5. 护理工作形式不同。

第四章　脊髓损伤中西医结合康复护理

一、名词解释

中医辨证施护：是以中医理论为基础，通过望、闻、问、切四诊，以整体观念和辨证论治为核心的护理技术。

二、填空题

根据脊髓损伤患者致残后在认知、情绪、行为等方面心理变化的特点，我们将伤残后的心理变化分为六个期，分别是（无知期）、（震惊期）、（否认期）、（抑郁期）、（反对独立期 / 承认期）、（适应期）。

三、判断题

脊髓损伤患者需要定时变换体位，每 2 小时变换体位 1 次，使用气垫床的患者可代替体位转换。（×）

四、简答题

简述脊髓损伤患者的护理目标。

答：预防继发性损害及并发症的发生，减轻并发症对机体的损害，提高患者日常生活自理能力，提高生存质量。

第五章　脊髓损伤并发症的中西医结合康复护理

第一节　尿路感染

一、名词解释

尿路感染：是细菌侵入尿路上皮导致的炎症反应，尿路内有大量病原微生物繁殖，常伴随有菌尿或脓尿。

二、填空题

留置导尿管患者，导尿管（每月）更换 1 次，一次性尿袋（每天）更换，抗返流尿袋（每周）更换。

三、判断题

清洁中段尿或导尿留取尿液培养革兰氏阳性球菌菌数 $\geq 10^4$ CUF/mL，革兰氏阴性杆菌菌数 $\geq 10^5$ CUF/mL，诊断为尿路感染。（√）

四、简答题

简述引起尿路感染的原因。

答：1. 尿潴留引起感染。

2. 导尿操作直接引起感染。

3. 留置导尿的腔外途径感染。

4. 留置导尿的腔内感染。

5. 其他因素引起的感染：其他部位感染或全身性疾病均易诱发尿路感染。

第二节　肺部感染

一、名词解释

肺部感染：多数由致病菌感染引起，如肺炎链球菌（即肺炎球菌）、金黄色葡萄球菌、甲型溶血性链球菌、肺炎克雷伯杆菌、流感嗜血杆菌、铜绿假单胞菌（绿脓杆菌）、大肠埃希菌等，属于重症感染性疾病之一。

二、填空题

协助肺部感染患者进行辅助排痰，用手掌轻叩患者背部，叩击顺序为由（下）至（上）、由（两侧）向（中央），反复进行 5 ~ 10 分钟，然后让患者做有效咳嗽。

三、判断题

压迫排痰：操作者压迫患者上腹部，嘱患者咳嗽，同时用力压，使痰液排出。（√）

四、简答题

简述肺部感染患者的临床表现。

答：1. 喘息或气急。

2. 咳嗽。

3. 咳痰。

第三节　体位性低血压

一、名词解释

体位性低血压：是由于体位的改变，如从平卧位突然转为直立位，或长时间站立而发生的低血压。通常认为，站立后收缩压较平卧位时下降 20mmHg 或舒张压下降 10mmHg，即为体位性低血压。

二、填空题

体位性低血压诊断标准，站立 3 分钟内收缩压下降至少（20）mmHg 或舒张压下降至少（10）mmHg；或者在直立倾斜试验中保持 60°情况下，3 分钟内收缩压下降至少（20）mmHg 或舒张压下降至少（10）mmHg。

三、判断题

变换体位前测量血压，收缩压不低于 90mmHg 时患者可采取坐位或乘坐轮椅。（×）

四、简答题

患者出现体位性低血压的处理措施是什么？

答：1.患者出现头晕、面色苍白、乏力、视物模糊等症状时，陪护人员要迅速降低床头，如果患者坐在轮椅上出现这些症状时，陪护人员要立即将轮椅后仰倾斜，并鼓励患者深呼吸，待症状缓解后缓慢地将轮椅恢复原位，如不奏效，立即将患者平卧，并抬高下肢，同时报告医生。

2.如症状发生时，周围无他人协助，患者可自行向前屈曲上身，使头部尽量接近双膝。

第四节　自主神经过反射

一、名词解释

自主神经过反射：指 T_6 或以上平面的脊髓损伤所引起的以血压阵发性骤然升高为特征的一组临床综合征。

二、填空题

自主神经过反射的临床表现：（血压急剧升高）、脉搏变慢、（头痛）、视物模糊、呼吸困难、（出汗）、皮疹、神经功能正常部位的皮肤潮红等症状。

三、判断题

自主神经过反射的诊断标准：1、收缩压上升大于原来正常值的20%；2、至少伴有下列 5 项中的 1 项：出汗、寒战、头痛、面部充血、发冷。（√）

四、简答题

简述患者出现自主神经过反射的处理措施。

答：1.将患者直位坐起，防止血压继续上升。

2.迅速检查患者，发现并解除可能的激发因素，最常见的是膀胱胀满，应立即导尿或疏通、更换堵塞的导尿管，其次是粪便嵌塞，应挖出粪便。

3.如果患者血压在 1 分钟后仍不下降，或未能发现激发因素，则立即采取降压药物处理。

第五节 低钠血症

一、名词解释

低钠血症：血清钠浓度的正常值为 135 ~ 145mmol/L，低于 135mmol/L 即为低钠血症。

二、填空题

低钠血症是脊髓损伤常见的并发症之一，其症状因血清钠浓度水平发展速度不同而不同。血清钠浓度在 125 ~ 130mmol/L 之间时，临床表现以（胃肠道）症状为主；低于 125mmol/L 时，（神经精神）症状将占优势。

三、判断题

颈髓损伤继发低钠血症的患者，治疗上采取限水、补钠的原则。（√）

四、简答题

简述低钠血症的主要临床表现。

答：无汗，高热，体温最高达 41℃，收缩压、舒张压均下降，心率减慢，腹胀，尿量增多，最多达 6000 mL/d，限水后尿量减少，饮水后尿量会急剧增加，尿钠增多，血浆渗透压降低。一般无明显口渴感，常伴有恶心、呕吐、头晕、视物模糊、食欲不振、精神萎靡、抽搐和昏迷等。

第六节 神经痛

一、名词解释

神经痛：指脊髓损伤患者损伤平面以下躯体出现的疼痛，是脊髓损伤后常见的并发症之一。

二、填空题

神经痛的心理护理包括（激励）法、（转移）法、（疏导）法、（暗示）法，及时有效的心理护理可以直接调节中枢兴奋性来缓解疼痛。

三、判断题

神经痛具有自发性、多变性和长时性的特点。（√）

四、简答题

简述神经痛的临床表现。

答：神经痛的临床表现为持续的、间断的、规律的、不规律的烧灼痛、针刺痛、麻木痛、放射痛、切割痛、绷紧痛和跳动性疼痛等。

第七节 痉挛

一、名词解释

痉挛：是一种因牵张反射兴奋性增高所致的以速度依赖性肌肉张力增高并伴有腱反射亢进为特征的运动障碍，属于上运动神经元综合征的表现之一。

二、填空题

痉挛患者正确的肢体摆放，指导患者尽量避免（平卧），以（侧卧）位为宜，双腿（屈曲）。

三、判断题

痉挛时如果患者处于卧位，可按压双脚拇趾，如果是乘坐轮椅，可双手按压膝部。（√）

四、简答题

简述痉挛的临床表现。

答： 脊髓损伤后痉挛的临床表现可分为肌张力增高、深反射亢进、阵发性痉挛及肌强直等。主要表现为上肢屈肌肌群和下肢伸肌肌群的痉挛为主。

第八节　深静脉血栓

一、名词解释

下肢深静脉血栓：主要表现为下肢突发性肿胀及疼痛等不适，肢体处于下垂位时憋胀感明显，是脊髓损伤伴截瘫患者的严重并发症之一。

二、填空题

静脉血栓形成的三大因素，即（静脉血流滞缓）、（静脉壁损伤）和（血液高凝状态）。

三、判断题

患者用抗凝药物治疗时，注意观察患者有无出血倾向，如牙龈出血、皮肤出血点、皮下淤血等。（√）

四、简答题

简述静脉血栓的临床表现。

答： 主要临床表现是一侧肢体的突然肿胀。下肢深静脉血栓形成的患者，局部感疼痛，行走时加剧；轻者局部仅感沉重，站立时症状加重。

第九节　压伤

一、名词解释

压伤：是位于骨隆突处、医疗或其他器械下的皮肤和／或软组织的局部损伤。可表现为完整皮肤或开放性溃疡，可能会伴疼痛感。

二、填空题

压伤是身体局部组织经过长期受压而引起的（血液循环）障碍和（营养紊乱），局部组织持续缺血缺氧、营养不良所致而发生溃烂和坏死。

三、判断题

压伤的病因，根据作用性质将压伤的危险因素分为 3 类。（√）

四、简答题

简述压伤的临床分期。

答： 压伤的临床分期分为 1 期、2 期、3 期、4 期、不可分期及深部组织损伤。

1 期：指压不变白红斑，皮肤完整。

2 期：部分皮层缺失伴真皮层暴露。

3 期：全层皮肤缺失。

4 期：全层皮肤和组织缺失。

不可分期：全层皮肤和组织缺失，损伤程度被掩盖。

深部组织损伤：持续的指压不变白，颜色为深红色，栗色或紫色。

第十节　骨质疏松症

一、名词解释

骨质疏松症：是以单位体积内骨量减少、骨强度降低而脆性增加为特征的退行性骨骼疾病，主要表现为骨质有机成分生成不足、继发钙盐减少及骨组织被破坏，从而易发生骨折，是一种全身性代谢性疾病。

二、填空题

骨质疏松性骨折好发于（胸腰椎）、（桡骨远端）和（股骨的近端）。

三、判断题

腰背部疼痛是骨质疏松症患者最常见的症状。（√）

四、简答题

简述骨质疏松症的临床表现。

答：临床表现主要为疼痛、身长缩短、驼背、骨折。

第十一节　异位骨化

一、名词解释

异位骨化：指在软组织中出现成骨细胞，并形成骨组织的疾病，大多发生在大关节周围，例如髋关节、肘关节等。

二、填空题

异位骨化常发生在脊髓损伤平面以下，（髋关节）常见，其次为（膝）、（肘）和（肩）关节，手和脊柱也可受累。

三、判断题

X线检查可以在异位骨化发生 4～6 周后明确诊断异位骨化。（√）

四、简答题

简述异位骨化的临床表现。

答：关节周围肿胀、疼痛、关节活动障碍等症状，甚至出现周围神经嵌压和压迫性溃疡。

第十二节　便秘

一、名词解释

便秘：指粪便在肠腔内停滞过久，水分被过多吸收，造成粪便坚硬，排便困难的疾病。

二、填空题

正常排便过程可分为（肠）的反射性活动和（大脑）的意愿性控制两个阶段。

三、判断题

便秘患者多食核桃、香蕉、芝麻等润肠的食物以及新鲜的蔬菜和水果等高纤维素、高维生素的食物，以促进大便的排出。（√）

四、简答题

简述脊髓损伤患者如何进行肛周肌群训练。

答： 患者或家属用双手或单手在肛周有节奏地牵拉肛周皮肤以扩肛，一紧一松，反复 10 ~ 20 次，以诱发便意及促进排便。按摩后 30 分钟或排便前，病情允许的患者取坐位或半坐位，双膝屈曲稍分开，做有意识的（完全性截瘫患者用意念）收腹、微抬臀、提肛、缩肛动作，双手牵拉肛周皮肤，以扩肛，反复 15 ~ 20 次，然后深吸气，用手掌按压下腹部，做模拟排便动作，将大便排出。

参考文献

1. 贾春华. 中医护理 [M]. 北京：人民卫生出版社，2006.

2. 崔焱. 护理学基础 [M]. 北京：人民卫生出版社，2001.

3. 邓爱文，魏东，冉春风. 等. 脊髓损伤早期康复治疗的临床研究 [J]. 第一军医大学学报，2004，24（6）：706–710.

4. TR Han, JH Kim, BS Kwon. Chronic gastrointestinal problems and bowel dysfunction in patients with spinal cord injur[J].*Spinal Cord*, 1998, 38:485-490.

5. 康丽芬. 脊髓损伤合并截瘫患者便秘的护理对策 [J]. 当代护士，2005，（2）：16–17.

6. 黄兰珍. 脊髓损伤合并截瘫病人便秘的临床护理体会 [J]. 国际医药卫生导报，2007，13（1）：81–83.

7. 王瑞敏，宋文革，高飒，等. 护理干预对骨科卧床患者便秘的影响 [J]. 河北中医，2008，30（10）：1108–1108.

8. 熊淑芳，冯黎维，王月英. 截瘫便秘患者的护理训练干预 [J]. 中国临床康复，2005，（26）：14.

9. 李倩. 综合康复治疗截瘫并发便秘 [J]. 浙江中西医结合杂志，2006，16（2）：119–120.

10. 陈亮，权正学. 颈髓损伤后的低钠血症 [J]. 中华创伤杂志，2004，20（3）：187–189.

11. 蔡卫华，张宁，殷国勇，等. 急性颈脊髓损伤并发抗利尿激素分泌异常综合征 [J]. 脊柱外科杂志，2008，6（5）：271–273.

12. WJ Lee, YH Wang, CT Su, et al. Adrenal gland volume after spinal cord injury[J]. *American Journal of physical Medicine & Rahabilitation*, 2002, 7:432-437

13. C Bussmann, T Bast, D Rating.Hyponatremia in children with a cute CNS disease: SlADH or cerebral salt wasting[J].*Childs Nervous System*, 2001, 17: 58-63.

14. 王瑞，赵斌，李青. 急性颈髓损伤抗利尿激素分泌异常综合征23例 [J]. 中华创伤杂志，2001，17（10）：608.

15. 沈菲菲，舒子正，鞠海兵，等. 创伤性颈髓损伤后低钠血症16例 [J]. 中华内分泌代谢杂志，2000，16（5）：52.

16. 胥少汀，郭世绂. 脊髓损伤基础与临床（第2版）[M]. 北京：人民卫生出版社，2002.

17. 丁俊琴，窦剑，赵莉，等. 急性颈髓损伤患者继发低钠血症的观察与护理 [J]. 中华护理杂志，2005，40（1）：29–30.

18. 刘君. 烧伤ICU患者并发精神障碍的原因分析及护理对策 [J]. 护理学报，2012，19：（9B）：43–44.

19. RE Carter. Unilateral diaphragmatic paralysis in spinal cord injury patients[J]. *Paraplegia*, 1980, 28:267-273.

20. K Axen, H Pineda, I Shunfenthal, et al. Diaphragmatic function following cervical cord injury: neurally mediated improvement[J]. *Archives of physical Medicine and Rehabilitation*, 1985, 66:219.

21. MJ De Vivo, KJ Black, SL Stover. Causes of death during the first 12 years after spinal cord injury[J]. *Archives of physical Medicine and Rehabilitation*, 1993, 74(3):248.

22. 白晓丽. 脊髓损伤患者骨质疏松预防的护理效果分析 [A]. 创新·融合·共享—第五届 北京国际康复论坛论文汇编 [C]. 北京：第五届国际康复论坛，2010.626-629.

23. 张亭亭，田京. 脊髓损伤与骨质疏松相关性研究进展 [J]. 中国骨质疏松杂志，2012，18 （5）：479-482.

24. 关骅，周天健，周国昌，等. 截瘫患者的骨质疏松及康复训练 [J]. 中国康复医学杂志，1990，5（6）：254-256.

25. 吴秀荣，李建. 截瘫患者骨质疏松的预防及护理 [J]. 张家口医学院学报，2001，18 （3）：56-57.

26. 孟庆溪，于朋. 截瘫患者骨质疏松症的防治措施 [J]. 中国骨质疏松杂志.2008，14（5）：364-366.

27. 陈之罡，李惠兰. 中国传统康复治疗学 [M]. 北京：华夏出版社，2013.

28. 王正雷，徐林，姜洪和，等.SPR 治疗脊髓损伤后肢体痉挛及神经根的组织化学研究 [J]. 解放军医学杂志，2002，27（5）：445-447.

29. 周天健，李建军. 脊柱脊髓损伤现代康复与治疗 [M]. 北京：人民卫生出版社，2006.

30. 林世德，钱淑琴，张云昌，等. 脊髓损伤后痉挛的评估与临床进展 [J]. 中国矫形外科杂志，2008，16（6）：435-437.

31. 魏英玲，蔺勇，刘世文.A 型肉毒毒素在脑卒中肌痉挛康复治疗中的应用 [J]. 吉林大学学报（医学版），2004，30（4）：659-660.

32. 李江，朱其秀，孙希美，等. 康复疗法与口服替扎尼定联合治疗脑卒中偏瘫肌痉挛疗效观察 [J]. 滨州医学院学报，2006，29（6）：414-415.

33. 卫波，李建军. 脊髓损伤后肌痉挛机制与治疗 [J]. 中国康复理论与实践，2006，12 （7）：559-562.

34. 邓春燕. 留置尿管护理研究进展 [J]. 护理研究，2004，18（2）：210-211.

35. 丁俊琴，焦维红. 气囊尿管导尿并发症的分析及防治 [J]. 护士进修杂志，2002，17 （12）：902-903.

36. 黄球香. 气囊导尿管留置相关问题的分析与预防 [J]. 实用护理杂志，2002，18（3）：45.

37. 刘若群，张晓萍，宋春艳，等. 颈脊髓损伤病人脊髓恢复后期泌尿系护理方法探讨. 中华护理杂志 [J]，2003，38，（7）：573-574.

38. 刘咸璋. 实用症状护理学 [J]. 护士进修杂志，2003，18（12）：1059-1060.

39. 乔建芹. 脊椎骨折及脱位并脊髓损伤的康复护理 [J]. 河南中医药学刊，2001，16（5）：72-73.

40. 冯秋敏，王庆美，陈飞. 中西医结合护理途径调研与探讨 [J]. 中国实用医药，2012，7 （29）：274-275.

41. 李建军，周红俊，孙迎春，等.脊髓损伤神经学分类国际标准（第6版，2006）[J].中国康复理论与实践，2008，14（7）：693-698.

42. 郝春霞，李建军，周红俊，等.226例脊椎损伤患者康复疗效的相关因素分析[J].中国康复理论与实践，2012，10（18）：972-973.

43. 王一吉，周红俊.脊髓损伤后的体位性低血压[J].中国康复理论与实践，2008，14（3）：244-246.

44. TM Abdel Rahman.Value of orthostatic hypotension as a prognostic Bed-Side test in heart failure [J].*World dournal of Cardiovascular Surgery*, 2012, 2:132-140.

45. J Zhao, JM Wecht, Y Zhang, et al.iNOS expression in rat aorta is increased after spinal cord transection: a possible cause of orthostatic hypotension in man[J].*Neuroscience Letters*, 2007, 415(3):210-214.

46. 姚爱明，关骅，张贵平，等.脊髓损伤后体位性低血压的临床研究[J].中国康复医学杂志，2005，20（1）：47-50.

47. O Oldenburg, A Kribben, D Baumgart, et al.Treatment of orthostatic hypotension[J].*Current Opinion in Pharmacology*, 2002, 2:740-747.

48. 姚爱明，关骅.血压调节与脊髓损伤后体位性低血压[J].现代康复，2001，5（7）：66-67.

49. PD Faghri, JP Yount, WJ Pesce, et al.Circulatory hypokinesis and functional electric stimulation during standing in persons with spinal cord injury[J].*Archives of Physical Medicine and Rehabilitation*, 2001, 82(11):1587-1595.

50. O Shatz, D Willner, A Hasharoni, et al.Acute spinal cord injury: Part I cardiovascular and pulmonary effects and complications [J].*Contempporaty Critical Care*, 2005, 3:1-10.

51. ML King, SW Lichtman, JT Pellicone, et al.Exertional hypotension in spinal cord injury[J].*Chest*, 1994, 106(4):1166-1171.

52. D Robertson, TD Davis.Recent advances in the treatment of orthostatic hypotension[J].*Neurology*, 1995, 45(suppl 5):s26-s31.

53. 石凤英.康复护理学（第2版）[M].北京：人民卫生出版社，20011.

54. DS Liu, WH Chang, AMK Wong, et al. Development of a biofeedback tilt-table for investigating orthostatic syncope in patients with spinal cord injury[J].*Medical & Biological Engineering & Computing*, 2007, 45(12):1223-1228.

55. 王玉梅，瞿伟，俞志良，等.3种训练方法对脊髓损伤患者体位性低血压的影响[J].中华物理医学与康复杂志，2002，24（3）：179.

56. 王芳.26例脊髓损伤伴截瘫患者预防下肢深静脉血栓的护理[J].中国医药指南，2010，8（30）：328-329.

57. 冀金莲.76例下肢深静脉血栓形成病人的中医护理全科护理[J].全科护理2012，10（11）：2892-2893.

58. 罗娟，吴毅，胡永善，等.脊髓损伤后合并下肢深静脉血栓形成的康复治疗[J].中国临床康复，2003，7（20）：2864-2865.

59. 禇丽萍，麦瑞芹.预见性护理在预防下肢损伤并发深静脉血栓形成的应用[J].护理实践与研究，2009，6（7）：37-38.

60. 张薇，王志红.压疮治疗及护理的研究进展[J].中华现代护理杂志，2010，16（1）：117-119.

61. BelJ L, Cox B.Evaluation of and caring for patients with pressure ulcers[J].*Am Jcrit Care*, 2008, 17(4):348

62. 兰脆霞，肖婷，徐文琴.压疮形成的危险因素研究进展[J].实用临床医学，2010，11（5）：126-129.

63. 辛玉珍，杨生莲.临床患者引起压疮的原因、预防及治疗[J].疾病监测与控制杂志，2011，5（2）：119-120.

64. 毛爱芬，吴玉泉，曹娟.等.老年压疮57例相关因素分析与预见性护理[J].齐鲁护理杂志，2011，17（1）：106-107.

65. 王艳，高娟，陈惠敏，等.营养客观参数与老年患者压疮发生的相关性分析[J].华南国防医学杂志，2011，25（1）：8-10.

66. 刘建华.压疮的中西医结合局部治疗与护理[J].光明中医，2010，10（124）：1925-1926.

67. 谷延敏，牛星焘，陈东明，等.创面愈合过程中表皮生长因子及其受体变化的临床研究[J].中华烧伤杂志，2001，17（1）：52-53.

68. 徐健，冀爱萍.湿性理论在治疗压疮中的应用[J].护理研究，2010，24（3B）：716-717.

69. 马素萍，张方，王丽辉.康惠尔溃疡贴治疗褥疮临床疗效观察[J].云南医药，1999，20（6）：437-438.

70. 李茶.康惠尔溃疡贴治疗褥疮的临床观察[J].中国医药指南，2007，5（11）：305- 306.

71. 唐和虎，洪毅.脊髓损伤后异位骨化[J].中国康复理论与实践，2005，11（2）：115-117.

72. 任宪锋，关骅，洪毅等.脊髓损伤后髋关节周围异位骨化的危险因素分析[J].中国脊柱脊髓杂志，2006，16（6）：429-432.

73. 戴力扬.脊髓损伤后髋关节异位骨化[J].中华骨科杂志，1996，16（11）：710-712.

74. 陈百成，高石军，孙然，等.全膝关节置换术后严重异位骨化与关节僵硬[J].中国矫形外科杂志，2006，14（10）：725-727.

75. 李文勤，朱本科，张坤，等.脊髓损伤后异位骨化的危险因素[J].中国矫形外科杂志，2009，17（12）：895-897.

76. 李敏，潘记成，李为.全髋关节置换术后异位骨化的X线观察[J].中华放射学杂志，1998，32（9）：641-643.

77. 周国昌，唐和虎，周天健.脊髓损伤患者的反射性排尿与自主神经过反射.中国脊柱脊髓杂志，1993，3（6）：252-254.

78. 张世民，顾玉东，侯春林.脊髓损伤后自主神经反射不良.中医临床康复，2002，6（22）：3314-3315.

79. 李静，李岩，宋伟贞 . 外伤性高位截瘫病人并发症的康复护理 [J]. 中国实用护理杂志，2005，12（1B）：27-28.

80. 孙树梅，郑红云，夏艳萍 . 高位脊髓损伤患者自主神经过反射的康复护理 . 中国脊柱脊髓杂志 .1998，8（4）：228-229.

81. 杨洪 . 中医护理（第 2 版）[M]. 北京：人民卫生出版社，2014.

82. 刘建美，王秀霞 . 中医护理学（第 2 版）[M]. 北京：中国医药科技出版社，2012.

83. 白建民，何秀堂 . 中医护理学 [M]. 北京：化学工业出版社，2014.

84. 封银曼，高丽 . 康复护理 [M]. 北京：科学出版社，2015.

85. 张云梅 . 中医护理 [M]. 北京：高等教育出版社，2006.

86. 郭锐 . 康复护理技术 [M]. 北京：高等教育出版社，2005.

87. 侯志英 . 中医护理学 [M]. 西安：第四军医大学出版社，2012.

88. 姚万霞，柯娟 . 中医护理技术 [M]. 武汉：华中科技大学出版社，2015.

89. 封银曼，马秋平 . 中医护理 [M]. 北京：人民卫生出版社，2015.

90. 林金梅 . 脊柱损伤合并截瘫患者的护理 [J]. 全科护理，2011，14（9）：1246.

91. 贾秀萍，李韶辉，刘晓辉 . 截瘫患者出院后自我护理 15 例效果观察 [J]. 齐鲁护理杂志，2011，17（7）：25-26.